難経解説

南京中医学院＝編　戸川芳郎＝監訳
浅川　要・井垣清明・石田秀実・勝田正泰・砂岡和子・兵藤　明＝訳

東洋学術出版社

装幀　市川寛志

はしがき

戸川芳郎

このたび、『難経《なんぎょう》訳釈』の、日本語による完好の翻訳が、ここにできあがった。

中国医学の古典著作として、この『難経』が、『黄帝内経』の趣意を継受したものとして、古来ながく尊重されてきたことは、周知のことがらである。

この古医書の、生理・病理・診断・治療の、おのおのの基本的な考え方にたいして、古くから高い評価があたえられてきた。ことにその診脈について、「独取寸口」説は、後世の脈診学にふかい影響を伝えている。

さて、本『難経訳釈』は、中国医学を学ぼうとする中国本土の初学者にむけて、原書の主旨と原文そのものを平易に紹介する内容の、中医書シリーズとして刊行されたものの、一冊である。

●難経訳釈　第二版　南京中医学院医経教研組編著　上海科学技術出版社（一九六一・一一初版）

一九八〇・一〇第二版

これが、このたび翻訳を行ったそのテキストである。ちなみに、南京中医学院が各古医書の教研組編著として公刊してきた同じシリーズのものとしては、

●黄帝内経素問訳釈　第二版　上海科学技術出版社（一九五九・六初版）　一九八一・一〇　第二版

●黄帝内経霊枢訳釈　第一版　上海科学技術出版社（一九八六・三初版）

●傷寒論訳釈　第二版　上・下冊　上海科学技術出版社（一九五九・四初版）　一九八〇・一〇　第二版
●金匱要略訳釈　第二版　上海科学技術出版社（一九五九・一〇初版）　一九八一　第二版
などがある。

この『難経訳釈』書の全体の構成については、すなわち原書『難経』の〝八十一難〟を六章にわかち、

第一章　脈学（第一難—第二二難）
第二章　経絡（第二三難—第二九難）
第三章　臓腑（第三〇難—第四七難）
第四章　疾病（第四八難—第六一難）
第五章　腧穴（第六二難—第六八難）
第六章　針法（第六九難—第八一難）

の、〝八十一難〟の各「難」節ごとに、この漢魏期に成立した医学古典の原文を掲載し、その本文にみえる語彙の解釈（「注釈」）と現代中国語による逐語訳（「語訳」）をほどこし、そのあとに各「難」節についての本文解説（「釈義」）と当該「難」のポイント（「本難要点」）を加えることによって、原書『難経』がそなえている系統的かつ完整な内容を闡明している。

そもそも、本『難経』についてはもちろん、中国医学の古典著作といわれる古医書群と、その背景をなす奥行きの広い中医全般に関して、私は知識も低く、関心もそれほど強いものではなかったのである。このたびの監訳という役目は、したがってそんなに軽いものではなかった。

陰陽思想といった中国に固有の有力な考え方があり、およそ中国文化を見るものにはそれを抜きにしては、

何もはじまらないほどの中国思想史のうえの重大な思考形態である。その陰陽五行思想の基本的な構造について、史的展開とその特徴をとらえようとして、われわれはかつて共同研究の報告を行った。『気の思想―中国における自然観と人間観の展開』（東京大学出版会、一九七八）がそれである。

秦漢の交に主要思潮となったこの陰陽家説は、司馬談の「六家の要指」によって伝えられるのによると、則天主義を軸とする自然運動理論である。すなわち宇宙のひろがりと時間の流れのなかで自然世界、それは人間の生の営みをも包含しており、この自然―天地、万物の世界に関する運行とその生滅のしかたを説明する理論である。天体運動と人間世界、特に治政行為とが照応しあうとする、陰陽五行説による天人感応の休祥災異思想は、暦数に代表されるように、この陰陽家理論の応用をきわめた一分野でもあった。中国における政治理論にみられる治民思想は、ほとんど董仲舒いらい、おおむねこの陰陽災異説の思考形態を基礎とする天人相関の考えであり、それは、天体の正常な運行に人治を順応させようとする、人間社会の調和理論でもある。天候の順不順と人事のそれが照応しあうのであって、為政当局はその調節可能な治政行為を操縦する政術――道芸の執行者にほかならない。つまり、則天主義の政治形態である。

しかしながら、他方この陰陽説は、ひろく生命体にも適用された。生物の生育・盛衰・枯死のサイクル運動も、陰陽両気の変相と調和の理論の掌中にあった。中国古来の医術にみられる治病理論は、この陰陽家理論の展開する、また一方の大きい分野である。

この医学理論については、私はほとんど無知である。すでに五年以上もまえ、北京に滞在していたとき、魏正明・王碧雲夫妻の両先生から中医の諸理論のほんの緒ぐちを手ほどきされたことがある。その魏正明先生はもう故人になられた。烏兎匆匆、年月を経るうちに、ある日、この『難経訳釈』一書を選定したといって、山本勝曠氏が現れた。

山本氏は、季刊『中医臨床』を刊行している東洋学術出版社の経営者である。と同時に、ひろく中国医学の水準とわが国の中医学の現況に通じた、熱意あふれる出版文化人である。もう三十年近くになるが、かつて京都の極東書店で、中国専門書のお世話になった篤実の書肆マンであって、この人の依頼はすべて拒みがたく、非専門の私が、ここに一文を書いている次第である。

すでに、浅川要・井垣清明・石田秀実・勝田正泰・砂岡和子・兵頭明の六氏によって、訳出されていた本書を校正するかたちで私は審閲の機会を得た。石田秀実・浅川要両氏には、特にその専門とする分野から全体の訳語や文章の整理を心がけてもらった。

なお、原書にはなくて、本書に新たに加えられたものに、「原文」にたいする「書き下し」の部分があって、これはいわゆる原文の訓読《くんどく》である。医学を活用して臨床に従事する人たちが、東洋医学の分野では漢文《かんぶん》に習熟しているという慣わしを考慮しなければならない現況をふまえて、一応の「書き下し」文を附することとした。ただし、この部分を読んで、ただちに原文の意味を理解しえたと、即断しないでいただきたい。必ず「現代語訳」を熟読し、「注釈」をあわせて読んでほしい。いろいろな疑問が、この間に伴って生起してくることが予想されるが、そのときこそ、本書がこの『難経』そのものの研究の向上に果す起動力となってくれるはずなのである。

東京大学中国哲学研究室にて

一九八七年一月十日

凡例

一、本書は、南京中医学院医経教研組編著『難経訳釈』（上海科学技術出版社　一九八〇年第二版）を翻訳したものである。原書は、一九六一年に第一版が出され、以後、中国国内で最も広く読まれている初学者向けの解説書である。

二、日本語版の再版にあたって、初版の誤りを正すために、全面的に版を改めた。

三、文中の「書き下し」文は原書にはないが、読者の便宜を考慮して各訳者が付し、中国学の立場から戸川芳郎が監修した。

四、「現代語訳」の中で、冒頭の「第○難曰く」が省略されているが、これは原書にもとづいた。

五、文中の〔　〕内は、訳者が訳文に補足して付したものである。

六、傍注の①②は語釈の場所を示し、(一)(二)は訳注の場所を示す。

七、翻訳は、序文から第三四難までは浅川、井垣、砂岡が担当し、第三五難～第五七難は勝田が、第五八難～第八一難までは兵頭が担当した。「現代語訳」のなかで原書にない部分は石田が補足して訳出した。

八、全体の訳文の統一は、中国学の立場から石田が、臨床家の立場から浅川の二人が行った。しかしながら、日中両国における医学用語の相違や多人数による訳文のためもあって、概念の統一の上で若干の問題点を残さざるをえなかった。

目次

監訳者はしがき　戸川芳郎　i
序　1
第一章　脈学
第一難……寸口の脈と、経脈の営衛の度数　11
第二難……切脈の部位——気口　17
第三難……尺寸における「太過」と「不及」の異常脈象　20
第四難……脈の陰陽　24
第五難……脈診における指法の軽重　31
第六難……脈の陰陽虚実　34
第七難……旺脈について　37
第八難……寸口の脈が正常なのに、死んでしまう理由　42
第九難……脈象から臓と腑の疾病を区別する　47
第十難……一臓の脈に十種の変化がある　49
第十一難……休止の脈と腎臓の病変との関係　53

第十二難……虚を虚し、実を実する医療の誤り 57
第十三難……色と脈、および尺部の皮膚の診断上における運用 61
第十四難……損脈・至脈の病証と治療法 67
第十五難……四時（四季）の平脈・病脈・死脈 86
第十六難……五臓の疾病の脈と証との関係 99
第十七難……脈象と病証が一致する場合と逆の場合の予後 111
第十八難……脈法における三部が臓腑に対応する 116
第十九難……男女における正常と異常の脈象 126
第二十難……脈には伏匿の脈がある 131
第二十一難……形に現れた病状と脈の状態の関係 135
第二十二難……是動病と所生病の意味 138

第二章　経絡

第二十三難……経脈の長さとその循行 142
第二十四難……陰経と陽経の気が絶えたときの症状とその予後 153
第二十五難……十二経脈の数 162
第二十六難……十五別絡の数 164
第二十七難……奇経の意義と内容 167
第二十八難……奇経八脈の循行と起止点 172

第二十九難……奇経八脈における発病の証候 177

第三章　臓　腑

第三十難……栄（営）・衛の生成と循行 189
第三十一難……三焦の位置と機能 193
第三十二難……心・肺の位置および気血営衛との関係 197
第三十三難……肝・肺の色、形、浮沈 199
第三十四難……五臓とその声、色、臭い、味の組み合わせ、および七神との関係 204
第三十五難……六腑の機能および臓腑の相互関係 209
第三十六難……腎と命門 215
第三十七難……五臓と九竅の関係 218
第三十八難……臓は五、腑は六であること 226
第三十九難……腑は五、臓は六であること 229
第四十難……耳は聞き、鼻は嗅ぐという生理 232
第四十一難……肝には両葉ある 235
第四十二難……人体臓腑の解剖 238
第四十三難……飲食物が七日間入らないと死ぬことの原理 245
第四十四難……七衝門 248
第四十五難……八会 252

第四十六難……老若により寤寐が異なる原因 255
第四十七難……顔面部だけが寒さに耐えられる原理 259

第四章　疾　病

第四十八難……三虚三実 263
第四十九難……正経が自ら病む場合と、五邪に犯されて病む場合との区別 268
第五十難……五邪の伝変 281
第五十一難……臓腑の発病には証状のうえで好悪の区別がある 285
第五十二難……臓病と腑病は根本が同じではない 289
第五十三難……疾病の伝変と予後 291
第五十四難……臓病と腑病の治療の難易 296
第五十五難……積聚の証状と鑑別 298
第五十六難……五臓の積病 301
第五十七難……五泄の証状と名称 311
第五十八難……広義の傷寒 314
第五十九難……狂病と癲病の鑑別 323
第六十難……頭痛および心痛における二つの類型 326
第六十一難……四診（望・聞・問・切） 329

第五章　兪　穴

第六十二難……臓腑の井・滎の区別　335
第六十三難……井穴を以って始めとする意義　339
第六十四難……井・滎・兪・経・合穴の陰陽五行の属性　342
第六十五難……井穴・合穴の出入の意義　346
第六十六難……十二経の原穴　348
第六十七難……五臓の募穴が陰であり、兪穴が陽であることの意義　360
第六十八難……井滎兪経合五穴の意義とその主治疾病　364

第六章　針　法

第六十九難……母を補し子を瀉す治療原則　367
第七十難……四時によって刺針方法を分けることの原理　373
第七十一難……栄衛への刺針の深浅　376
第七十二難……迎随補瀉の刺針方法　379
第七十三難……滎穴を瀉すことによって井穴を刺すことに代える方法の運用　382
第七十四難……四季における五臓の刺針方法　385
第七十五難……肝実肺虚に補水瀉火法を応用する原理　389
第七十六難……補瀉の方法とその手順　395

第七十七難……上工、中工の治療技術 398
第七十八難……刺針における押手と補瀉方法 401
第七十九難……迎随補瀉法 406
第八十難……針の出入方法 409
第八十一難……虚証に瀉法を用い、実証に補法を用いるという医療過誤 411
訳者あとがき　石田秀実 415
索引 433

序

一

中国の医学は、悠久の歴史と豊かな内容をもち、著作の量もおびただしいため、入門者はポイントを摑んで、要領よく学ぶ必要がある。一般に『内経』『難経』『神農本草経』『傷寒論』などから学び始めるが、それはこれらの書が中国医学理論の基本であり、処方と薬物の源泉だからである。『傷寒論』序文に、「『素問』『九巻[①]』『八十一難』……から資料を選択し用い」とあることから、張仲景[②]が『傷寒論』を著した際にも、『内経』『難経』の理論をもとに、より発展させて『傷寒論』を著したことがうかがえる。『内経』『難経』の理論が中国医学に重要な位置を占めることが、これで納得できよう。本書は中国医学の必読書であり、ために「医経」(医学の経典)として尊ばれている。

『内経』『難経』両書はともに秦漢以前の書で、唐の楊玄操[③]が「理の趣き深遠にして、にわかには了し易きにあらず」と述べているように、文章が古く内容は奥深くて広い知識を必要とするため、初学者にはかなり難しい。『難経』を現代語で解釈する必要性はここにある。

二

『難経』の作者と成書年代については、現在のところ統一した見解がなく、結論が出ていない。張仲景の『傷寒雑病論』序文に、『八十一難』の名称が見えることから、著作年代に関しては、一般に漢代以前と考証されている。作者については古来、三説がある。

一、黄帝著述説：例えば『太平御覧④』が引用する『帝王世紀⑤』に、「黄帝有熊氏が、雷公・岐伯に命じて経脈を論じさせ、疑問点をつぶさに問いたずねて八十一章にまとめ『難経』とした」とある。

二、非黄帝説：この説は『難経』の文章から推論されたもので、例えば「元気」（十四難）は、董仲舒の『春秋繁露⑥』、揚雄の「解嘲⑦」に初めて現れ、後漢に至って多く用いられだしている。また「男は寅に生れ、女は申に生れる」（十九難）という句は、『説文⑧』（九上）「包」字、高誘『淮南子《えなんじ》⑨』注、王逸『離騒章句⑩』などに同様の言葉がみられる。「木は水を得て浮かび、肝は水を得て沈む。肺は水を得て浮かび、金は水を得て沈む」（三十三難）という一節は『白虎通⑪』に見え、「金は巳に生じ、水は申に生ずる」（四十難）の語句も、五行讖緯《しんい》家の言葉である。以上の点から、黄帝が著したというのは、古人の名に託したものだ、とする説である。

三、秦越人扁鵲⑫著述説：唐の楊玄操の『難経』序に、「『黄帝八十一難経』は、渤海の秦越人が著した書である。越人は桑君⑬の秘術を授かった結果、医の道を深く理解し、臓腑を透視し、腸を剖き、心を剔るといったことができるようになった。軒轅《けんえん》〔黄帝〕のときの扁鵲に似ているため、扁鵲と呼ばれた」とある。

文献上、『難経』の書名が最初に現れるのは、張仲景の『傷寒論』自序であり、『隋書』経籍志[14]にも『黄帝八十一難』の名が載っているが、共に著者名を明記していないため、秦越人が『難経』を著したという説も根拠がない。張山雷[15]は、「八十一難の本文は、恐らく戦国、秦漢時代に記されたものであろう。各人がそれぞれ専門について述べたもので、一時代の一人の人間の筆によるものではない」と述べているが、この見方は歴史的事実にかなり合致したものと認められる。

三

『難経』の書名については、大きく分けて二つの解釈がある。

第一の意見は、「難」を「疑問点を問いたずねる」意味に解する説で、皇甫謐の『帝王世紀』に「黄帝有熊氏が岐伯、雷公に命じて経脈を論じさせ、つぶさに疑問点を問い八十一章にまとめ『難経』とした」という。また清代の徐霊胎[16]もその著『難経経釈』の自序で「『霊枢』『素問』の微妙で奥深い含蓄のある言葉のうち、説き明かされていないものを設問形式にしてその意味を明らかにしたもの」と解している。

第二の意見は、「難」は「難易」の「難」であるとする説で、例えば黎泰辰[17]はこういっている。「『難経』とつけられた理由は、人間の五臓六腑は内側に隠れており、もし邪気に冒され病気になってもわかりにくく、脈診によってしか大体の状況が探れないということからに違いない。十二萩の重さがあるとか、おさえると車の蓋のようであるとか、鶏の羽にさわっているようであるといった切脈の状況、さらにそれを内と外の証候にあわせて分析しなければならないのであるから、なんとも難しいことではないか」。

これらについて考えてみると、各説ともそれぞれ理はあるが、しかし『難経』全体が問答形式で疑問を解くという形式と内容を備えていることから考えて、やはり『難経』の「難」は「疑問点を問いたずねる」意味に解釈するのが適当と思われる。

四

『難経』に注釈を施した者は、古来十余家を下らない。三国時代の呉の国の呂広[18]の注、唐初の楊玄操の補注本、時代が下って宋代には丁徳用[19]、虞庶[20]、周仲立[21]、龐安時[22]が、金代には紀天錫[23]、張元素[24]ら、元代に袁淳甫[25]、謝堅白[26]、滑伯仁[27]、明代に張天成[28]、虞天民[29]らがいる。清代には徐霊胎、丁履中[30]、黄坤載[31]がおり、近代にも注釈者は多い。ただ、ほとんどが経文に沿って注を加える体裁をとっている。本書はそこで詳訳・解説並用のスタイルをとり、各難ごとに原文、書き下し、語釈、現代語訳、解説、本難の要点といった項目を設け、一節ずつ解釈してゆく。できるだけ全体像を明らかにし要点をつかめるように、平明な文体にしてある。原文は滑伯仁の『難経本義』にもとづき、その他の諸本をも参考とした。

章の区切りかたについて、現存する諸本では二種の分類法がある。その一つ、楊玄操の分類は以下のごとくである。一～二十四難までを経脈診候、二十五～二十六難を経絡大数、二十七～二十九難を奇経八脈、三十～三十一難を営衛三焦、三十二～三十七難を臓腑配象、三十八～四十七難を臓腑度数、四十八～五十二難を虚実邪正、五十三～五十四難を臓腑伝病、五十五～五十六難を臓腑積聚、五十七～六十難を五泄傷寒、六十一難を神聖工巧、六十二～六十八難を臓腑井俞、六十九～八十一難を用針補瀉の全十三章とする。しかし、このような分類は繁雑にすぎ、例えば四十八～五十二難の虚実邪正、五十三～五十四難の臓腑伝病、五十五～五十六難の臓腑積聚、五十七～六十難の五泄傷寒などは、どれも事実上疾病の範疇に入る。さらに六十一難を神聖工巧として、独立の章とする必要はまったくない。呉澄[32]は楊玄操の章区分を適当でないとして、新たに編み直し六章とした。その理由として、「昔の神医秦越人は八十一難を著し、後人がその八十一章を分けて十三篇としたが、私はこの篇の分けかたは不適当であると不満に思い、整理し直し全部で六章とした」と述べている。我々もこの呉澄の章区分を採用し、一～二十二難を脈学、二十三～二十九難を経絡、三十～四十七難を臓腑、四十八～六十一難を疾病、六十二～六十八難を腧穴、六十九～八十一難を針法とする。この章区分はまとまりがよく、筋道もはっきりしている。その外にも、黄元御[31]、丁錦[30]などの注釈本は、章の配列に多少の異同はあるが、ほぼ呉澄の説に近い。必要とあれば参考とされたい。

五

『難経』の内容は、生理、病理、診断、治療など各方面にわたり、古来、医学の各家から高い評価を与えられてきた。例えば滑伯仁は彼の『難経本義』序文で、本書の豊かな内容と理論の正確さを激賞し、後学を助け啓蒙する書であると、次のように説いている。「『難経』は恐らく黄帝の『素問』『霊枢』の主旨にもとづき、設問方式によって疑義を解明したもので、内容は栄衛の度数、尺寸の部位、陰陽五行の盛衰、臓腑と内外、脈法・病態と経絡の流注、刺針・兪穴などあらゆる事がらに及ぶ。簡潔な表現と博学な知識で先代の聖人の智を発展させ、後賢を啓発し、病める庶民にとって極めて有益である」。

『難経』が理論的に整っており、またいくつかの点で独創的でもあることは、以下の数点により説明ができる。

一、脈診：脈診法の叙述は非常に系統的で、特に第一難の「独り寸口にのみ取る」方法は、現在まで数千年にわたり踏襲されている、創造性に富んだ方法である。近世の張山雷は、この書は簡潔にして必要事項を完備する、「不世出の尊ぶべき書」であると評価する。例えば関部の確定についても、第二難で詳しい説明がなされており、呉保神[33]によれば、これは『難経』の「極めて大きな発見」である。第四、第五難の「脈に陰陽がある」および浮脈、沈脈に関する叙述は、具体的で正確である。第十四難の「損脈」についての論は虚損病の診断として価値が高く、かつ「肺を損なった者はその気を益し、……脾を損なった者は飲食を調え、適温の飲食物を摂取する」など、虚損病の治療法をも挙げており、臨床上で原則的な役割を果している。

二、生理：第二十六難の十五絡の解説は、陽絡が陽蹻の絡となり、陰絡は陰蹻の絡となることを示した絡脈に関する発見であり、治療の上でも役に立つものである。第四十五難で論じられる「八会」も同様である。これらはともに治療経験の総括で、生理の神秘を探求し、そのうえに新しい理論を創造している。経絡学説の面でも、奇経八脈の循行方法と起止点を詳しく説明するばかりでなく、奇経八脈と十二経脈の生理機能における異同を浮かびあがらせ、『内経』の不備を補っている。

三、病理‥第五十五難の「積聚」、第五十六難の「五蔵積」などは、ともに証状、病理、疾病の経過を全般的に説明している。第五十七難の胃泄・脾泄・大腸泄・大瘕泄の叙述や、第五十八難に述べられる中風・傷寒などの疾病の原因・経過などは、ともに的確な洞察である。

四、治療‥際立っているのが補瀉に関する記述で、内臓の複雑な関係に焦点をあて、「瀉南補北」の法則（第七十五難）を打ち出した。また「名医は発病前に治す……発病前に治すとは、肝の病を診て肝がすぐ脾に伝わることを知り、すぐさま脾気を充実させ、肝の邪を受けさせぬようにすることである」（第七十七難）という理論は、張仲景の『金匱要略』臓腑経絡先後病脈証篇に受け継がれ、さらに解明の歩を進めた。後世の医家たちが診療にあたり、一層予防に力を入れるようになったのも、これに啓発されることが多い。その外、腧穴と刺針の手法などについても具体的で、内容が新しい。

以上、生理・病理・診断・治療などの面から、代表的なものをいくつか挙げて簡単に説明したが、『難経』の精神とその本質の全体像はつかめたであろう。しかし一方で、『難経』にも若干の欠陥はある。例えば心肺が隔膜上に位置するという原理や、五臓の形態などに関する記述には無理がある。さらに「金は巳に生じ、水は申に生ずる」（四十難）とか、「あるいは陽に従い、あるいは陰に従っているので、肝には両葉がある」（四十一難）といった説には讖緯家の学説が混入しており、事実無根で実用性がない。であるから、我々が学習し、研究するにあたっては、盲信をせず、かといって軽率に否定もせず、その優れた点を取捨選択しなければならない。

「序」訳注

①『九巻』——『針経』（『霊枢経』）九巻のこと。
②張仲景——後漢末の著名な医学者。著書に『傷寒論』『金匱要略』など。
③楊玄操——唐初、『集註難経』（佚書）を著す。本引用文は『王翰林集註黄帝八十一難経』による。
④『太平御覧』——北宋時代の類書。漢代の佚書など多くを引用する。その巻七百二十一に見える。
⑤『帝王世紀』——魏の皇甫謐（二五一～二八二）著。
⑥『春秋繁露』——前漢の董仲舒（前一七六～前一〇四）著。その王道篇に「元気和順」とある。
⑦『解嘲』——前漢末、揚雄（前五三～後一八）著。「大者含元気、細者入無間」（『文選』所収）とある。
⑧『説文』——『説文解字』。後漢の許慎（五八～一四七？）の著した部首別の字典。
⑨『淮南子』——前漢の淮南王劉安らの著。後漢の高誘・許慎が注したその氾論篇の高誘注。
⑩『離騒章句』——後漢の王逸が『楚辞』に施した注（『章句』）。「離騒」（『楚辞』所収）は、戦国末の楚の屈原の辞賦。その「惟庚寅吾以降」の王逸注。

⑪『白虎通』――『白虎通義』。後漢の班固らの編著。
⑫秦越人扁鵲――姓は秦、名は越人。戦国時代の臨床医。
⑬桑　君――扁鵲の師、長桑君。
⑭『隋書』経籍志――正史『隋書』中の書籍目録。
⑮張山雷――（一八七二～一九三四）。著書に『難経正義』など。
⑯徐霊胎――徐大椿（一六九三～一七七二）。著書に『難経経釈』『医学源流論』など。引用文は『医学源流論』下巻の「難経論」による。
⑰黎泰辰――北宋時代、虞庶の『註難経』に序文を書いた。
⑱呂　広――三国時代呉の人。その注釈本は散佚。
⑲丁徳用――北宋時代。『難経補註』を著す。
⑳虞　庶――北宋時代。『註難経』を著す。
㉑周仲立――周与権。宋代。『難経弁正釈疑』（佚書）を著す。
㉒龐安時――北宋時代（一〇四二頃～一〇九九）。『難経弁』を著す。
㉓紀天錫――金代。大定十五年（一一七五）に『集註難経』五巻を著す。
㉔張元素――金代十二世紀の人。『薬註難経』『医学啓源』を著す。
㉕袁淳甫――元代。『難経本旨』（佚書）を著す。
㉖謝堅白――元代。『難経説』（佚書）を著す。
㉗滑伯仁――滑寿。元末明初。『難経本義』『十四経発揮』などを著す。

㉘　張天成——張世賢。明代。著書に『図註八十一難経』。

㉙　虞天民——虞摶。『医学正伝』『方脈発蒙』などがある。

㉚　丁履中——丁錦。清乾隆年間。『古本難経闡注』を著す。

㉛　黄坤載——黄元御。清代。『難経懸解』など著書多し。

㉜　呉　澄——元代の儒者。

㉝　呉保神——現南京中医学院教授。著書に『傷寒百家注』『金匱五十家注』などがある。

第一章 脈学

第一難

◎寸口の脈と、経脈の営衛の度数について論ずる。

【原文】

一難曰、十二経皆有動脈、独取寸口、以決五蔵六府死生吉凶之法、何謂也。然。寸口者、脈之大会、手太陰之脈動也。人一呼脈行三寸、一吸脈行三寸、呼吸定息、脈行六寸。人一日一夜、凡一万三千五百息、脈行五十度、周於身。漏水下百刻、栄衛行陽二十五度、行陰亦二十五度、為一周也、故五十度復会於手太陰。寸口者、五蔵六府之所終始、故法取於寸口也。

【書き下し】

一難に曰く、十二経①にみな動脈②あり、ひとり寸口③にのみ取りて、以って五蔵六府の死生吉凶の法④を決す、とは何《なん》の謂《いい》ぞや。
然り⑤。寸口は、脈の大会⑥、手の太陰の脈動⑦なり。人⑧一呼《こ》にして脈の行《めぐ》ること三寸、一吸《きゅう》にして脈の行ること三寸、呼吸定息⑨にして、脈の行ること六寸なり。人は一日一夜に、およそ一万三千五百息し、脈の行ること五十度⑩、身を周《めぐ》る⑪。漏水《ろうすい》の下ること百刻⑫にして、栄衛《え》⑬の陽を行ること二十五度、陰を行ることもまた二十五度⑭を、一周⑮となすなり、故に五十度にして復《ま》た手の太陰に会す。寸口は、五蔵六府の終始するところ、故に法を寸口に取るなり。

【語釈】

① 十二経——手足の三陰三陽の経脈は合計で十二、これを「十二経」と略称する。
② 動脈——経脈の搏動が手で感受されるところは、すべて「動脈」という。
③ 寸口——切脈部位の名称、手掌後部の手関節のところ。ここでいう「寸口」とは寸関尺の三部を指す。
④ 法——診察方法。
⑤ 然り——滑伯仁は、「然りとは、答える言葉である」という。
⑥ 大会——集合する、会うという意味。
⑦ 脈動——『脈経』では「動脈」とする。
⑧ 人——ここでは健康な人をいう。

⑨　定息――一呼一吸を「一息」とし、一息が終わったときを「定息」と称している。

⑩　度――ここでは「周回数」と解釈する。

⑪　周る――すなわち「まわる」こと。

⑫　漏水の下ること百刻――古代の計時方法。銅壷に水を入れ、水の滴りをはかる目盛（これが刻である）によって時間計算をしたので、「漏水」という。銅壷には目盛が一百刻しるされていて一昼夜を計った。ゆえに（一昼夜を）「百刻」という。

⑬　栄衛――「栄」は「営」とも通じる。「営衛」とも書く。

⑭　栄衛の陽を行ること二十五度、陰を行ることもまた二十五度――「栄衛」は水穀が化した精気をいう。「陽」は日中を指し、「陰」は夜間を指す。「二十五度」は、営衛が日中と夜間に循行する周回数をいう。

⑮　一周――営衛が一昼夜に五十回循環するのを「一周」と総称する。

【現代語訳】

十二経にはみなそれぞれに動脈があるのに、ただ寸口だけで、五臓六腑の疾病や予後の良し悪しを、診断できるのはなぜか。

答え。寸口は十二経脈の集まるところで、手の太陰肺経の動脈である。普通の人が息を一つはくと脈は三寸行き、息を一つ吸うと脈は三寸行くので、一回の呼吸では脈は六寸行く。人は一昼夜の間に一万三千五百回の呼吸をし、脈は全身を五十回循環する。漏水百刻〔一昼夜〕の間に、営衛は日中に二十五回、夜間にも二十五回まわる。これが一周であり、五十回まわったときにはまた、手の太陰の寸口に会する。要するに、寸口は五臓六腑の気血が循環する発着点であるので、脈診は寸口で取るのである。

【解説】

一、「十二経にみな動脈あり」の内容

十二経とは手足の三陰三陽の経脈をいう。十二経脈には以下のようにいずれにも動脈がある。

1　手太陰経——中府、雲門、天府、俠白
2　手陽明経——合谷、陽谿
3　手少陰経——極泉、神門
4　手太陽経——天窓
5　手厥陰経——労宮
6　手少陽経——和髎
7　足太陰経——箕門、衝門
8　足陽明経——大迎、人迎、気衝、衝陽

9　足少陰経――太谿、陰谷
10　足太陽経――眉衝
11　足厥陰経――太衝、足五里、陰廉
12　足少陽経――聴会、頷厭
これらの経穴は、押すと搏動を感じるので「十二経にみな動脈あり」というのである。

二、脈診は「ひとり寸口にのみ取る」ということの原理

脈を診る方法として、『素問』三部九候論篇には、全身三部九候の脈診法が記されている。三部九候は十二経のすべてと連携しており、同時に、十二経は内在する臓腑とも絡属の関係があるので、こうした方法で疾病を診断できるという。その原理は理解しやすい。しかし、「寸口」は手の太陰肺経にのみ属するのであり、ここで五臓六腑の病変を診断するのに、「ひとり寸口にのみ取る」を提起したこと、このことは脈診法のうえで一大発展であり、後世に多大な便宜を与えた。

その原理は、原文に記されている「寸口は、脈の大会なり」、すなわち、寸口は十二経脈の経気が集まるところであるという点にある。『素問』経脈別論篇に「脈気は経に流れ、経気は肺に帰り、肺は百脈をあつめる」とあるように、肺はすべての経脈と密接に関係しているので、五臓六腑に病が生じたり気血の運行に異常があれば、肺経に影響が現れ、したがって気口(寸口)に反映する。同時にまた、『素問』五臓別論篇に、「胃は水穀の海であり、六腑の源泉である……ゆえに五臓六腑の気味はみな胃

から出、その異変は気口（寸口）に現れる」とあるように、〔寸口は〕胃気の作用とも関係する。実際には、これは真気の生成および真気と疾病との関係という問題にまで、関係することであるから、「ひとり寸口にのみ取る」ことで、疾病を診断できるのである。

三、営衛が人体を運行する回数

「人は一呼にして脈の行ること三寸、一吸にして脈の行ること三寸」から「五臓六腑の終始するところなり」までの段落は、営衛が昼夜の間に運行する回数を述べ、一昼夜に五十回まわってまた手の太陰経に合し、その運行の発着点は手の太陰経であるとしている。そのうち「栄衛の陽を行ること二十五度、陰を行ることもまた二十五度」は、営衛が一昼夜に運行する回数を概括的に述べたものであり、全部で五十回まわって、「一周」としている。

【本難の要点】

一、脈診では、ただ手の太陰の寸口を取るだけでよい、という原理を説明している。これは『難経』が切脈法においてなした一大発展である。また、寸口が営衛血気の循行する発着点であり、五臓六腑と非常に密接に関係することから、「ひとり寸口にのみ取る」根拠を述べている。

二、営衛が人体を運行する回数を説明している。つまり、日中二十五回、夜間にも二十五回、合計五十回まわり、その運行の始めと終わりはともに手の太陰経である。

第二難

◎切脈の部位——気口について論ずる。

【原文】

二難曰、脈有尺寸、何謂也。

然。尺寸者、脈之大要会也。従関至尺是尺内、陰之所治也。従関至魚際是寸口内、陽之所治也。故分寸為尺、分尺為寸。故陰得尺内一寸、陽得寸内九分。尺寸終始一寸九分、故曰尺寸也。

【書き下し】

二難に曰く、脈に尺寸①ありとは何の謂ぞや。

然り。尺寸は、脈の大要会②なり。関③より尺に至る、これ尺の内、陰の治むるところ④なり。関より魚際⑤に至る、これ寸口の内、陽の治むるところ④なり。故に寸を分かちて尺となし、尺を分かちて寸となす。故に陰は尺の内に一寸を得《え》、陽は寸の内に九分を得《う》。尺寸は終始一寸九分、故に尺寸というなり。

【語釈】

① 尺寸――脈を診る部位。手関節から肘関節までの長さが一尺一寸あることによる。肘窩の尺沢から関部の後まで長さ一尺のところが尺部である。関部の前一寸が寸部である。

② 大要会――第一難の「大会」と同じ意味。

③ 関――脈を診る部位。尺寸を分ける境界部が関部であり、手掌後部の高い骨〔橈骨茎状突起〕のところ。

④ 陰の治むるところ、陽の治むるところ――滑伯仁は、「寸は陽であり、尺は陰である。陽は上で陰は下である」という。徐霊胎は、「関より下が尺であり、腎肝を主り沈脈である。ゆえに陰に属す。……関より上が寸口であり、心肺を主り浮脈である、ゆえに陽に属す」という。「治める」は「属す」意味である。

⑤ 魚際――手の母指のつけ根のふっくらした肉厚の部分が「魚」であり、その縁辺が「魚際」である。

【現代語訳】

脈診の部位に尺寸の区分があるが、どのように区分けするのか。

答え。いわゆる尺寸とは、経脈が会合するところであって、関部から尺までが尺部で陰に属す。関部から魚際までが寸部で陽に属す。ゆえに、関部から上一寸を除いた下方が尺部であり、関部から下一尺を除いた上方が寸部である。尺寸を縮めて分寸にすると、陰は一尺のうちの一寸となり、陽は一寸のうちの九分となり、尺寸の全部の合計は一寸九分となる。以上が尺寸のいわれである。

【解説】

一、本難でいう「尺寸」は、実際には寸・関・尺の三部を包括する。これはまた、『素問』五臓別論篇に、「気口が、それ自体単独で五臓の主となるのはなぜか」という「気口」であり、手の太陰経の動脈があるところである。手の太陰の経脈は肺に内属し、全身の十二経脈と密接に連係しているので、「脈の大要会」と呼ばれ、また「肺は百脈をあつめる」という生理と結びつけて述べられる。

二、「関より尺に至るは尺の内なり……陽の治むるところなり」この一段落は、寸・関・尺三部の区分と陰陽の属性を述べている。寸・関・尺の区分は、関部を中央境界として確定する。「関より尺に至る、これ尺の内なり」とは、関の後部から尺〔尺沢〕までの区域が尺部の脈の範囲であるという意味である。「関より魚際に至る、これ寸口の内なり」とは、関から魚際までの区域が寸部の脈の範囲であるという意味である。その陰陽の属性から見ても、やはり関部が境であり、関を確定した後の、関の前の寸脈が陽であり、関の後の尺脈が陰である。なぜ尺が陰に属し、寸が陽に属するのか。それは、内臓が反応する脈象の区域に関係がある。両方の尺はともに腎に属し、腎は陰中の陰であるから、尺脈は陰に属す。左の寸は心に属し、右の寸は肺に属し、心肺はともに横隔膜より上にあり、心は陽中の陽、肺は陽中の陰であるから、寸部は陽に属する。

三、最後の段落「故に寸を分かちて尺となし……故に尺寸というなり」は、尺寸の区分方法と寸口の切脈部位の長さをいう。原文によれば、その三部の長さは次のようになる。

尺寸 {寸部……寸の内九分 / 関部……尺寸の境目 / 尺部……尺の内一寸} 一寸九分

【本難の要点】

一、尺寸部（気口）と経脈の密接な関係。

二、寸、関、尺の三部の位置の区分と陰陽の属性。

三、寸、関、尺の三部の長さ。

第三難

◎尺寸における「太過」と「不及」の異常脈象を論ずる。

【原文】

三難曰、脈有太過、有不及、有陰陽相乗、有覆有溢、有関有格、何謂也。

然。関之前者、陽之動也、脈当見九分而浮、過者、法曰太過、減者、法曰不及。遂上魚為溢、為外関内格、此陰乗之脈也。関以後者、陰之動也、脈当見一寸而沈、過者、法曰太過。減者、法曰不及。遂入尺為覆、為内関外格、此陽乗之脈也。故曰覆溢、是其真蔵之脈、人不病而死也。

【書き下し】

三難に曰く、脈に太過①あり、不及①あり、陰陽の相乗②あり、覆《ふく》あり溢《いつ》あり③、関あり格あり④、とは何の謂《いい》ぞや。

然り。関《かん》の前は、陽の動なり、脈はまさに九分にして浮《ふ》⑤を見《あら》わすべし、過ぐる者は、法に太過という。減る者は、法に不及という。遂《すす》んで魚《ぎょ》に上るを溢となし、外に閉《と》ざされ内に格《はば》まる、これ陰の乗ぜし脈なり。関以後は、陰の動なり、脈はまさに一寸にして沈《ちん》⑤を見わすべし、過ぐる者は、法に太過という。減る者は、法に不及という。遂《すす》んで⑥尺に入るを覆《ふく》となし、内に閉《と》ざされ外に格《はば》まる、これ陽の乗ぜし脈なり。故に曰く、覆・溢は、これその真蔵の脈（一）なり、人病まずして死すと。

【語釈】

① 太過、不及――脈搏が正常な回数、正常な打ち方を超えたものが「太過」である。正常な回数、正常な打ち方に及ばないものが「不及」である。

② 陰陽の相乗――脈象と部位の異常をいう。「陽」は寸部を指し「陰」は尺部を指す。「乗」は「つけ

いり襲う（乗襲）」の意味。

③覆あり溢あり――陰陽の相乗による脈象二種をいう。滑伯仁は、「覆とは、物が覆うように上から下へかたむくことである。溢とは、水が溢れるように内から外へ出ることである」という。したがって「覆」とは、寸脈が下の尺部へ移り、寸部には脈がなくなることである。「溢」とは、寸脈が盛んになりすぎて上の魚際につき進み、尺部には脈がなくなることである。

④関、格――「関」はとじる（関閉）であり、「格」ははばむ（格拒）であり、いずれも陰陽の気が隔てられ通じないことをいう。

⑤浮、沈――脈象である。

⑥遂んで――滑伯仁は、「遂は径であり、まっすぐ行き、そのまま前《すす》むことである」という。「前《すす》む」は阻《へだ》てられないという意味である。

【訳注】

（一）真臓の脈――『素問』玉機真蔵論篇の新校正に引く『太素』注「無余物和雑、故名真也」を参照。胃気が雑《まじ》っていないために真臓脈（五臓そのもののみの脈）というのである。

【現代語訳】

脈には、太過、不及があり、陰陽の脈の相乗があり、下へ覆《かぶ》さる、上へ溢れる、閉じる、拒むなどの脈象がある。その具体的状況はどうなのか。

答え。関より前方の寸部は陽気が搏動するところで、脈は長さ九分で浮脈を呈するのであるが、これを超えたものは太過である。これに足りないものは不及である。もし寸脈が超えて魚際へ上り入った場合、これを「溢脈」という。これは、陽気が外に閉め出され陰気が内に拒絶されて、陰脈——尺脈が寸部に侵入襲撃したことによる。ゆえに「陰乗の脈」という。

関より後方の尺部は陰気が搏動するところで、脈は長さ一寸で沈脈を呈するのであるが、これを超えたものは太過である。これに足りないものは不及である。もし寸脈が尺部へ下り行った場合、これを「覆脈」という。これは、陽気が内に閉じこめられ陰気が外に拒絶されて、陽脈——寸脈が尺部に侵入襲撃したことによる。ゆえに「陽乗の脈」という。覆脈と溢脈はどちらも真臓の脈であり、病人にははっきりした証状が現れなくても、死にいたらしめる脈である。

【解説】

本難にいう「太過不及」「陰陽相乗」「覆脈溢脈」「関格」などは、主に、覆脈・溢脈の現象・性質・機序を指している。溢脈の脈象は、魚際に上がってしまい、尺部には脈がないのであるが、これは、陽が外へ閉め出され陰が内に拒まれて、陰脈——尺脈が寸部へ攻め上がっている状態であり、「陰乗の脈」という。覆脈の脈象は、尺部へ下がり移ってしまい、寸部には脈がないのであるが、これは陽が内に閉じこめられ陰が外に拒まれて、陽脈——寸脈が尺部へ攻めこんでいる状態であり「陽乗の脈」

という。いわゆる外に関《と》ざされ内に格《はば》まれる、内に関ざされ外に格まれるとは、覆脈溢脈ができる機序をいっており、人体の陰陽の気が隔離されて、「陰陽離決」の状況になっているのである。それゆえ原文の最後で、覆溢の脈は、いずれも真臓の脈——胃気がない脈象であり、脈に胃気がなければ死ぬので、「人病まずして死す」というのである。まさに滑伯仁がいうように、「覆溢の脈は、孤陰・独陽が上下に分離してしまったと診察されるので、真臓の脈という」のであり、その予後は良くない。

【本難の要点】

一、尺寸の脈の太過不及による、覆溢という異常について論述する。

二、覆脈溢脈の病理のメカニズムを説明している。人体の陰陽の気が内外に関ざされ格まれることから生じ、臨床上こうした脈象が現れたら非常に危険であると指摘している。

第四難

◎脈に陰陽があることを論ずる。

【原文】

四難曰、脈有陰陽之法、何謂也。

然。呼出心与肺、吸入腎与肝、呼吸之間、脾受穀味也、其脈在中、浮者陽也、沈者陰也、故曰陰陽也。

心肺倶浮、何以別之。

然。浮而大散者心也。浮而短渋者肺也。

腎肝倶沈、何以別之。

然。牢而長者肝也。按之濡、挙指来実者腎也。脾者中州、故其脈在中。是陰陽之法也。脈有一陰一陽、一陰二陽、一陰三陽、有一陽一陰、一陽二陰、一陽三陰。如此之言、寸口有六脈倶動耶。

然。此言者、非有六脈倶動也、謂浮、沈、長、短、滑、渋也。浮者陽也、滑者陽也、長者陽也。沈者陰也、短者陰也、渋者陰也。所謂一陰一陽者、謂脈来沈而滑也、一陰二陽者、謂脈来沈滑而長也、一陰三陽者、謂脈来浮滑而長、時一沈也。所謂一陽一陰者、謂脈来浮而渋也、一陽二陰者、謂脈来長而沈渋也、一陽三陰者、謂脈来沈渋而短、時一浮也。各以其経所在、名病逆順也。

【書き下し】

四難に曰く、脈に陰陽の法あり、とは何の謂《いい》ぞや。

然り。呼出は心と肺とし、吸入は腎と肝とす。呼吸の間、脾の穀味を受くるや、その脈中にあり。浮①は陽なり、沈②は陰なり、故に陰陽というなり。

心と肺とともに浮なり、何を以ってこれを別かつや。

然り。浮にして大散なるは心なり。浮にして短渋《じゅう》③なるは肺なり。

腎と肝とともに沈なり、何を以ってこれを別かつや。

然り。牢《ろう》④にして長なるは肝なり。これを按《お》して濡《じゅ》⑤、指を挙げて来たること実なるは腎なり。脾は中州なり、故にその脈 中にあり。これ陰陽の法なり。脈に一陰一陽、一陰二陽、一陰三陽あり。一陽一陰、一陽二陰、一陽三陰あり。この言の如くんば、寸口に六脈のともに動くことありや。

然り。この言は、六脈のともに動くことあるにあらず、浮、沈、長、短⑥、滑⑦、渋を謂《い》うなり。浮は陽なり、滑は陽なり、長は陽なり。沈は陰なり、短は陰なり、渋は陰なり。いわゆる一陰一陽とは、脈の来るや沈にして滑なり、一陰二陽とは、脈の来るや沈滑にして長なり、一陰三陽とは、脈の来るや浮滑にして長、時に一沈あり。いわゆる一陽一陰とは、脈の来るや浮にして渋なり、一陽二陰とは、脈の来るや長にして沈渋なり、一陽三陰とは、脈の来るや沈渋にして短、時に一浮あり。各のその経の在るところ⑧を以って、病の逆順を名づくるなり。

【語釈】

① 浮――指を軽く按して得られる脈象。『脈経』に、「浮脈は、もち挙げるようにそっと触れれば有余、強く沈むように按すと不足である」とある。

② 沈――指を重く按して得られる脈象。『脈経』に、「沈脈は、もち挙げるようにそっと触れれば不足、強く沈むように按せば有余である」とある。

③渋——脈が滞《とどこお》って遅いこと。渋とは流麗でないこと。『脈経』に、「渋脈は細かく遅い脈で、往き来に難渋感があり散漫で、少し止まってまた来ることもある」という。

④牢——沈伏で力強い脈である。『脈経』では「革《かく》脈」として、「革脈は、沈脈伏脈に似、実かつ大であり長くてやや弦である」という。

⑤濡——『脈経』に、「濡脈は極めて軟らかく浮で細である、水中の帛《きぬ》のようにそっとさわれば得られる。按してはなくなり、そっと挙げるようにすれば有余である」という。

⑥長、短——楊玄操は、「本来の脈位を越えているものを長といい、本来の脈位に及ばないものを短という」という。

⑦滑——往き来がなめらかなことを「滑」という。渋脈と相い反する。

⑧経の在るところ——十二経脈の所在部位である。

【現代語訳】

脈診に陰陽を識別する方法があるが、どのように識別するのか。

答え。〔息を〕吐き出すのは心と肺とに関係があり、吸い込むのは肝と腎とに関係がある。吐くと吸うとの間は、脾《ひ》が穀気を受けることと関係があるので、〔脾の〕脈象はその中間にある。浮は陽脈に属し、沈は陰脈に属すので、脈は陰陽に分けられるというのである。

心と肺とはともに浮脈であるが、どのように区別するのか。

答え。浮でありかつ大脈、散脈を兼ねるのが心脈である。浮でありかつ短脈、渋脈を兼ねるのが肺脈である。

腎と肝とはともに沈脈であるが、どのように区別するのか。

答え。沈かつ牢であって長であるのが肝脈。沈かつ濡であって実であるのが腎脈である。脾は中焦を主るので、その脈象は浮沈の中間にある。以上が脈の陰陽を識別する診法である。

脈象に一陰一陽、一陰二陽、一陰三陽がある。また一陽一陰、一陽二陰、一陽三陰もある。とすれば、寸口では六種の脈象が一斉に搏動しているのか。

答え。決して六脈がみな搏動しているのではない。これは脈象の浮、沈、長、短、滑、渋の区別をいうのである。浮、滑、長は陽脈である。沈、短、渋は陰脈である。いわゆる一陰一陽は、沈に滑を兼ねるものを指す。一陰二陽は、沈・滑であって長であるものを指す。一陰三陽は、浮・滑であって長、そしてときに沈の脈象が現れるものを指す。一陽一陰は、浮かつ渋を、一陽二陰は長であって沈・渋を、一陽三陰は、沈・渋にして短、ときに浮である脈象を指す〔表に示すと次頁のようになる〕。各経脈の搏動する部位によって、疾病の悪化と好転とを確定する。

一陰一陽	沈、滑
一陰二陽	沈、滑、長
一陰三陽	浮、滑、長　ときに沈

一陽一陰　浮、渋
一陽二陰　長、沈、渋
一陽三陰　沈、渋、短　ときに浮

【解説】

脈診において陰陽を識別する方法については、古来から二つの意見が対立している。

一つは、寸・関・尺によって区別するものである。すなわち、寸は陽であり、心肺が主る。尺は陰であり、腎肝が主る。関は中間にあって、脾胃が主る。滕万卿が、「心肺の脈はともに浮であり、通常は寸に現れる。腎肝の脈は沈であり、通常は尺に現れる。脾の脈は両方の関に現れ、どちらにもかたよらないので、その脈は中にありという」というのがそれである。

もう一つは、浮、中、沈によって区別するものである。すなわち、浮は陽であり、心肺が主る。沈は陰であり、腎肝が主る。浮でなく沈でないものを中といい、脾が主る。丁錦が「この章は脈の陰陽をいう。尺寸にあるというが、しかし、陰陽の気は浮沈にもある。例えば、心肺は上にあり、陽であって、吐くことは必ずこれによる。腎肝は下にあり、陰であって、吸うことは必ずこれに帰結する。脾は穀味を受けて中間にあり、呼吸は必ずこれに因《よ》る。したがって脈診の法としては、浮は心肺の陽に応じ、沈は腎肝の陰に応じて、中は脾胃に呼応する」というのがそれである。

原文の精神に従えば、本難でいう陰陽は、浮沈を主としている。浮は心肺を主り、沈は腎肝を主ることを確定したあとで、さらに分析を深めるのである。心は陽中の陽であるから、その脈は浮であり散・大である。肺は陽中の陰であるから、その脈は浮であり短・渋である。肝は陰中の陽であるから、その脈は沈・実の中にも長をかねる。腎は陰中の陰であるから、その脈は按せば濡、指を上げれば実であり、外柔内剛である。脾は、心肺の下、肝腎の上にあるので、中州という。葉霖は、「脾は土に属し中央にあり、四季に旺盛であり、四臓を養うことを主り、その脈は沈でなく浮でなく従容として和緩《なごやか》であり、ゆえにその脈は中にありという」という。これは浮沈による陰陽の区分である。これをさらに細かく分けると、三陰三陽の脈があって、浮、滑、長の三つが陽に属し、沈、渋、短の三つが陰に属す。浮・沈・中によって六脈を診察し、もしも浮部に三陰脈が現れた場合は、陰が上にきて陽に乗じているのであり、沈部に三陽脈が現れた場合は、陽が下にきて陰に乗じているのである。

一陰一陽、一陰二陽などについていうと、これらは皆、錯綜した脈象が同時に現れるものであり、陰陽の片方が盛んになりすぎたりあるいは衰えすぎたり（陰が陽に乗じる、あるいは陽が陰に乗じる）の現れである。正に滑伯仁がいうように「脈が至るところは、病があるところである。脈と病および経絡臓腑を組み合わせ、どれが適当でありどれは不適当であるか、四時は相応しているか、これらによって病の逆順の趨勢を判断する」のである。以上のことから、我々は、三陰三陽の脈が尺寸における浮沈それぞれの部に現れた場合、その本来の部位に該当しないならば、陰陽相乗〔の脈象〕であると理解できる。そして臨床上、十二経が反応する区域と結びつけることができれば、疾病の逆順を理解できるのである。

【本難の要点】

一、脈象の陰陽を識別するには、二つの面に注意すべきである。

⑴尺寸の部位。⑵脈象における浮・沈。

二、浮、沈、長、短、滑、渋の六種の脈象により、それぞれの陰陽の属性を区別する。浮、滑、長は陽脈に属し、沈、短、渋は陰脈に属す。ただし、そのなかにも相互に併存する場合、例えば原文で「一陰一陽」「一陽一陰」などという、陽中に陰あり、陰中に陽ありといった脈象もある。

第五難

◎脈診の際の指法の軽重を論ずる。

【原文】

五難曰、脈有軽重、何謂也。

然。初持脈、如三菽之重、与皮毛相得者、肺部也。如六菽之重、与血脈相得者、心部也。如九菽之重、与肌肉相得者、脾部也。如十二菽之重、与筋平者、肝部也。按之至骨、挙指来疾者、腎部也。故曰軽重也。

【書き下し】

五難に曰く、脈に軽重あり、とは何の謂ぞや。

然り。初めて脈を持するに①、三菽《しゅく》②の重さの如くして皮毛に相得る者は、肺の部なり。六菽の重さの如くして血脈に相得る者は、心の部なり。九菽の重さの如くして肌肉に相得る者は、脾の部なり。十二菽の重さの如くして筋に平らかなる者は、肝の部なり。これを按じて骨に至り、指を挙げて来たること疾きもの③は、腎の部なり。故に軽重というなり。

【語釈】

① 脈を持する——按脈、切脈の意味である。

② 菽——大豆のこと。ここでは大豆の多少によって、脈を診る際の指力の軽重を説明している。

③ 指を挙げて来たること疾きもの——「指を挙げて」とは、指の力をゆるめて軽くおさえること。「来たること疾きもの」とは力があって急迫した脈象を指す。

【現代語訳】

脈診の指法に軽重があるというが、どのように区別するのか。

答え。最初に脈に触れるときは三粒の豆ぐらいの重さにして、軽く皮毛のところで脈を取る。こうして得られた脈象は、肺部の脈である。六粒の豆ぐらいの重さで、血脈の間で得られた脈象は、心部の脈である。九粒の豆ぐらいの重さで、肌肉の間で得られた脈象は、脾部の脈である。十二粒の豆ぐらいの重さで、筋の間で得られた脈象は、肝部の脈である。骨に達するほど強く押してから、指の力をゆるめて得られる力強く急迫した脈は、腎部の脈である。したがって指をおろして脈を診るのに軽重の区別がある、というのである。

【解説】

最初に脈に触れるときは、まず手を軽く浮かせて脈を取り、その後で手を重く沈めて脈を取る。これが脈を取る基本手法である。手指を軽く浮かせたり重く沈めたりして、五臓の脈象を察知する。例えば肺は最も高い位置にあり、また皮毛を主っているので、三菽の軽さでこの脈を取る。心は肺の下にあるので、やや重くし、六菽の重さでこの脈を取る。脾は心の下にあって肌肉を主るので、さらに重くし、九菽の重さでこれを取る。肝は脾の下にあって筋を主るので脾よりさらにやや重くし、十二菽の重さでこれを取る。腎は肝の下にあって骨を主るので、手指を骨に達するほど強く押してから、少し指を浮かしたときに、突然指下に急迫する脈が、腎部の脈象である。切脈の際のこうした軽重の手法は、現在でも臨床において、依然用いられており、一般には浮・中・沈の三部で、それぞれ脈を候う方法がとられている。

【本難の要点】

一、軽くおさえたり、重くおさえたりして脈を取ることで、心・肺・脾・肝・腎の五臓の反映状況を候うことを説明している。

二、菽の数で脈を診るときの指のおき方の強さを説明している。

第六難

◎脈に陰陽虚実があることを論ずる。

【原文】

六難曰、脈有陰盛陽虚、陽盛陰虚、何謂也。

然。浮之損小、沈之実大、故曰陰盛陽虚。沈之損小、浮之実大、故曰陽盛陰虚。是陰陽虚実之意也。

【書き下し】

六難に曰く、脈に陰盛陽虚、陽盛陰虚あり、とは何の謂ぞや。

然り。これを浮[1]して損[2]・小、これを沈[1]して実・大。故に陰盛陽虚という。これを沈して損・小、これを浮して実・大。故に陽盛陰虚という。これ陰陽虚実の意なり。

【語釈】

① 浮・沈――切脈のときの指力の軽重を指す。軽くおさえるのが「浮」であり、重くおさえるのが「沈」である。

② 損――不足のこと。ここでは細・軟の脈象を指している。

【現代語訳】

脈象には、陰が偏盛して陽が偏虚している場合や、陽が偏盛して陰が偏虚している場合があるが、その形態はどのようなものであるか。

答え。診脈のときに指を浮かせて脈を取ると、脈象は細で小であり、重くおさえると、実で大であるので、陰盛陽虚というのである。重くおさえ沈めて脈を取ると、脈象は細で小であり、軽くおさえるとかえって実で大であるので、陽盛陰虚というのである。これが脈診上の陰陽虚実の意味である。

【解説】

『素問』陰陽応象大論には、「上手に診る者は、顔色を観察し脈を按じる際、まず陰陽を弁別する」とあり、脈診において陰陽を区別することが、第一に重要であることが理解できよう。本難でいう「脈に陰盛陽虚、陽盛陰虚あり」とは、脈象における陰陽失調の現象を指している。「これを浮して損・小、これを沈して実・大」とは、同一の患者の脈象に対して、二種類の手法を用いて、異なった形態の脈象を導き出すことである。指を浮かせて取る方法で得られた脈象が、細かつ小であり、指を重くおさえて取る方法では、逆に大きく力強い脈象が得られた場合〔についていうと〕、沈めて取る脈象は、裏を主り陰に属しているので、その脈象が「実・大」とは陰盛の徴候であり、浮かせて取る脈象は、表を主り陽に属しているので、その脈象が「損・小」とは、陽虚の徴候を示すものとなる。

次の段の「これを沈して損・小、これを浮かして実・大、ゆえに陽盛陰虚という」は、前段とは相い反する状況を述べたものであり、同様の方法で理解することができる。

【本難の要点】

一、陰盛陽虚、陽盛陰虚とは、複雑な疾病には複雑な脈象が伴うことを示したものである。

二、複雑な脈象を診るときには、浮・沈の両手法を同時に併用しなければならないことを述べている。

第七難

◎旺脈について論ずる。

【原文】

七難曰、経言、少陽之至、乍大乍小、乍短乍長。陽明之至、浮大而短。太陽之至、洪大而長。太陰之至、緊大而長。少陰之至、緊細而微。厥陰之至、沈短而敦。此六者、是平脈耶、将病脈耶。

然。皆王脈也。

其気以何月、各王幾日。

然。冬至之後、得甲子少陽王、復得甲子陽明王、復得甲子太陽王、復得甲子太陰王、復得甲子少陰王、復得甲子厥陰王。王各六十日、六六三百六十日、以成一歳。此三陽三陰之王時日大要也。

【書き下し】

七難に曰く、経①に言う、少陽の至るや、乍《にわ》②かに大、乍かに小、乍かに短、乍かに長。陽明の至るや、浮・大にして短。太陽の至るや、洪③・大にして長。太陰の至るや、緊・大にして長。少陰の至るや、緊・細にして微④。厥陰の至るや、沈・短にして敦《とん》⑤と。この六者は、これ平脈⑥なりや、将《は》た病脈なりや。

然り。皆王脈⑦なり。

その気、何れの月を以って各《おのお》の王たること幾日ぞ。

然り。冬至の後、甲子⑧を得て、少陽王たり。復た甲子を得て、陽明王たり。復た甲子を得て、太陽王たり。復た甲子を得て、太陰王たり。復た甲子を得て、少陰王たり。復た甲子を得て、厥陰王たり。王たること各の六十日、六六三百六十日、以って一歳を成す。これ三陽三陰の王たる時日⑨の大要なり。


【語釈】

① 経——古代の医学経典のことで、すなわち本難と関連した医学理論書を指している。
② 乍——「あるいは」とか「にわかに」といった意味。「乍かに大、乍かに小」とは、突然大きくなったり小さくなったりする、脈搏の波動形状のこと。
③ 洪——浮で力があり、大きくて盛んな脈象。
④ 微——軟らかくて、あるようなないような脈であり、按ずると絶えてしまいそうな脈象。
⑤ 敦——落ち着いて重々しいこと。
⑥ 平脈——「平」とは正常のこと。「平脈」は、正常で病的でない脈象を指す。
⑦ 王脈——「王」は「旺《さか》ん」と解釈する。「王脈」とは、時節に旺んとなる脈象を指す。例えば少陽の脈は少陽が旺んなときに現れる。陽明・太陽・三陰も同様。

⑧　甲子――「甲」は十の天干の一、「子」は十二の地支の一。古代には干支紀日法（干支による日の計算法）があり、六十日で一周して甲子にまたもどるものであった。

⑨　「王時日」――旺んな時日のことで、三陰三陽が各の王たる六十日のこと。

【現代語訳】

医学経典に、「少陽の脈が至るときの形態は、急に大きくなったり、急に小さくなったり、急に短くなったり、急に長くなったりする。陽明の脈が至るときの形態は、浮・大で短い。太陽の脈が至るときの形態は、洪・大で長い。太陰の脈が至るときの形態は、緊・大で長い。少陰の脈が至るときの形態は、緊・細で微かである。厥陰の脈が至るときの形態は、沈・短で重厚である」と記されている。この六種類の脈は正常な人の脈象なのか、それとも病人の脈象なのか。

答え。これはいずれもその時節に旺んとなる旺脈である。

では各経の気は、どの月に何日間旺んとなるのか。

答え。冬至の後の最初の甲子の日から、次の甲子の日までの六十日間は、少陽が旺んになる期間であり、その次の甲子の日までの六十日間は陽明が、その次の甲子の日までの六十日間は太陽が、その次の甲子の日までの六十日間は太陰が、その次の甲子の日までの六十日間は少陰が、その次の甲子の日までの六十日間は厥陰が、それぞれ旺んになる期間である。旺んになる気は、それぞれ六十日ずつを主り、六経すべてで、六六三百六十日となって、ちょうど一年になる。以上が三陰三陽が旺んとなる時節の概況である。

【解説】

天に季節ごとの気候の違いがあるように、脈象にも大小陰陽の変化がある。したがってその時節に旺んとなるべき経の旺脈を得るのは、正常な現象である。古人はこのことに鑑み、天が六六の節によって一年となることにもとづいて、人の六経をそれと組み合わせ、四季の陰陽の消長にしたがって、各々六十日ごとに旺んとなるようにし、合わせて一年となるようにした。また冬至に一陽が生じ、それ以降三陽経がしだいに旺んになり、夏至に一陰が生じ、それ以降三陰経がしだいに時節を主るという法則によって、一年間の旺脈を説明したのである。

次の表は、一年におけるそれぞれの旺脈を説明したものである。冬至以降、昼がしだいに長くなり夜が短くなるので、陽がしだいに盛んになって陰はしだいに消えていくことが理解できよう。張世賢は、「少陽は半陽半陰なので、脈が突然長大となって、その陽を現し、突然短小となって、その陰を現す。陽明は陽中に陰が有るので、その脈が浮大なのは陽であり、短いのは陰に属しているのである。太陽になると陽の極なので、洪大で長い脈が現れる。洪大の脈も長い脈も、どちらも陽脈である」と述べている。夏至以降は、昼がしだいに短くなり夜が長くなるので、陰がしだいに盛んになって陽はしだいに衰えていく。これについて張世賢は、「太陰の脈は陰が少なく陽が多いので、脈は緊・大で長い。緊脈は陰であり、大脈、長脈は陽である。少陰はすべて陰なので、脈は緊・細で微かである。厥陰は陰の極なので、その脈は沈・短で重厚である」という。

一年の内で六経の脈象が盛んになる時日の表

六経	時候	日数	気候	脈象
少陽	冬至の後の最初の甲子	60日	陰気がまだ消えず、陽気が初めて生じる	急に大きくなったり、小さくなったり、短くなったり長くなったり
陽明	冬至の後の二回目の甲子	60日	陰気がしだいに消え、陽気が次第に盛んになる	浮・大で短い
太陽	冬至の後の三回目の甲子	60日	陰気が尽きて、陽気が全盛になる	洪・大で長い
太陰	冬至の後の四回目の甲子	60日	暑湿が権勢を誇り、秋気が始まる	緊・大で長い
少陰	冬至の後の五回目の甲子	60日	陽気が衰え陰気が盛んになる	緊・細で微か
厥陰	冬至の後の六回目の甲子	60日	陰気が全盛になる	沈・短で重厚

【本難の要点】

一、健康な人は脈象の面でも各季節の気候の変遷に合わせて、異なった反映の仕方をすることを説明している。
二、脈象の変化を指摘し、冬至の後の甲子の日から始まって、少陽の脈がまず旺んになり、その後六十日ごとに一経ずつ変化するのが、三陰三陽の脈が旺んになる一般法則であるとする。

第八難

◎寸口の脈が正常なのに、死んでしまう理由について論ずる。

【原文】

八難曰、寸口脈平而死者、何謂也。
然。諸十二経脈者、皆係於生気之原。所謂生気之原者、謂十二経之根本也。謂腎間動気也。此五蔵六府之本、十二経脈之根、呼吸之門、三焦之原、一名守邪之神。故気者、人之根本也。根絶則茎葉枯矣。寸口脈平而死者、生気独絶於内也。

【書き下し】

八難に曰く、寸口の脈　平にして死すとは、何の謂ぞや。
然り。諸々《もろもろ》の十二経脈は、皆生気の原①に係る②。いわゆる生気の原とは、十二経の根本を謂うなり。

腎間の動気③を謂うなり。これ五蔵六府の本、十二経脈の根、呼吸の門④、三焦の原にして、一に守邪の神⑤と名づく。故に気は、人の根本なり。根絶ゆれば、則ち茎葉枯る。寸口の脈平にして死すとは、生気の独り内に絶ゆるなり。

【語釈】

① 生気の原――「生気」とは「元気」のこと。「生気の原」とは、元気の本源を指す。
② 係る――「連属する」という意味。
③ 腎間の動気――呂広は、「そもそも気衝の脈は、両腎の間に起こって気を主るので、腎間の動気というのである」と述べている。『中国医学大辞典』は、「腎から発生する気である」という。
④ 呼吸の門――「門」は、キーポイントと解釈する。「呼吸の門」とは、呼吸の出入りのキーポイントのことである。
⑤ 守邪の神――「守」とは防御の意味。『中国医学大辞典』は、「つまり腎気のことである。腎気が盛んであれば、邪は侵犯してこないのでこの名称がつけられたのである」と記す。これは、人体に内蔵されている腎気は、外邪の侵犯を防御する作用を具備している、という意味である。

【現代語訳】

寸口の脈が平脈でありながら死亡するのは、どのような原因によるのか。

答え。全身の十二経脈は、いずれも生気の根源に連なり属している。いわゆる生気の根源とは、十二経の根本であり、両腎の間の動気のことである。これは五臓六腑と十二経脈の根本であり、呼気・吸気のキーポイントであり、三焦の源泉であり、また身体を保護し邪気を防御する力でもあるからである。したがって生気は人の根本であり、もし根が絶えてしまえば、茎や葉は枯れてしまうのである。寸口の脈が平らで和やかであっても死を示す場合があるというのは、生気がひとり内で絶えてしまうからである。

【解説】

一、寸口の脈が平脈であるのに死亡することをどう理解するか

「寸口」とは、寸・関・尺の三部のうちの寸部の脈を指している。「寸口の脈　平にして死す」の、「寸口の脈　平にして」の一句の意味から見ると、寸口の脈象がまだ正常を示していても、それだけでは無病の脈象と同じであるというわけではなく、正常の人の脈象と、それほど隔っていないといえるだけであり、一方尺部の脈についていえば、明確な差異があるわけである。したがって、「脈　平にして」とは、尺部と対比していったものであると理解できる。このことは尺部の脈の、予後診断の面における重要性を説明するものである。

二、寸口の脈が平脈であるのに死亡する理由

寸関尺の三部と内臓との組み合わせの関係から論ずると、両手の尺部の脈は、どちらも腎に属している。腎は人体の元気の根本であり、とりわけ重要な臓器である。しかし、このことは両手の寸部が重要ではないということでは決してなく、元気の生成という面から論じたものである。腎脈の病が甚だしいことが、どうして死の前兆なのか。腎は人間の先天の本であり、人体の生命力の起源である。それゆえ尺部の脈が微かであったり、あるいは無脈のときは、どちらも腎元の不足か、腎気がまさに絶えようとする徴候であり、元気の根が絶えてしまうので、死亡する危険性をもっている。第十四難でもこの原理を説明し、樹木の根と茎葉の間の関係の比喩を用いている。読む者は本難と比較して考えるべきである。

三、腎気の生理上の重要性

「諸々の十二経脈は皆生気の原に係る。……故に気は人の根本なり」という本難の一文から、腎気が生命活動の過程で起こす重要な作用を、十分に見てとることができる。腎気は十二経脈の循行を推進し、呼吸と三焦の体液調整をうながすだけでなく、邪気に抵抗して人体を保護する機能も果す。腎気は尺脈のエネルギーの源である。もし腎間の動気が内に絶えてしまうと、尺脈は根本がなくなり、したがって寸口の脈が平脈だとしても、それは根のない木と同様である。これは『素問』三部九候論

で述べている「中部の脈象だけが調和していても、その他の臓とつりあっていない場合は死証である」と、同様の意味である。

【本難の要点】

一、腎間の動気の生理上の重要な役割を説明し、それは元気の根本で、生命の係わる場所であるとしている。

二、本難で述べている脈の変象と、第一難の「独り寸口に取って死生を決する」とは、それぞれ指しているところが異なる。第一難で述べている「寸口は脈の大会たり」とは、穀気が盛んに充ちて、寸関尺の三部にあふれ出ていることを広く指していったのである。本難では、人の根本として、原気が盛んなときには生き、原気が絶えたときに死ぬことを説明し、単に尺部と寸部のみを対比させて述べたにすぎないのであり、第一難と混同してはならない。

第九難

◎脈象から臓と腑の疾病を区別することを論ずる。

【原文】

九難曰、何以別知蔵府之病耶。

然。数者、府也。遅者、蔵也。数則為熱、遅則為寒。諸陽為熱、諸陰為寒。故以別知蔵府之病也。

【書き下し】

九難に曰く、何を以って蔵府の病を別ち知るや。

然り。数《さく》は、府なり。遅は、蔵なり。数は則ち熱となし、遅は則ち寒となす。諸陽を熱となし、諸陰を寒となす。故に以って蔵府の病を別ち知るなり。

【現代語訳】

臓と腑との疾病をどのように区別するのか。

答え。数脈は病が腑にあり、遅脈は病が臓にあることを示している。数脈は熱を主り、遅脈は寒を主っている。各陽経の発病は、すべて熱証であり、各陰経の発病はすべて寒証である。したがって数脈か遅脈かによって、臓と腑との疾病を区分できるのである。

【解説】

脈象から、病が臓にあるのか腑にあるのかを弁別することは、また陰陽によって弁別するものでもある。呂広が、「腑は陽なので、その脈は数、臓は陰なので、その脈は遅である」というのは、陰脈・遅脈は五臓の病を主り、陽脈・数脈は六腑の病を主ることを、述べたものである。数脈は陽に属し、脈が一呼吸に六回以上うつもので、陽気の有余を示している。遅脈は陰に属し、脈が一呼吸に四回以下しかうたないもので、陰気の有余と関係している。一般的には、たしかにこの通りで、例えば陽明の腑病は熱証であって、脈象は多くの場合数脈であり、太陰の臓病は寒証に属し、その脈象は多く遅脈である。

「諸陽を熱となす」とは、諸陽経の病では陽脈の熱証が多く見られる、ということを述べたものである。例えば太陽脈が浮の場合は表熱証であり、陽明脈が大であれば裏熱証などである。「諸陰を寒となす」とは、諸陰経の病では陰脈の寒証が多く見られる、ということを述べたものである。例えば太陰脈が遅であれば脾寒証であり、少陰脈が微細であれば全身の寒証である。

本難は脈象の遅数で臓病か腑病かを分別しており、これは脈と病が相応するという一般法則であるともいえる。しかしわれわれはこのことを機械的に理解してはならない。一例をあげれば陽明腑の実証でも遅脈があり、厥陰の遺熱証でも数脈があるからである。徐霊胎が、「腑病にも遅脈があり、臓病にも数脈がある」と述べている通りである。また真寒仮熱などの場合に反映される脈象も、必ずしも上述のごとくではない。先の第六難とこの後の第十難では、こうした異常な状況を具体的に説明している。したがって理解する方法としては、事態の変化に対応し、言葉にとらわれることを避けて、実際とむすびつけ、実証的に事物の真相をみきわめる気持ちで臨機応変に対処しなければならない。

【本難の要点】

本難では遅脈か数脈かを診て、病が陰に属しているのか陽に属しているのか、臓にあるのか腑にあるのかを導き出す基本原理を説明している。

第十難

◎一臓の脈に十種の変化があることを論ずる。

【原文】

十難曰、一脈為十変者、何謂也。

然。五邪剛柔相逢之意也。仮令心脈急甚者、肝邪干心也。心脈微急者、胆邪干小腸也。心脈大甚者、心邪自干心也。心脈微大者、小腸邪自干小腸也。心脈緩甚者、脾邪干心也。心脈微緩者、胃邪干小腸也。心脈渋甚者、肺邪干心也。心脈微渋者、大腸邪干小腸也。心脈沈甚者、腎邪干心也。心脈微沈者、膀胱邪干小腸也。五蔵各有剛柔邪、故令一脈輒変為十也。

【書き下し】

十難に曰く、一脈を十変となすとは①、何の謂ぞや。

然り。五邪②剛柔③の相い逢う④の意なり。例えば心脈の急なること甚だしき者は、肝邪の心を干《おか》す⑤なり。心脈の微《や》や急なる者は、胆邪の小腸を干すなり。心脈の大なること甚だしき者は、心邪自ら心を干すなり。心脈の微や大なる者は、小腸邪自ら小腸を干すなり。心脈の緩なること甚だしき者は、脾邪の心を干すなり。心脈の微や緩なる者は、胃邪の小腸を干すなり。心脈の渋なること甚だしき者は、肺邪の心を干すなり。心脈の微や渋なる者は、大腸邪の小腸を干すなり。心脈の沈なること甚だしき者は、腎邪の心を干すなり。心脈の微や沈なる者は、膀胱邪の小腸を干すなり。五蔵に各《おのお》の剛柔の邪有り、故に一脈をして輒《すなわ》ち変じて十となさしむるなり。

【語釈】

① 一脈を十変となす——一臓の脈象に十種類の変化した状態があることを指す。葉霖は「一脈十変とは、一臓の脈の変化に十あることをいったものである」と述べている。

② 五邪――徐霊胎「五臓と五腑の邪である」。
③ 剛柔――徐霊胎「五臓が柔であり、五腑が剛である」。
④ 相い逢う――相互に影響し、伝変する意味である。
⑤ 干す――「侵犯する」という意味である。

【現代語訳】

ある一臓を反映する脈象には十種類の変化があるというが、その状況はどのようなものであるのか。

答え。五臓五腑の病邪は、相互に影響し伝変する。例えば心脈が甚だしく急の場合は、肝邪が心を侵犯したのである。心脈が微かに急の場合は、胆邪が小腸を侵犯したのである。心脈が甚だしく大の場合は、心邪が心自体を侵犯したのであり、心脈が微かに大の場合は、小腸邪が小腸自体を侵犯したのである。心脈が甚だしく緩の場合は、脾邪が心を侵犯したのであり、心脈が微かに緩の場合は、胃邪が小腸を侵犯したのである。心脈が甚だしく渋の場合は、肺邪が心を侵犯したのであり、心脈が微かに渋の場合は、大腸邪が小腸を侵犯したのである。心脈が甚だしく沈の場合は、腎邪が心を侵犯したのであり、心脈が微かに沈の場合は、膀胱邪が小腸を侵犯したのである。五臓はすべて臓腑の邪の影響を受けるので、一臓の脈象には十種類の変化した状態が生じるのである。

【解説】

脈診から臓腑の病変を分析する場合にも、複雑な関係が存在している。本難では臓腑の邪気を「五邪」と略称し、その間の複雑な関係を「剛柔相い逢う」と表現している。したがって五邪の剛柔相い逢うということは、実質的には病変過程における臓腑の病邪の、相互の伝変関係にほかならない。脈象の変化のうえからは、その一般法則は、臓邪が臓を侵犯したときはその脈が甚だしくなり、腑邪が腑を侵犯したときはその脈は微かである。しかし、この「微」「甚」の二字は幅広く解釈しなければならない。たしかに原文は脈についていっているが、本当のところは、腑病は臓病に比べて比較的軽く、臓病は腑病に比べて比較的重篤であるという意味である。その変化の過程の具体的状況はさらにかなり複雑であり、しばしば一つの脈に十種類の変化がある。そこで、心脈が甚だしく急なのは肝邪が心を侵犯したのに属し、微かに急なのは胆邪が小腸を侵犯したのに属しているわけで、このことからもし甚だしく急な状態から微かに急な状態に転じた場合、あるいは微かに急な状態から甚だしく急な状態に転じた場合は、それぞれ肝邪が小腸を侵犯した、および胆邪が心を侵犯した、ということができる。したがってこうしたことを「一脈を十変となす」と呼んでいるのである。

本難では心病を例にあげて五臓の五変、五腑の五変合わせて、十変を説明している。これはすなわち「剛柔相い逢う」ことでもある。脈と内臓相互の侵犯についての論は、五行の乗侮の法則にもとづくものであり、この論に立脚して異なる病変を分析している。したがって虞庶は「この十変の脈候について類推してみると、五行相勝の理が働いていることがわかるので、聖人はこれを五邪といったのである」と述べている。その他の諸臓腑の病変関係も、これと同様であり、このような変化が出現したら同じ思考方法で理解することができる。

【本難の要点】

一、どの臓も、病変過程での疾病の変化に伴って、脈象にそれを反映する多種多様の変化が現れる。

二、心臓疾患を例にあげて五臓にはそれぞれ剛柔の邪とそれらが侵犯しあう脈象があることを説明している。剛柔によって臓腑を分け、臓が腑を犯すのを柔とし、腑が臓を犯すのを剛として、剛柔によって脈象をも分けると、脈が甚だしい場合が柔となり、脈が微かな場合が剛となる。

第十一難

◎休止の脈と腎臓の病変との関係を論ずる。

【原文】

十一難曰、経言、脈不満五十動而一止、一蔵無気者、何蔵也。

然。人吸者随陰入、呼者因陽出。今吸不能至腎、至肝而還、故知一蔵無気者、腎気先尽也。

【書き下し】

十一難に曰く、経に言う、脈五十動に満たずして一止する①は一蔵に気無し②とは、何れの蔵なるや。然り。人の吸は陰に随いて入り、呼は陽に因りて出ず。今、吸 腎に至ること能わず、肝に至りて還る。故に一蔵に気無しとは、腎気先ず尽《っ》③くることを知るなり。

【語釈】

① 止す——脈搏の休止を指す。
② 気無し——内臓に生気がなくなったことを指す。
③ 尽く——衰え尽きること。

【現代語訳】

医学の経典に、「脈搏が五十搏動に満たないうちに一回止まるのは、一つの臓に気がないからである」と記されているが、それはどの臓か。

答え。人は、吸気のときには、気が陰に随って入り、呼気のときには、気が陽に因って出る。今、吸気が腎に至ることができず、肝まで達するだけで戻ってしまう。そこで一臓に気がないとは、腎気が先に衰え尽きてしまったことであることがわかる。

【解説】

健康な人の呼吸と脈搏の回数には、一定の割合があり、一般的には一回の呼吸で、四~五回脈をうつ。『素問』平人気象論の「人が一回息を吐く間に、脈は二回打ち、一回息を吸う間に、脈は二回打つ。一呼吸が終わるまでには五回脈が打つ。吸から呼へと移る間があるからである。（二）これが健康な人である」は、健康な人の呼吸と脈搏の回数の割合を述べたものである。本難は医学経典の「脈搏が五十搏動に満たないうちに一回止まる」という脈象を引用し、内臓のどの臓気が衰え尽きてしまったかを推測している。本難に記されているところにもとづけば、腎気が先に尽きたことによるものである。

『霊枢』根結篇で述べている「経脈の気は、一日一夜の間に、体内を五十回周行し五臓の精気を運行する。周行の回数があわずに、多すぎたり少なすぎたりするのは、これを狂生という。いわゆる五十周の運行によって、五臓は普ねく精気を受けるが、これは寸口の切脈の部位で、脈の搏動回数を計算することによって、知ることができる。五十回の搏動で一回も停止しない場合は、五臓のすべてが精気を受けていることを示し、四十回の搏動で一回停止するのは、一つの臓に気がなくなっていることを示し、三十回の搏動で一回停止するのは、二つの臓に気がなくなっていることを示している」と本難の内容とは、近似するところがある。要するに臓気が衰え尽きると直接脈搏に影響し、脈搏が搏動中に停止するのは、臓気が衰え尽きたことの反映である。したがって脈搏の搏動の過程で、中止の回数が多ければ多いほど、臓気の衰え尽きた領域も、拡大していることが証明される。

呼吸と内臓との関係では、第四難で「息を吐き出すのは心と肺とに関係があり、吸い込むのは肝と腎とに関係がある」と記している。心肺は上に居て陽に属し、肝腎は下に居て陰に属するので、いわゆる「吸は陰に随いて入り、呼は陽に因りて出づ」の陰陽とは、四つの臓が所在する部位の陰陽を指したものである。したがって五十回の搏動で一回停止するのは、呼吸の気が腎部まで深く達することができないことである。腎は最も内側で最も下に位置する。腎気が納められず、吸気が入らなくなってしまうので腎気が先に尽きたというのである。滑伯仁は、「五臓では腎が最も下にあって、吸気と隔たっている。もし五十回の搏動に満たないで一回止まる場合は、腎になにも伝わっていないことがわかる。気がまず先に尽き、その尽き方は衰えて尽きるような形である。衰えて尽きると、他の諸々の臓気に随って上ることができない」と述べている。四十回で一回止まり三十回で一回止まることが、肝気の内絶と、脾気の内絶に属しているということも、このことと同一の方法で理解することができる。要するに、ここでは内臓と呼吸・脈搏の関係を説明しているのである。

【訳注】

(一)「聞以太息」の解釈として張介賓のように「長い息」の意に取る説がある。なお呉昆のごとく「脈五動」を「太息」の方にのみかける説は、文章の流れからも受け入れ難い。

【本難の要点】

脈搏が五十回で一回止まるのは、臓気が衰え尽きてきたことの、脈象における反映であり、その原因は、腎気が衰え尽きて、諸々の臓気に随って上に行かないことによる。したがって、五十回の脈搏で一回止まるのである。

第十二難

◎虚を虚し、実を実する医療の誤りを論ずる。

【原文】

十二難曰、経言、五蔵脈已絶於内、用針者反実其外。五蔵脈已絶於外、用針者反実其内。内外之絶、何以別之。然。五蔵脈、已絶於内者、腎肝気、已絶於内也。而医反補其心肺。五蔵脈已絶於外者、其心肺脈已絶於外也。而医反補其腎肝。陽絶補陰、陰絶補陽、是謂実実虚虚、損不足益有余。如此死者、医殺之耳。

【書き下し】

十二難に曰く、経に言う、五蔵の脈　已《すで》に内に絶ゆ①るに、針を用いる者かえってその外を実す。五蔵の脈　已に外に絶ゆるに、針を用いる者かえってその内を実す、と。内外②の絶、何を以ってこれを別たん。

然り。五蔵の脈　已に内に絶ゆとは、腎肝の気、已に内に絶ゆるなり。しかるに医　かえってその心肺を補う。五蔵の脈　已に外に絶ゆとは、その心肺の脈　已に外に絶ゆるなり。しかるに医　かえってその腎肝を補う。陽　絶えて陰を補い、陰　絶えて陽を補う、これ実を実し虚を虚し[3]、不足を損し有余を益すと謂う。この如くして死する者は、医　これを殺すのみ。

【語釈】

① 絶ゆ――ここでは虚損不足を指している。
② 内外――肝腎は内を主り、心肺は外を主る。
③ 実を実し虚を虚す――実を補い虚を瀉す誤治を指している。

【現代語訳】

医学経典に「五臓の脈がすでに内で虚損しているときに、医師が針を用いて、かえってその外を補ってしまったり、五臓の脈が外で虚損しているときに、医師が針を用いて、かえってその内を補ってしまう」と記されているが、内外の虚損不足は、どのように区別したらよいのであろうか。

答え。「五蔵の脈　已に内に絶ゆ」とは、肝腎の脈が内に絶したことを指しているが、医師はかえって心肺を補ってしまう。「五蔵の脈　已に外に絶ゆ」とは、心肺の脈が外に絶したことを指しているが、医師はかえって肝腎を補ってしまう。陽の虚損にかえって陰を補い陰の虚損にかえって陽を補うのは、いわゆる補を以って実を治し、瀉を以って虚を治することで、不足のものをさらに損じ、有余のものをさらに盛んにしてしまう。このようにして死んでしまったら、これは医師が殺したも同然である。

【解説】

『霊枢』九針十二原の「針を用いる場合はすべて、まず脈を診て、脈気に現れた病状の軽重にもとづいて治療すべきである」とは、医師が病気を治す場合は、必ずまず診断を通して疾病の状況を明確にした後に、治法を決定すれば、病状に適応したものとなることを指摘したものである。本難では医経を引用して例をあげ、病の虚実を理解していないと、治療において補瀉の当を失する誤りを引き起こしてしまうことを述べている。

五臓の虚実は脈搏で察知できる。本難でいう五臓の脈の内外とは、外は心肺を指し、内は肝腎を指している。張景岳は、「脈口が浮・虚で、これを按ずるとなくなるのは、内が絶えて至らないことを示すものであり、陰気の虚である。脈口が沈・微で、軽く取るとなくなるのは、外が絶して至らないことを示すものであり、陽気の虚である」と述べている。これは脈象から五臓の気の虚を診断する方法である。疾病の虚実が診断されたら、虚には補い、実には瀉すというのが一般的治療原則である。もし、心肺が虚弱であれば、当然、心肺を補うべきであり、肝腎の不足では、肝腎を補うべきである。これに反し、病状にもとづかずに、内虚に外を補い、外虚に内を補うという治療は、当を得ず誤りである。したがって、「この如くして死する者は、医　これを殺すのみ」というのである。

心肺腎肝の四臓を陰陽に分け、内外に分けることについて、葉霖は、「越人が心肺腎肝を陰陽に分けたわけは、心肺は膈の上にあって、天の気と通じている。心は脈を主《つかさど》って営と係わり、肺は気を主って衛と係わる。営衛は皮膚血脈の中を浮行するので、外といい、腎肝は膈の下にあって、地の気と通じ、精血を蔵して、骨髄を充たすので、内というのである」と述べている。

本難の原文は『霊枢』九針十二原のなかの一節と同類のものである。『霊枢』では、「五臓の気がすでに内で絶しているのに、針を用いる者が、かえって外を実するのを重竭という。重竭であれば必ず死ぬ。その死に方は静かである。……五臓の気がすでに外で絶しているのに、針を用いる者が、かえってその内を実するのを逆厥という。逆厥であれば必ず死ぬ。その死に方はさわがしい」と述べている。本難では、診断のうえで外を内、内を外と誤り、虚を実、実を虚と誤って、実を補い虚を瀉す医療上の誤りを起こすと、極めて良くない結果が生ずることを強調している。

【本難の要点】

一、脈が内で虚しているときに、医師が反対にその外を補って実してしまい、脈が外で虚しているときに、医師が反対にその内を補って実してしまうのは、内外の虚実の状況にもとづかないためであり、治療において、「その虚するところを虚し」、「その実するところを実する」原則的誤りが生ずることを述べている。

二、指を軽くそえる手法で心肺の気を候い、重くおさえる手法で肝腎の気を候う。心肺は外を主り、肝腎は内を主るので、脈診から内虚、外虚の病的状況を知ることができる。

第十三難

◎色と脈、および尺部の皮膚の診断上における運用を論ずる。

【原文】

十三難曰、経言見其色而不得其脈、反得相勝之脈者即死、得相生之脈者、病即自已。色之与脈当参相応、為之奈何。

然。五蔵有五色、皆見於面、亦当与寸口尺内相応、仮令色青、其脈当弦而急。色赤、其脈浮大而散。色黄、其脈中緩而大。色白、其脈浮渋而短。色黒、其脈沈濡而滑。此所謂五色之与脈、当参相応也。脈数、尺之皮膚亦数。脈急、尺之皮膚亦急。脈緩、尺之皮膚亦緩。脈渋、尺之皮膚亦渋。脈滑、尺之皮膚亦滑。

五蔵各有声色臭味、当与寸口尺内相応。其不応者病也。仮令色青、其脈浮渋而短、若大而緩為相勝。浮大而散、若小而滑為相生也。経言知一為下工、知二為中工、知三為上工。上工者十全九、中工者十全七、下工者十全六、此之謂也。

【書き下し】

十三難に曰く、経に、その色を見るも、その脈を得ず、かえって相勝の脈を得るものは即ち死し、相生の脈を得るものは病即ち自ら已《や》①むと言う。色と脈とまさに参②じて相い応ずべしとは、これをなすこといかん。

然り。五蔵に五色あり、皆面に見《あら》われ、また寸口③・尺内④と相い応ずべし。たとえば色　青なれば、その脈まさに弦にして急なるべし。色　赤なれば、その脈　浮・大にして散なるべし。色　黄なれば、その脈　中・緩にして大なるべし。色　白なれば、その脈　浮・渋にして短なるべし。色　黒なれば、その脈　沈・濡にして滑なるべし。これいわゆる五色と脈とまさに参じて相い応ずべきをいうなり。脈　数《さく》なれば尺の皮膚⑤もまた数⑥なり。脈　急なれば、尺の皮膚もまた急なり。脈　緩なれば、尺の皮膚もまた緩なり。脈　渋なれば、尺の皮膚もまた渋なり。脈　滑なれば、尺の皮膚もまた滑なり。

五蔵に各の声・色・臭・味あり、まさに寸口・尺内と相い応ずべし。その応ぜざるものは病なり。例えば色　青にして、その脈　浮・渋にして短、もしくは大にして緩なれば相勝となす。浮・大にして散、もしくは小にして滑なれば相生となすなり。経に、一を知る⑦を下工となし、二を知るを中工となし、三を知るを上工となす、と言う。上工なる者は十に九を全《なお》⑧し、中工なる者は十に七を全し、下工なる者は十に六を全す、とは、これをこれ謂うなり。

【語釈】

①已む――止《や》むこと。病いが治癒することを指す。

②参ずる――参照する意味。

③寸口――脈診の部位、寸・関・尺の三部位を含めていっている。

④尺内――尺部の皮膚を指している。

⑤尺の皮膚――気口寸口の関部から、尺沢穴までの間の皮膚を指す。つまり前腕内側の皮膚のこと。

⑥数――心に属し、熱を主る。丁錦は「数はすなわち心を示すものである。したがって腕の内側の皮膚を熱するのである」といっている。

⑦一を知る――色・脈・尺部の皮膚の三種類の診察法のうち、その一種をマスターしていることを指す。

⑧全す――「癒」と同じで、病気が取り除かれること。

【現代語訳】

医学経典は「病人に現れた顔色を見て、それと相い照応する脈象を得られず、反対に相勝の脈象を得れば死んでしまうが、相生の脈象を得れば病気は治癒する」と述べている。色と脈とを照らし合わせたとき、相い応ずべきであるがどのようにすればよいのか。

答え。五臓には五色があり、みな顔面部にはっきりと現れ、また寸口の脈や尺部の皮膚と相い照応しなくてはならない。例えば青い色が現れれば、その脈は弦・急であるはずである。赤い色であれば、その脈は浮・大で散であるはずである。黄色ならば、その脈は中・緩で大であり、白色ならば、浮・渋で短のはずである。黒い色なら、その脈は沈・濡で滑のはずである。これがつまり、いわゆる五色と脈を照らし合わせたとき、相い照応するということである。脈が数であれば、尺部の皮膚は熱く、脈が急であれば、尺部の皮膚は緊張して堅い。脈が緩ならば、尺部の皮膚は緩やかで柔らかい。脈が渋であると、尺部の皮膚はざらつく。脈が滑ならば、尺部の皮膚も滑らかである。

五臓にはそれぞれ、その声・色・臭・味があり、寸口・尺内と照応しているはずであり、照応しなければ、それは病態である。例えば顔色が青いのに、浮・渋で短の脈象か、または大で緩の脈象を診察しえたとするとこれはともに相勝の脈象である。浮大で散の脈象か、もしくは小で滑の脈象を診察しえたとすると、これはともに相生の脈象である。医学経典に、「一種類だけしか診察法を知らないのは、下級の医者で、二種類の診察法を知っていれば中級の医者、三種類の診察法を知っているのが上級の医者である。上級の医者は十に九を治すことができ、中級の医者は十のうち七を、下級の医者は十のうち六しか治すことができない」と述べている(一)のは、こういうわけである。

【解説】

臨床上、疾病の診察には多種多様の方法がある。しかし帰納すると、望《ぼう》、聞《ぶん》、問《もん》、切《せつ》、の四つの方法以外にはなく、これを合わせて「四診」という。本文では、「望診（色を望《み》る）」と「切診」の二方面をあげ、切診をさらに脈診と尺部の皮膚の診察の二種類に分け、合わせて三種類の診察法を示している。この三者を相互に結合させることは、非常に重要であり、だからこそ「三を知るを上工となす、上工は十に九を全す」というのである。『霊枢』邪気臓腑病形篇では「色脈と尺は桴《ばち》と鼓《つづみ》が打てば響くように、相い応ずるものであり、いささかも相違するものではない」と述べている。

色・脈と尺部の皮膚の三種類の診察法は、いずれも結びつけて参照対比し、かつ五行理論によってその相生相剋の法則性から、病気の進退や予後の吉凶を説明することができる。一般的に、相生のものを「順」とし、相剋のものを「逆」とする。色・脈および尺部の皮膚が病気と相応するものは「順」であるが、反対のケースは「逆」である。「順」の場合は病気は軽く、治りやすく、予後も良好である。「逆」のものは病気が重く、治しにくく、予後も良くない。このほか本難では、全面的な状況を理解して診断の助けとなるよう、五臓の声、臭、味も結びつけて説明している。

【訳注】

（一）　多紀元簡の『難経疏証』が指摘するように『霊枢』邪気臓腑病形篇の、「色脈形肉、不得相失也。故知一則為工、知二則為神、知三則神且明矣」と「故善調尺者、不待於寸、善調脈者、不待於色。能参合而行之者、可以為上工、上工十全九矣。行二者、為中工、中工十全七。行一者、為下工、下工十全六」の二文はこの部分と関わるものである。

色・脈と尺内の照応表

		木	火	土	金	水
五行		木	火	土	金	水
五臓		肝	心	脾	肺	腎
色脈相応	色	青	赤	黄	白	黒
	脈	弦にして急	浮・大にして散	緩にして大	浮・渋にして短	沈・濡にして滑
脈尺相応	脈	急	数	緩	渋	滑
	尺	急	数	緩	渋	滑
五声		呼	言	歌	哭	呻
五臭		臊	焦	香	腥	腐
五味		酸	苦	甘	辛	鹹

注1　色と脈の照応——色は顔面部に現れ、脈は寸口に現れる。臓器のどれかに病気があれば、その臓器の色と脈が現れる。このことを「色と脈の照応」という。

2　脈と尺の照応——脈とは寸口を指し、尺とは尺部の皮膚を指す。脈と尺部の皮膚は照らし合わせたとき相い応ずべきであり、これを「脈と尺の照応」という。

3　声・臭・味——第三十四難にもとづいて表に加えた。

【本難の要点】

一、診断のときには、必ず色・脈、尺部の皮膚を照合し「その常態を知って、変化を推測」して、そこから疾病の軽重や予後の良否を分析しなければならない。

二、五臓の色・脈と尺部の皮膚を照合するにあたっては、さらに五行の相生相剋理論と結びつけて、予後を分析する助けにすることができることを指摘している。

三、診断にあたっては、五臓が主る声・臭・味とも結びつけて、全面的に病状を理解しなければ、最終的に正確な診断を下すことはできない。

第十四難

◎損脈・至脈の病証と治療法について論ずる。

【原文】

十四難曰、脈有損至、何謂也。

然。至之脈、一呼再至曰平、三至曰離経、四至曰奪精、五至曰死、六至曰命絶、此至之脈也。何謂損。一呼一至曰離経、再呼一至曰奪精、三呼一至曰死、四呼一至曰命絶。此損之脈也。至脈従下上、損脈従上下也。

【書き下し】

十四難に曰く、脈に損・至①ありとは何の謂ぞや。

然り。至の脈の一呼に再たび至るを平といい、三たび至るを離経②といい、四たび至るを奪精③といい、五たび至るを死④といい、六たび至るを命絶⑤という。これ至の脈なり。何をか損という。一呼に一至するを離経といい、再呼に一たび至るを奪精といい、三呼に一たび至るを死といい、四呼に一たび至るを命絶という。これ損の脈なり。至脈は下より上り、損脈は上より下るなり。

【語釈】

① 損・至――「損」には「退《しりぞ》く」意味があり、「至」には「進む」意味がある。それゆえ「損・至」の二字は実は脈搏の遅・数《さく》の代名詞である。そこで陳瑞孫は、「至とは進むことで、陽がひとり盛んで至る数が多いことである。損とは減ることで、陰がひとり盛んで至る数が少ないことである」といっている。

② 離経――葉霖によると、「離経とは、脈が一呼吸の間に六回至ることで、すでにその正常の度を離れたことである」。

③ 奪精――葉霖は、「一呼に四回に至り、一吸に四回至る、すなわちひと呼吸に八回至るようになれば、陽気は乱れ、ゆえに脈は数となる。数であれば気は熱に消耗され、消耗されれば精は竭《つ》きる。ゆえに奪精というのである」といっている。滑伯仁は、「精を奪われるとは、精気が奪われることである」

と述べている。

④　死――予後不良を指す。

⑤　命絶――間違いなく死ぬことを指す。

【現代語訳】

脈搏の「損」と「至」はどのように区別するのか。

答え。至脈について語る前に、まず理解しておかなければならないことがある。つまり、一呼吸の一呼気の間に、二回脈が至るのを平脈といい、一呼気に三回至れば離経といい、一呼気に四回至るを奪精といい、一呼気に五回至るを死脈といい、一呼気に六回至るを命絶と名づける。これが至脈という現象である。

損脈とは何か。

答え。一呼気に一回至るのを離経といい、二呼気に一回至るのを奪精、三呼気に一回至るのを死脈、四呼気に一回至るのを命絶と名づける。これを損脈という。至脈では病が下から上へ伝変し、損脈では上から下に伝変してゆく。

【解説】

古代の医家が脈を診《み》る方法は、医家の呼吸数で患者の脈搏数を測定するやりかたであった。例えば

『素問』平人気象論には、「病気でない医家は、自分の呼吸を調えて、病人の脈搏数を計る方法とすることができる」と述べられている。正常な脈の規準についても「脈が一呼に二度至り、一吸に二度至って、大きくも小さくもないものを平という」と本難中にはっきりと記されている。疾病の変化は様々であるが、総括すれば、「過剰」と「不足」の二種類を出ない。「過剰」でも病気になるし、「不足」でも病気になる。本段落で述べられている「脈搏に損と至がある」というのは、その脈象への反映であり「過剰」と「不足」の二種類に分けたものである。しかし、「過剰」と「不足」にも、軽重の区別がある。つまり「離経」「奪精」「死」「命絶」などと述べられている名詞は、すべて病気の程度を説明しているものであり、これにより予後の吉凶を予測するのである。

「至脈は下より上り」「損脈は上より下る」というのは、脈象の面から、疾病の伝変の様子を理解できることを述べたものである。至脈の病気は腎臓から始まり、上に伝わって肺に至る。損脈の病気は肺から始まり、下に伝わって腎臓に及ぶ。これは疾病の発症部位およびその伝変の過程について論述する一つの方法である。

【原文】

損脈之為病奈何。

然。一損損於皮毛、皮聚而毛落。二損損於血脈、血脈虚少、不能栄於五蔵六府。三損損於肌肉、肌肉消痩、飲食不能為肌膚。四損損於筋、筋緩不能自収持。五損損於骨、骨痿不能起於床。反此者、至於收病也。従上下者、骨痿不能起於床者死。従下上者、皮聚而毛落者死。

【書き下し】

損脈の病為るやいかん。

然り。一損に皮毛を損じ、皮　聚《あつ》まりて毛　落つ。二損に血脈を損じ、血脈虚少にして五蔵六府を栄することあたわず。三損に肌肉を損じ、肌肉　消痩して飲食　肌膚となるあたわず。四損に筋を損じ、筋　緩《ゆる》みて自から収持するあたわず。五損に骨を損じ、骨　痿《な》えて床に起《た》つあたわず。これに反するものは収病に至るなり。①上より下《くだ》るものにして、骨痿え床に起つあたわざる者は死す。下より上るものにして、皮　聚《あつ》まりて毛　落つる者は死す。

【語釈】

① 収病に至るなり――滑伯仁は、「至脈の病と改めるべきである」としている。

【現代語訳】

損脈の病気とは、どのようなものか。

答え。一損で皮毛を損なう。そこで皮膚は干《ひ》からび縮んで皺《しわ》となり、毛髪が脱落する。二損で血脈を損なう。そこで血脈は虚少となり、五臓六腑に栄養をゆきわたらすことができなくなる。三損で肌肉を損なう。肌肉は痩せ衰え〔飲食しても皮膚を形成しえない〕(一)、四損で筋を損なう。そこで筋は弛緩し、収縮させたり物を持ち上げることができなくなる。五損で骨を損なう。骨が痿《な》え力がなくなり、床《とこ》から起き上がれなくなる。これらと反対のものは、至脈の病変である。上から下に伝わるもので、骨が痿え、床から起き上がれぬものは死ぬ。下から上に伝わるもので、皮が聚《あつ》まり毛の落ちるものは死ぬ。

【解説】

原文で述べている損脈の病気とは、一損で皮毛を損じ、二損で血脈を損じ、三損で肌肉を損じ、四損で筋を損じ、五損で骨を損ずるという状況である。これは損病が外から内、浅いところから深いところへ伝変する様子を説明したものであるが、しかし実際を考え合わすと、やはりこのように機械的には理解できない。つまるところ本節では、損病の形成は肺からまず病み、その後しだいに腎臓に及ぶが、他方腎臓がまず病み、その後しだいに肺へと移るものがあり、これが至脈の病変であると述べているのである。

「上から下に伝わるもので、骨が痿え、床から起き上がれぬものは死ぬ。下から上に伝わるもので、皮が聚まり毛の落ちるものは死ぬ」というのは、損脈、至脈の病気においては、臓器の上で一般的にこのような二種類の伝変過程がよく見られるのであるが、その伝変過程の最後になると、予後はどちらも良くない、ということを説明したものである。

【原文】

治損之法奈何。

然。損其肺者、益其気。損其心者、調其営衛。損其脾者、調其飲食、適其寒温。損其肝者、緩其中。損其腎者、益其精、此治損之法也。

【書き下し】

損を治するの法はいかん。

然り。その肺を損するものは、その気を益す。その心を損する者は、その営衛を調《ととの》う。その脾を損する者は、その飲食を調え、その寒温を適ならしむ。その肝を損する者は、その中を緩《ゆる》くす①。その腎を損する者は、その精を益す。これ損を治するの法なり。

【語釈】

① その中を緩くす——一般に、甘薬でこれを緩めることを指す。

【現代語訳】

損を治す方法は、どのようなものか。

答え。肺の虚損には、その気を補益すべきである。心の虚損には、その営衛を調節すべきである。

脾の虚損には、その飲食を調えて、かつ適度の温度のものにすべきである。肝の虚損には、肝を和《やわ》らげ、中を緩めなくてはならない。腎の虚損には、精気を補益しなくてはならない。これが虚損の病を治療する法則である。

【解説】

一、肺損の治療法

肺は気を主る。肺気が病み、長引いて治療を誤ると、肺気は虚損となる。その治療法は「肺の虚損には、その気を補益すべきである」という原則にもとづくのが適当である。

二、心損の治療法

心は血を主る。憂愁、思慮は心を傷つけ、心が傷つけば血が不足する。これを治すには、その営衛を調えるのがよい。「営衛」とは、ここでは気血のことを意味している。気と血の関係はというと、気が血の先導となり、血は気に寄り添い、気血が相い輔《たす》けて運行する。そこで気血を調和させるには、必ず気と血の双方に着目し、配慮しなくてはならず、気または血の一方だけに注意するだけではいけない。同時に、気持ちのうえで、憂慮や思慮を取り除くことも大変に重要である。

三、脾損の治療法

脾は水穀の運化を主る。脾が傷つく原因には、飲食や疲労などがある。治療のうえでも、飲食を調え、適切な温度のものを摂取するよう提案している。これは飲食における二方面について、注意するよう求めるものである。すなわち「その飲食を調う」とは、五味の調和および食物の摂取量に一定の制限をもたせることを指している。「その寒温を適ならしむ」とは適温の飲食物を摂るようにということである。飢餓や飽食、あるいは熱さ冷たさのバランスを失った飲食物の摂取は、ともに脾気の健やかな動きを損なう。

四、肝損の治療法

肝は血を蔵することを主り、また肝は急をいとい緩を喜ぶ。そこで肝病のときは、「肝の虚損には、肝を和らげ、中を緩める」という原則で治療するのがよい。『素問』蔵気法時論には、「肝は急をいとう。急となったときには、甘味の薬によって緩めるべきである」と記している。「その中を緩くす」とは柔肝の意味を含む。実際に肝病の治療では、肝を和らげるにしろ、甘薬でこれを緩めるにしろ、ともに「その中を緩くす」という原則に合致している。

五、腎損の治療法

腎は精を蔵することを主る。例えば陰精が虚損するような「腎の不足」の疾患の場合は、必ずその精を補わなくてはならない。精を補う方法であるが、これも栄養を増すことを主とする。そこで『素問』陰陽応象大論には、「精の足らない場合は、これを補うのに厚味のものをもってする」といっている。

【原文】

脈有一呼再至、一吸再至、有一呼三至、一吸三至、有一呼四至、一吸四至、有一呼五至、一吸五至、有一呼六至、一吸六至、有一呼一至、一吸一至、有再呼一至、再吸一至、有呼吸再至。脈来如此、何以別知其病也。

然。脈来一呼再至、一吸再至、不大不小曰平、一呼三至、一吸三至、為適得病、前大後小、即頭痛目眩、前小後大、即胸満短気。一呼四至、一吸四至、病欲甚、脈洪大者、苦煩満、沈細者、腹中痛、滑者傷熱、渋者中霧露。一呼五至、一吸五至、其人当困、沈細夜加、浮大昼加、不大不小、雖困可治、其有大小者為難治。一呼六至、一吸六至、為死脈也、沈細夜死、浮大昼死。一呼一至、一吸一至、名曰損、人雖能行、猶当着床、所以然者、血気皆不足故也。再呼一至、再吸一至、呼吸再至、名為無魂、無魂者当死也、人雖能行、名曰行屍。

【書き下し】

脈に一呼に再び至り、一吸に再び至るあり。一呼に三たび至り、一吸に三たび至るあり。一呼に四たび至り、一吸に四たび至るあり。一呼に五たび至り、一吸に五たび至るあり。一呼に六たび至り、一吸に六たび至るあり。一呼に一たび至り、一吸に一たび至るあり。再呼に一たび至り、再吸に一たび至るあり。呼吸に再び至るあり①。脈の来《き》たることかくの如くんば、何を以ってその病を別《わか》ち知るや。

然り。脈の来たること一呼に再び至り、一吸に再び至り、大ならず小ならざるを平と曰う。一呼に三たび至り、一吸に三たび至るは、適《まさ》に病を得たり②となす。前　大にして、後　小なれば③、即ち頭痛目眩たり。前　小にして後　大なれば、即ち胸満ち短気たり。一呼に四たび至り、一吸に四たび至るは、病　甚だしからんと欲す④。脈　洪・大なる者は、煩満に苦しみ、沈・細なる者は腹中痛む。滑なる者は熱に傷《やぶ》られ、渋なる者は霧露に中《あた》る。一呼に五たび至り、一吸に五たび至るは、その人まさに困す⑤べし。沈・細なれば夜に加わり、浮・大なれば昼に加わる。大ならず小ならざれば、困すといえども治すべし。その大小ある者は難治となす。一呼に六たび至り、一吸に六たび至るは死脈となすなり。沈・細なれば夜に死し、浮・大なれば昼に死す。一呼に一たび至り、一吸に一たび至るを名づけて損という。人　能く行くといえども、なお当に床に着くべし。然るゆえんの者は、血気　皆足らざるがゆえなり。再呼に一たび至り、再吸に一たび至ると、呼吸に再び至るとを名づけて無魂となす。無魂のもの、当に死すべきなり。人能く行くといえども、名づけて行屍⑥と曰う。

【語釈】

①呼吸に再び至るあり――滑伯仁は、「呼吸再至というのは、とりもなおさず一呼気に一回至り、一吸気に一回至ることをいう。〔であれば〕おそらく衍《えん》文であろう」と述べている。

②適に病を得たり――「病気になり始める」という意味。

③前 大にして後 小――脈象の寸脈が大きく尺脈の小さいことを指す。徐霊胎は、「前とは寸を指し、後とは尺を指す。前大後小ならば病気が陽にあり、したがって頭痛目眩となる。前小後大ならば病気は陰にあり、したがって胸満短気になる」と述べている。

④病 甚だしからんと欲す――病が激しくなること。

⑤困す――危険という意味。

⑥行屍――生理機能がすでに途絶え、歩いてはいるが、実際には死人と同類であるということ。

【現代語訳】

脈搏には、一呼気に二回脈が至るもの、一吸気に二回脈が至るものがあり、一呼気に三回脈が至るもの、一吸気に三回脈が至るものがあり、一呼気に四回脈が至るもの、一吸気に四回脈が至るものがあり、一呼気に五回脈が至るもの、一吸気に五回脈が至るものがあり、一呼気に六回脈が至るもの、一吸気に六回脈が至るものがあり、一呼気に一回脈が至るもの、一吸気に一回脈が至るものがあり、二呼気に一回脈が至るもの、二吸気に一回脈が至るものがある。脈搏の様子がこのようであるとき、どのようにしてその疾病を識別するのか。

答え。脈が一呼気に二回至るもの、一吸気に二回至るもので、大きくも小さくもないものを平脈とする。一呼気に三回至り、一吸気に三回至るものは病気の初期症状で、寸脈が大きく尺脈が小さいと、主に頭痛と目眩が現れる。寸脈が小さく尺脈が大きいと、主に胸満短気の症状が現れる。一呼気に四回至り、一吸気に四回至るものは病勢が進展しようとする現れである。脈が洪・大である場合は胸中煩満に苦しみ、沈・細であれば腹中の痛みが主症状である。滑ならば傷熱が主症状であり、渋ならば霧や露にあたったのである。脈が一呼気に五度至り、一吸気に五度至るならば、病人は当然危篤状態で、沈・細の脈が現れれば夜間に病状は重くなり、浮・大の脈が現れれば病状は昼間に重くなる。大きくも小さくもなければ、病勢は危険であってもまだ治療の余地がある。しかし脈が大きくなったり小さくなったりする場合は治療が難しい。脈が一呼気に六度至り、一吸気に六度至るのは、死脈である。沈・細の脈は多く真夜中に死に、浮・大の脈は多く日中に死ぬ。脈が一呼気に一度至り、一吸気に一度至るのを名づけて損脈といい、患者は今は歩けても、じきに床に伏したまま起き上がることができなくなる。その原因は、気と血がともに不足しているためである。脈が二呼気に一度至り、二吸気に一度至るのを名づけて無魂という。無魂というわけは、このような人は必ず死亡するからで、歩くことはできるが「生ける屍」としか呼べないのである。

【解説】

本段落の経文は、病気の分析と診断の手がかりとなる一連の呼吸と脈搏との比例の状況を列挙している。これも臨床上、注意に値する問題であり、以下いくつかに分けて説明する。

一、「一呼に三たび至り、一吸に三たび至るは適に病を得たりとなす」——すなわち、一呼気一吸気に六回至ることとなり、正常の状態である一呼気一吸気に四回の度数を超えているので、これを名づけて数《さく》脈という。「適《まさ》に病を得たりとなす」とは病気の始まりということで、もっとはっきりいえば熱病の始まりというべきである。

「前　大にして後　小なれば、即ち頭痛目眩たり」——「前」とは寸部を指し、陽位に属し、身体の上部の疾患を反映する。「後」とは尺部を指す。「大」「小」とは、尺部と寸部の脈象を対比して述べたものである。頭部は諸陽の集まるところで、かつ神気が往来する出入り口でもある。そこでその病気は陽分にある。関部の前も、また陽位に属している。したがって陽の病いは脈の陽部に反映され、脈と症とは一致するのである。

「前　小にして後　大なるは即ち胸満ち短気たり」——この脈と症は前述の状況とまったく反対である。尺部の脈象（後　大）が主であり、尺部は陰に属し、胸満短気は陰病に属しているので、脈症とも符合することを説明している。

二、「一呼に四たび至り、一吸に四たび至るは病　甚だしからんと欲す」――一呼気一吸気に脈搏が八回ということで、熱がひどくなり、病勢が進展しているので、「病　甚だし」といっているのである。「脈　洪・大なる者は煩満に苦しむ」とは、脈象が洪・大で力強く、併せて浮の脈象も現れることで、『瀕湖脈学』では「浮・大である者は洪である」と述べている。「煩満」とは胸部の膨満苦悶感の症状である。一般に陽熱の証では、この脈象と症状が現れることが多い。

「沈・細なる者は腹中痛む」――重く按じて得られる脈が沈脈であり、裏証を示す。細脈は沈・小の脈で、血気が衰え少なくなったことを示している。これは裏虚の脈搏への反映である。虚寒証の腹痛は、臨床上少なからず見られ、沈・細の脈象のものが多い。

「滑なる者は熱に傷られ、渋なる者は霧露に中《あた》る」――「熱に傷らる」とは熱邪に傷つけられることで、『素問』平人気象論でいう「緩にして滑の脈を熱中という」にあたる。「霧露に中《あた》る」とは、湿邪に傷つけられることである。

三、「一呼に五たび至り、一吸に五たび至るは、その人まさに困すべし」――一呼気一吸気に脈搏が十回なら、その熱勢の甚だしさは推して知るべきで、熱がひどくなると陰を傷つけ、陰が虚になれば陽が盛んとなる。二者は互いに原因結果となりながら、悪循環を繰り返すため、「その人まさに困すべし」というのである。

「沈・細なれば夜に加わり、浮・大なれば昼に加わる」――脈が沈であるのは、多く裏病で、陰邪が原因の病に属す。夜は陰の時刻であるから、陰と陰が会うため、病状は夜間にますます重くなる。浮・大の脈は表熱の現れで、陽邪が原因の病気に属す。昼間は陽の時刻であるから、陽と陽が会うため、病状は日中にますますひどくなる。

「大ならず小ならざれば、困すといえども治すべし。その大小あるものは難治となす」——滑伯仁は、「小と大とは、すなわち沈・細と浮・大の脈のことである」と述べている。本難のこれまでの節では、一呼気一吸気で十回の数脈までは述べられているが、過度に浮・大あるいは沈・細の脈については、まだ触れていなかった。したがって病状が危険でも、治療は可能だったわけである。もし過度に浮・大もしくは沈・細の脈が現れたときは、夜間にひどくなろうと日中にひどくなろうと、ともに病状が重い証拠であり、それゆえ難治と称するのである。

四、「一呼に六たび至り、一吸に六たび至るは、死脈となすなり」——虞庶は、「正常の三倍であるのは、陽気の乱れが極まったことであり、ゆえに死ぬというのである」と述べている。一呼気一吸気に脈搏が十二回であれば、その熱の甚だしさと病情の重さは推して知るべきで、そのため「死ぬにちがいない」といっているのである。

「沈・細なれば夜に死し、浮・大なれば昼に死す」、これは三で述べた「沈・細なれば夜に加わり、浮・大なれば昼に加わる」というのと同じ理由である。

五、「一呼に一たび至り、一吸に一たび至るを……血気　皆足らざるがゆえなり」——脈搏が一呼気一吸気にたった二回であれば、その血気の虚弱の度合も当然甚だしい。しかし、以下に述べる「再呼に一たび至り、再吸に一たび至る」に比べれば、後者のほうがよりひどいため、後者について、「死ぬにちがいない」といっているのである。

【原文】

上部有脈、下部無脈、其人当吐、不吐者死。上部無脈、下部有脈、雖困無能為害。所以然者、譬如人之有尺、樹之有根、枝葉雖枯槁、根本将自生、脈有根本、人有元気、故知不死。

【書き下し】

上部に脈ありて、下部に脈なくんば、その人まさに吐くべし。吐かざるものは死す。上部に脈無く、下部に脈あらば、困すといえども能く害となすことなし。然るゆえんの者は、たとうれば人の尺あるは、樹の根あるが如し。枝葉　枯槁《ここう》すといえども、根本は将に自ら生ぜんとす。脈に根本あれば、人に元気あり、故に死せざることを知る。

【現代語訳】

寸部に脈があるが尺部に脈のない人は、きっと吐く。もし吐かなければ、生気が断絶するため、必ず死ぬことがわかる。寸部に脈がないが尺部に脈のあるものは、病状は危なくなっても、致命的なものとはなりえない。そのわけは〔たとえてみると〕(二)、人に尺脈があることは、ちょうど樹木に根があるようなものだからである。枝、葉は枯れても、根元《ねもと》はいつか自分で生長しうるのと同じで、脈に根があるということは、人に元気があるということを示しており、したがって死ぬことはないとわかるのである。

【解説】

「上部」とは寸部を指し、「下部」とは尺部を指す。「寸部に脈があり、尺部に脈がない」における脈がないとは、多く邪が実して気血の循環流通をふさぎ止めるためか、あるいは気血が極度に虚になって生じる現象である。「きっと吐く」とは実証の場合を指し、吐くことによって邪を上から出し、ふさいでいるものを通すようにすることで、下部の脈がこれにより自《おの》ずと現れる。ゆえにこの種の下部に脈のない状態は、決して脈がその根を離れたことを意味するものではない。それに対し吐かない場合は、決して邪がつまって起こるのではなく、元気が衰え枯渇したための現象であるため、死脈に属すのである。反対に、上部に脈がなく、下部に脈があれば、その脈には根本があり、その人には元気があることを示している。あたかも木に根があるように、元気はまだひどく傷ついていないので、上部に脈がない者は死亡することがないとわかるのである。

【訳注】

（一） この語、原書訳に脱落。今補う。

【本難の要点】

一、診断上における損・至の脈の区別について説明している。

二、損脈の病気は、上方から下方にくる。第一に肺を損ない、第二に心を損ない、第三に脾を損ない、第四に肝を損ない、第五に腎を損なうという具合である。それに対し、至脈の病気は下から上にくる。

三、五種類の虚損病に対する治療法則を示している。

四、脈診から、病状の軽重と疾病の経過の長短を知り、かつ予後についての吉凶・生死について決定することができることを説明している。

五、脈診中の尺部の脈搏の重要性を指摘している。

第十五難

◎四時（四季）の平脈・病脈・死脈を論ずる。

【原文】

十五難曰、経言、春脈弦、夏脈鈎、秋脈毛、冬脈石、是王脈耶、将病脈也。然。弦鈎毛石者、四時之脈也。春脈弦者、肝東方木也、万物始生、未有枝葉、故其脈之来、濡弱而長、故曰弦。夏脈鈎者、心南方火也、万物之所茂、垂枝布葉、皆下曲如鈎、故其脈之来疾去遅、故曰鈎。秋脈毛者、肺西方金也、万物之所終、草木華葉、皆秋而落。其枝独在、若毫毛也。故其脈之来、軽虚以浮、故曰毛。冬脈石者、腎北方水也、万物之所蔵也、盛冬之時、水凝如石、故其脈之来、沈濡而滑、故曰石。此四時之脈也。

【書き下し】

十五難に曰く、経に言う、春の脈　弦、夏の脈　鈎、秋の脈　毛、冬の脈　石と。これ王脈なりや、将《は》た病脈なりや。

然り。弦・鈎・毛・石なるは四時の脈なり。春の脈　弦とは、肝は東方　木なり、万物始めて生じ、未だ枝葉有らず。故にその脈の来たること、濡・弱にして長、故に弦と曰う。夏の脈　鈎とは、心は南方　火なり、万物の茂る所、枝を垂れ葉を布き、皆下り曲がりて鈎の如し。故にその脈の来たること疾く、去ること遅し、故に鈎と曰う。秋の脈　毛とは、肺は西方　金なり、万物の終わる所、草木の華葉、皆　秋にして落つ。その枝独り在ること、毫毛の若くなり。故にその脈の来たること、軽虚にして浮、故に毛と曰う。冬の脈　石とは、腎は北方　水なり、万物の蔵さるる所なり。盛冬の時、水　凝ること石の如し。故にその脈の来たること、沈・濡にして滑、故に石と曰う。これ四時の脈なり。

【現代語訳】

医学経典では、春は弦脈、夏は鈎脈、秋は毛脈、冬は石脈といっているが、これはその季節の脈なのか、それとも病脈なのか。

答え。弦・鈎・毛・石というのは、四季の脈象である。春の脈は弦脈である。肝は東方の木に属し、万物は生長しはじめるが、まだ枝葉がない。したがって脈気が来るときは濡・弱で長い。これを弦と呼ぶのである。夏の脈は鈎《かぎ》のように環状に曲がった鈎脈である。心は南方の火に属し、万物が茂り盛えるときなので、樹の垂れた枝には葉がおい茂り、すべて鈎のように垂れ下がっている。したがって脈はすばやく来てゆっくり去っていく。これを鈎脈と呼ぶのである。秋の脈は毛脈である。肺は西方の金に属し、万物の終わるところであって、草木の花や葉はすべて秋になると落ち、枝だけがあたかも毫毛のように残る。したがって脈気が来るときは、軽・虚で浮である。これを毛と呼ぶのである。冬の脈は石脈である。腎は北方の水に属し、万物は収め集められ、冬の盛りには水が石のように凝結する。したがって脈気は沈・濡で滑となる。これを石と呼ぶのである。弦・鈎・毛・石は四季にあった脈象である。

【解説】

古代の人々は、「天人相応」の全体的観念をもって、人体の内在機能を、四季の気候の変化と適応するものと考えていた。脈象におけるその表現が「平脈」である。本難ではまず春は温かく、夏は暑く、秋は涼しく、冬は寒いという気候変化のなかにあって、生体の脈象として、それに相応した弦・鈎・毛・石の四種類の形態が出現することを述べている。この四種類の脈象は、いずれも「平脈」〔季節ごとの正常な脈〕というべきものである。これはまた脈に胃気があり、外界の四季と相応した正象な脈象を示すということである。

「弦・鈎・毛・石」とは、四季の正常な脈象を形容したものであり、病脈の形態とは異なるものである。脈象に季節ごとの異なった変化がある理由は、主に人体が外界の気候の影響を受け、肌膚腠理、営衛気血、および脈管などに、それに応じた変化を引き起こすからである。そこでこうした変化によって脈象には異なった表現が起こるのである。したがってこうした正常な脈の状況を把握しておけば、正常な脈象をもとに脈象上の異変を候うことができ、病脈をより理解できるので、臨床における診断の確定に役立つのである。

【原文】

如有変奈何。

然。春脈弦、反者為病。

何謂反。

然。其気来実強、是謂太過、病在外、気来虚微、是謂不及、病在内。気来厭厭聶聶、如循楡葉曰平、益実而滑、如循長竿曰病、急而勁益強、如新張弓弦曰死。春脈微弦曰平、弦多胃気少曰病、但弦無胃気曰死、春以胃気為本。

夏脈鈎、反者為病。

何謂反。

然。其気来実強、是謂太過、病在外、気来虚微、是為不及、病在内。脈来累累如環、如循琅玕、曰平、来而益数、如鶏挙足者曰病、前曲後居、如操帯鈎曰死。夏脈微鈎曰平、鈎多胃気少曰病、但鈎無胃気曰死、夏以胃気為本。

秋脈毛、反者為病。

何謂反。

然。其気来実強、是謂太過、病在外、気来虚微、是謂不及、病在内。其脈来藹藹如車蓋、按之益大曰平、不上不下、如循鶏羽曰病、按之蕭索、如風吹毛曰死。秋脈微毛曰平、毛多胃気少曰病、但毛無胃気曰死、秋以胃気為本。

冬脈石、反者為病。

何謂反。

然。其気来実強、是謂太過、病在外、気来虚微、是謂不及、病在内。脈来上大下兌、濡滑如雀之喙曰平、啄啄連属、其中微曲曰病、来如解索、去如弾石曰死。冬脈微石曰平、石多胃気少曰病、但石無胃気曰死、冬以胃気為本。胃者、水穀之海、主稟、四時皆以胃気為本、是謂四時之変病、死生之要会也、脾者、中州也、其平和不可得見、衰乃見耳、来如雀之啄、如水之下漏、是脾衰見也。

【書き下し】

もし変あらばいかん。

然り。春の脈　弦、反するものは病となす。

何をか反と謂う。

然り。その気の来ること実にして強、これを太過と謂う。病　外に在り。気の来ること虚にして微、これを不及と謂う。病　内に在り。気の来たること厭厭聶聶《えんえんしょうしょう》①として楡葉を循《な》づるが如きを平と曰う。益々《ますます》実にして滑、長竿を循づるが如きを病と曰う。急にして勁益々強く、新たに張れる弓弦の如きを死と曰う。春の脈　微・弦を平と曰う。弦多く胃気少なきを病と曰う。但だ弦にして胃気無きを死と曰う。春は胃気を以って本となす。

夏の脈　鈎、反するものは病となす。

何をか反と謂う。

然り。その気の来ること実・強、これを太過と謂う。病　外に在り。気の来ること虚・微、これを不及となす。病　内に在り。脈来ること累累として環の如く、②琅玕③を循づるが如きを平と曰う。来りて益々《ますます》数、鶏の足を挙ぐるが④如き者を病と曰う。前　曲にして後　居⑤、帯鈎を操《と》るが⑥如きを死と曰う。夏の脈　微・鈎を平と曰う。鈎多く胃気少なきを病と曰う。但だ鈎にして胃気無きを死と曰う。夏は胃気を以って本となす。

秋の脈　毛、反するものは病となす。

何をか反と謂う。

然り。その気の来ること実・強、これを太過と謂う。病　外に在り。気の来ること虚・微、これを不及と謂う。病　内に在り。その脈の来ること藹藹《あいあい》⑦として車蓋の如く、これを按ずれば益々大なるを平と曰う。上ならず下ならず、鶏羽を循づるが如きを病と曰う。これを按ずるに蕭索《しゅくさく》⑧として風の毛を吹くが如きを死と曰う。秋の脈　微・毛なるを平と曰う。毛多く胃気少なきを病と曰う。但だ毛にして胃気無きを死と曰う。秋は胃気を以って本となす。

冬の脈　石、反するものは病となす。

何をか反と謂う。

然り。その気の来ること実・強、これを太過と謂う。病　外に在り。気の来ること虚・微、これを不及と謂う。病　内に在り。脈の来ること上大にして下兌《えい》⑨、濡・滑にして雀の喙《かい》⑩の如きを平と曰う。啄啄《たくたく》⑪として連属し、その中微曲するを病と曰う。来ること解索⑫の如く、去ること弾石⑬の如きを死と曰う。冬の脈　微・石を平と曰う。石多く胃気少なきを病と曰う。但だ石にして胃気無きを死と曰う。

冬は胃気を以って本となす。

胃は水穀の海にして稟《ひん》⑭することを主る。四時皆　胃気を以って本となす。これを四時の変病、死生の要会と謂うなり。脾は中州なり。その平和、得て見るべからず。衰うれば乃ち見わるるのみ。来たること雀の啄《ついば》む如く、水の下に漏するが如し。これ脾衰えて見わるるなり。

【語釈】

① 厭厭聶聶——脈の来かたが、春風に楡の葉がそよぐかのごとく、軽く微かに揺れ動く様を形容したもの。

② 累累として環の如く——玉の環が、一列につながってならんでいるようであること。

③ 琅玕——玉に似た石で、珠のようなもの。

④ 鶏の足を挙ぐ——呂広が「心脈はただ浮・散の脈であるべきで、数脈であるべきでない。鶏が足を挙げるとは、数脈を比喩したものである」と述べているように、数脈に強く実した脈を合わせもっている脈象を形容したものである。

⑤前　曲にして後　居——張景岳が、「前　曲とは軽く脈を取ると、堅強で柔らかくない脈を触れることを指す。後　居とは強く押して脈を取ると、革帯〔革でつくったおび〕の鈎《かぎ》をもっているように堅固で不動の脈に触れることを指す」と述べているように、心脈が沖和〔調和のとれたおだやかさ〕の気を失った様を形容したもの。

⑥革鈎を操《と》るが如し——丁徳用は、「操とは執ることである。手に革帯を執ったとき、前についている鈎が曲がって力のないような脈である」と記している。

⑦藹藹——車を覆う傘のふくらんでいる様を形容したもの。

⑧藹索——雲がまばらに浮かんでいる様子。ここでは虚・浮で生気に乏しい脈象を形容している。

⑨兌——「尖っている」という意味。

⑩喙——鳥のくちばしや獣の口のこと。

⑪啄啄——鳥が餌をついばむような脈の来かた。

⑫解索——呂広が「解索とは根本がなく空虚でゆるやかなことを指す」というように、脈の来かたが、虚弱かつ緩慢で、散乱し根がなく、ちょうどほどけた縄のようなもの。

⑬弾石——脈の来かたが緩慢で、去りかたがすばやいもので、弓で石をはじいたような状態から名づけられた脈象。

⑭稟す——「供給する」という意味。

【現代語訳】

四季の脈に異常が現れるとどのような現象となるか。

答え。春の脈は弦脈であり、この脈に反するものは病脈である。

どんな脈を反するものと呼ぶのか。

答え。脈の来かたが実していて強いのは太過であり、外にある病を表す脈である。脈の来かたが虚していて微かなのは不及であり、内にある病を表す脈である。脈の来かたが波動を帯び、ちょうど楡の木の葉をなでるかのようなのは平脈である。脈の来かたがとりわけ堅く実していてかつ滑であり、長い竹ざおをなでているようなものは病脈である。急で強く、ちょうど弓に新しく張った弦のような脈は死脈である。春の脈は微・弦脈が平脈であり、弦脈が強く胃気の少ないのは病脈で、弦脈のみで胃気のないのは死脈である。なぜなら春は胃気が基本であるからである。

夏の脈は鈎脈であり、この脈に反するものは病脈である。

どんな脈を反するものと呼ぶのか。

答え。脈の来かたが実していて強いのは太過であり、外にある病を表す脈である。脈の来かたが虚して微かなのは不及であり、内にある病を表す脈である。脈が来るとき、ちょうど並んだ玉環をなでているようであり、また美しい珠玉のように丸くなめらかなのは平脈である。脈の来かたがすばやく、鶏が足を挙げて歩く様子に似ているのは病脈である。前が曲がって後がまっすぐで、革帯の鈎を持つかのごとき脈は死脈である。夏の脈は微・鈎脈が平脈であり、鈎脈が強く胃気の少ないのは病脈で、鈎脈のみで胃気のないのは死脈である。なぜなら夏も胃気が基本だからである。

秋の脈は毛脈であり、この脈に反するものは病脈である。

どんな脈を反するものと呼ぶのか。

答え。脈の来かたが実していて強いのは太過であり、外にある病を表す脈である。脈の来かたが虚していて微かなのは不及といい、内にある病を表す脈である。脈の来かたが車を覆う傘のようで、これを按ずるとさらに脈が大きくなるのは平脈である。上がらず下がらず鶏毛をなでるかのような脈は、病脈である。おさえて取ると、風に吹かれる毛のようにたよりなく浮いている脈は、死脈である。秋の脈は微・毛脈が平脈であり、毛脈が強く胃気の少ないのは病脈で、毛脈のみで胃気のないのは死脈である。なぜなら秋も胃気が基本だからである。

冬の脈は石脈であり、この脈に反するものは病脈である。

どんな脈を反するものと呼ぶのか。

答え。脈の来かたが実していて強いのは太過といい、外にある病を表す脈である。脈の来かたが虚していて微かなのは不及といい、内にある病を表す脈である。脈の来かたが、来るとき大きく、去るとき小さく、（一）濡・滑で雀のくちばしのようであるのは、平脈である。脈の来かたが鳥が餌をついばむように、連続して止まず、微かで曲がっているものは病脈である。脈の来かたが、よりの解けた縄のようで、脈が去るときは弓ではじいた石のようにすばやく堅いのは死脈である。冬の脈は微・石脈が平脈であり、石脈が強く胃気の少ないのは病脈で、石脈のみで胃気のないのは死脈である。なぜなら冬も胃気が基本だからである。

胃は飲食物のあつまる海であり、四季の脈の搏動を供給する根本である。春夏秋冬の脈はいずれも胃気を根本としている。したがって胃気の有無は、四季の脈象の病変と、その予後の良し悪しのかなめである。脾は中州を主っており、その脈象は、平脈で和《なご》んでいるときには、見ることができないが、脾が衰えたときには、雀が餌をついばみ、水が下に漏れるような脈が現れる。これは脾が衰えたことを反映する脈象である。

【解説】

本節の経文は、上節の四時の正常の脈象を基礎にして、さらに四時の平脈、病脈、死脈を論述する。その主要な手がかりは胃気の有無と胃気の多少にあり、胃気が充ちて盛んな場合は平脈、胃気が減少している場合は病脈、胃気のない場合は死脈であるとする。したがって原文には、「春は胃気を以って本となす」、「夏は胃気を以って本となす」、「秋は胃気を以って本となす」、「冬は胃気を以って本となす」と提示され、最後に「皆、胃気を以って本となす」ことになる原理を解釈している。要するに胃は水穀の海であり、五臓六腑を滋養する源泉なので、四時の脈は、胃気を正常に得て、はじめて健康な脈象を示すのである。胃について述べれば同時に必ず脾についても触れなければならないので、最後に、「脾は中州を主っている」と記す。脾・胃の脈は、いずれも和やかで緩やかな脈であるため、各季節および各臓器の脈象のなかに反映されているので、「その平脈で和んでいるときには、見ることができない」とされる。しかし、病変の下にあっては、脾・胃の気が衰え減るので、脈中の和み緩やかな脈象が衰え減っていることがはっきりとわかる。そこで「衰えたときには現れる」と述べているのである。

本節の原文は比較的長く、内容も複雑なので、説明しやすいように表にし、比較対照の便に供する。

【訳注】

（一）語釈で「兌」を「尖」と解しておきながら、口語訳では丁徳用の解釈に従って「小」とするのは、一貫性を欠くように思われる。

【本難の要点】

一、四時の気候の変化は生体に大きな影響を与えており、脈象もこれに従って変化することを述べ、四時の脈象の正常と異常を指摘している。平脈はその季節に応じた脈であり、同時に胃気があるものであり、病脈は胃気が減弱し、死脈は胃気のない真臓の脈であるとする。

二、四時の弦・鈎・毛・石の脈は必ず胃気を帯び、脈の来かたが和やかで緩やかである。なぜなら、四時の脈は、いずれも胃気が基本になっているからである。このことは予後の良し悪しを決定する重要な鍵である。

三、胃気と脈象がこうした密接な関係をもっているのは、胃が水穀の海で、全身をめぐり養うための源泉だからであり、したがって、人間は胃気を基本とすると述べているのである。

四時の平脈・病脈・死脈対照表

四時	平脈	病脈
春	春の脈は微・弦脈が平脈。脈の来かたに波動を帯び、ちょうど楡の木の葉っぱをなでるかのような脈。	弦脈が強く胃気の少ないのは病脈である。脈の来かたがとりわけ堅く実して滑で、長い竹ざおをなでているようである。脈の来かたが実していて強いのは太過であり外にある病を表す。脈の来かたが虚していて微かなのは不及であり、内にある病を表す。
夏	夏の脈は微・鈎脈が平脈。脈が来るときちょうど並んだ玉環をなでているようであり、また美しい珠玉のように丸くなめらかな脈。	鈎脈が強く胃気の少ないのは病脈である。脈の来かたがすばやく鶏が足を挙げて歩く様子に似ている脈。脈の来かたが実していて強いのは太過であり、外にある病を表す。脈の来かたが虚していて微かなのは不及であり、内にある病を表す。
秋	秋の脈は微・毛脈が平脈。脈の来かたが車の傘のようで、これを按ずるとさらに脈が大きくなるもの。	毛脈が強く胃気の少ないのは病脈。上がらず下らず鶏毛をなでるかのような脈。脈の来かたが実していて強いのは太過であり、外にある病を表す。脈の来かたが虚していて微かなのは不及であり内にある病を表す。
冬	冬の脈は微・石脈が平脈。脈の来かたが、来るとき大きく、去るとき小さく、濡・滑で雀のくちばしのよう。	石脈が強く胃気の少ないのは病脈。脈の来かたが鳥が餌をついばむように連続して止まず微かで曲がっている。脈の来かたが実していて強いのは太過であり、外にある病を表す。脈の来かたが虚していて微かなのは不及であり内にある病を表す。

死　脈
弦脈のみで胃気のないのは死脈。緊張して強くちょうど弓に新しく張った弦のような脈。
鈎脈のみで胃気のないのは死脈。前が曲がって後がまっすぐで革帯の鈎を持つかのごとき脈。
毛脈のみで胃気のないのは死脈。おさえて取ると風に吹かれる毛のようにたよりなく浮いている脈。
石脈のみで胃気のないのは死脈。脈の来かたがよりの解けた縄のようで、脈の去るときは弓ではじいた石のようにすばやく堅い脈。

第十六難

◎五臓の疾病の脈と証との関係について論ずる。

【原文】

十六難曰、脈有三部九候、有陰陽、有軽重、有六十首、一脈変為四時、離聖久遠、各自是其法、何以別之。

然。是其病、有内外証。

其病為之奈何。

然。仮令得肝脈、其外証善潔、面青善怒、其内証斉左有動気、按之牢若痛、其病四肢満閉、淋溲便難、転筋、有是者肝也、無是者非也。仮令得心脈、其外証面赤、口乾喜笑、其内証斉上有動気、按之牢若痛、其病煩心、心痛、掌中熱而啘、有是者心也、無是者非也。仮令得脾脈、其外証面黄、善噫、善思、善味、其内証当斉有動気、按之牢若痛、其病腹脹満、食不消、体重節痛、怠堕嗜臥、四肢不収、有是者脾也、無是者非也、仮令得肺脈、其外証面白、善嚔、悲愁不楽、欲哭、其内証斉右有動気、按之牢若痛、其病喘咳、洒淅寒熱、有是者肺也、無是者非也。仮令得腎脈、其外証面黒、善恐欠、其内証斉下有動気、按之牢若痛、其病逆気、小腹急痛、泄如下重、足脛寒而逆、有是者腎也、無是者非也。

【書き下し】

十六難に曰く、脈に三部九候①あり。陰陽あり、軽重あり、六十首②あり。一脈変じて四時となる。聖を離れること久しく遠く、各自その法を是とす。何を以ってこれを別《わか》たん。

然り。これその病に内外の証あり。

その病これをなすことといかん。

然り。たとえば肝脈を得れば、その外証　潔きを善《この》み③、面青くして善く怒る。その内証　斉④の左に動気⑤あり、これを按ずれば牢《かた》くして若しくは痛む。その病　四肢満閉し⑥、淋溲⑦　便難、転筋あり。これあるものは肝なり、これ無きものは非なり。たとえば心脈を得れば、その外証　面赤くして口乾きて、善く笑う。その内証　斉の上に動気あり、これを按ずれば牢《かた》くして若しくは痛む。その病　煩心、心痛、掌中熱くして啘す⑧。これある者は心なり、これ無きものは非なり。たとえば脾の脈を得れば、その外証　面黄にして善く噫《おくび》し、善く思い、善く味みる。その内証　斉に当りて動気あり、これを按ずれば牢くして若しくは痛む。その病　腹脹満し、食消せず、体重く節痛み⑨、怠堕にして臥を嗜《この》み、四肢収《おさ》まらず。これあるものは脾なり、これ無きものは非なり。例えば肺の脈を得れば、その外証　面白くして、善く嚔し、悲しみ愁《うれ》いて楽しまず、哭《こく》さんと欲す。その内証　斉の右に動気あり、これを按ずれば牢《かた》くして若しくは痛む。その病　喘咳し、洒淅《そんせき》⑩として寒熱す。これあるものは肺なり、これ無きものは非なり。例えば腎の脈を得れば、その外証　面黒くして、善く恐れ　欠す。その内証　斉の下に動気あり、これを按ずれば牢《かた》くして若しくは痛む。その病　逆気あり、小腹急痛し、泄して⑪下重く、足脛寒くして逆す。これあるものは腎なり、これ無きものは非なり。

【語釈】

① 三部九候――丁徳用は、「三部とは寸・関・尺である。九候とは浮・中・沈である」と述べている。つまり寸・関・尺の三部ごとにそれぞれ浮・中・沈の三候があり、三の三倍で九となる。ゆえにこれを「三部九候」という。

② 六十首――この問題について歴代の注釈家たちはそれぞれ違った見方をしており、いまだ統一見解が出ていない。例えば呂広は、「首とは頭のことである。思うに三部は頭から（はじまり）、脈には六十首ある」と述べている。(一)丁徳用は、「六十首とは第十難に〈一臓の脈には十種の変化がある〉といっているもののことである。人間には六脈あり、一脈には十の変化があるので、六十首となる」と述べている。虞庶は、「六十首とは〈一脈が四時に随って変化する〉というのがこれにあたる。つ

まり春の脈は弦、夏の脈は鈎、秋の脈は毛、冬の脈は石、季夏および四季の脈は緩で、四時の盛衰とともに一脈が五通りに変じ、十二経内で六十首となる」と説く。紀天錫は、「六十首があるとは、〔例えば〕子の歳の主るところを分けると、冬至のあとの甲子から数えて六十日ごとに六甲を経て、一年が終わるのを指している。こうして〈三部〉に始まって〈一脈変じて四時となる〉に終わるのである」と述べている。滑伯仁は、「六十首とは、『内経』方盛衰論によれば〈聖人の診脈の道では、陰陽を前後して分け、正常と異常の形勢六十首を識別する〉とあり、王冰の注によれば、〈奇恒勢六十首は今の世に存せず〉とあるから、それが世に伝わらなくなったのははるか昔なのである」という。ここでは丁氏の説に従い、左右の寸、関、尺の六部脈において、各部毎に十のバリエーションがあって合計六十となるため、これを「六十首」と名づけていると解釈する。

③ 善む――好むこと（二）。
④ 斉――「臍」の字と通ずる。
⑤ 動気――経気の躍動のこと。
⑥ 満閉す――手足がいっぱいに腫れ、動きが緩慢なこと。
⑦ 淋溲――小便の出が悪いこと。
⑧ 哾す――からえずき（吐くものがないのに吐くこと）のこと。
⑨ 節――関節のこと。
⑩ 洒淅――寒さでぶるぶる震える証状を形容したもの。
⑪ 泄如――「如」はここでは「而」（そして）の意味。

【現代語訳】

脈を診る方法には三部九候の方法があり、陰陽の方法があり、おさえるときの軽重の違いによる方法がある。また一つの脈に十種の変化を求めるもの、一つの脈が四季とともに変わるのを見るのもある。古えの聖人の時代から遠く隔った今日、それぞれが自己の診断法を正しいとしているが、結局どのようにしてその是非を見分けたらよいのか。

答え。その病気の内外の証状で弁別しなければならない。

それではその病気とはどのようなものか。

答え。例えば肝の脈が診られたら、その外証は清潔ずきで、顔色は青く、怒りっぽい。その内証は臍の左側に動気があり、これを按《お》すと固くあるいは痛むことがある。その病状は手足が非常に腫れ、動きが緩慢で大小便が出なくなり、筋痙攣を起こす。これらの証状があるのは肝の病で、これらの証状がなければ肝の病ではない。例えば心の脈が診られれば、その外証は顔面が赤く、口の中が乾き、よく笑う。その内証は臍の上に動気があり、これを按すと固くあるいは痛むことがある。この病状は気持ちがいらいらして心臓部が痛み、手掌が熱っぽく、からえずきをする。これらの証状があるのは心の病で、これらの証状がなければ心の病ではない。例えば脾の脈が診られれば、その外証は顔の色が黄色く、げっぷがよく出て、物思いに沈み、食べ物の選り好みをする。その内証は臍のま上に動気があり、これを按すと固くあるいは痛むことがある。その病状は腹がはり、食べてもものが消化せず、体が重く、手足の関節が痛み全身に力がなく、眠りを貪り、手足がだらんとする。これらの証状があれば脾の病だが、これらの証状がなければ脾の病ではない。例えば肺の脈が診られれば、その外証は顔色が白く、くしゃみをよくし、悲嘆に暮れて楽しまず、しょっちゅう泣く。その内証は臍の右に動気があり、これを按すと固くあるいは痛むことがある。その病状は喘息と咳嗽、悪寒発熱である。これらの証状があれば肺の病だが、これらの証状がなければ肺の病気ではない。例えば腎の脈が診られれば、その外証は顔の色が黒く、恐《こわ》がったり、あくびをよくする。その内証は臍の下に動気があり、これを按せば固くあるいは痛むことがある。その病状は気が上へ逆上し、下腹部がひきつれて痛み、下痢をして下墜感があり、足の脛が寒くて冷たい。これらの証状があるものは腎の病で、これらの証状のないものは腎の病気ではない。

【解説】

一、脈を診るとき注意すべき方法

寸口の脈搏を診れば五臓六腑の病気の状態および予後の良否を断定できる。このことは第一難に詳しく述べてあるが、本難ではまた、脈診に関する問題についての原則を示している。以下それぞれについて解説する。

一、三部九候――「三部」とは気口切脈法の寸・関・尺のこと、「九候」とはそれぞれの部の浮・中・

沈の三候のことで、三部にそれぞれ三候があるので合計九候となる。寸は上部にあって天にかたどり、胸より上の頭に至るまでの疾患を主る。関は中間部にあって人にかたどり、横隔膜の下から臍に至るまでの疾患を主る。尺は下部にあって地にかたどり、臍の下から足に至るまでの疾患を主る。三種の浮は陽で、疾病が表にあるのを主り、三種の沈は陰に属し、疾病が裏にあるのを候う。中は陰陽の中間にあり、疾病が中間にあるのを主る。これが脈診の三部九候の診察法およびその臨床診断における役割である。

二、陰陽――ここでの「陰陽」の二字が、脈診のうえで指す範囲は非常に広い。三部についていえば、寸部は陽に属し、心・肺を主る。尺部は陰に属し、肝・腎を主る。脈象についていえば、浮・長・滑・数などはすべて陽に属し、沈・短・渋・遅などはどれも陰に属する。陽脈の類は表・熱・実を主り、陰脈の類は裏・寒・虚を主る。これが陰陽によって脈を見分ける原則的な方法である。

三、軽重――第五難では、三粒の豆の重さで皮毛のところで得られた脈は肺部を主り、六粒の豆の重さで血脈の間のところで得られた脈は心部を主り、九粒の豆の重さで肌肉の間のところで得られた脈は脾部を主り、十二粒の豆の重さで筋の間のところで得られた脈は肝部を主り、骨にあたるまで按してから指を持ち上げてすばやく来る脈は腎部の脈である、と説いている。本難もまた手で按したときの軽重によって、細かく浮・中・沈の三候と、その属する五臓とを弁別する脈診の方法について述べている。

四、六十首——左右の寸・関・尺あわせて六部は一つの証を例にとると十様の変化があり、その病邪の度合、軽重を測《はか》ると、六部では計六十の変化となる。これが六十首診法である。これはすなわち第十難で述べられている一脈十変の法のことである。

五、一脈変じて十となる——すなわち第十五難でいう四時の脈のことで、弦・鈎・毛・石の脈が春夏秋冬の季節に合った正常脈である。同時に胃気を〔脈気〕の根本とし、胃の気があれば平常の脈、胃の気が少なければ病気の脈、胃の気がなければ死脈とする。

二、五臓の脈と五臓の臨床証状との対照法

「例えば肝の脈が診られたら、その外証は清潔好きで」から「例えば腎の脈が診られたら、その外証は顔の色が黒く、恐がったり、あくびをよくする」までの段階では、五臓疾患のそれぞれの証状についいて別々に述べている。その診断上で共通する点は、ともに「脈を捨て証に従う」原則を採《と》っていることである。したがって特定の臓器の脈象が診られて、必ずその臓器が主る証状があるかどうかを診《み》てからでないと、その臓器の病変であると決めることができない。もしその臓器固有の証状がなければ、その臓器の病気であるとはっきり診断できない。これは臨床診断における重要な法則の一つで

ある。以下わかりやすいように、五臓の脈と証についてそれぞれ説明しよう。

一、肝――肝は胆と対をなす。胆は清浄の府であって、その外証は清潔を好み、青は木の固有の色であるため、肝の病では顔面が青くなる。肝は五志の上では怒りであるため、肝の病のときは怒りやすくなる。臍の左は肝木が左へ昇る場所であるため、内証として臍の左に動気が現れるのである。肝気がうっ積しているので、按すと固くて痛い。肝は筋を主っているので、風が四肢の末端を犯すと、筋痙攣を起こす。筋が痙攣すると四肢がひどく腫れて、動きが鈍くなる。肝脈は陰器を循環しているので、尿や便の出が悪くなるなどの証状が現れる。

二、心――心は五色のうえでは赤なので、顔が赤くなる。心火が昇って燃えさかるので、口が乾く。心は五声のうえでは笑いであるので、よく笑うようになる。臍の上が心の部位なので真気が病を受けると、臍の上に動気が現れ、これを按《お》すと固くて痛い。気持ちがいらいらするなどの証状は、心包絡が邪に犯されたためで、心包絡の脈は掌の中心に通じているため、掌の中が熱くなり、からえずきをするのである。

三、脾――脾は土に属し、五色のうえでは黄色であるため、顔面が黄色くなり、よくあくびをする。『霊枢』経脈篇には「脾の足太陰の脈は胃に絡《まと》い、膈を上り、咽を挾む。是動病としては善く噫《おくび》をする」といっている。脾は五志のうえでは思慮であるため、物思いにふけるようになる。脾は口に開竅しているので味にうるさくなる。脾は〔身体の〕中部にあるので、動気は臍に現れ、〔按すと〕痛くて固い。脾の運化が健全でないと腹がはって不消化になる。脾は肌肉と四肢を主っているので体が重く、すぐ横になりたくなり、手足に力が入らなくなる。脾と胃は表裏をなし、〔胃〕陽明経は宗筋を潤すことを主るが、宗筋は骨を束ね関節を利することを主るため、関節痛を主るのである。

四、肺――肺は金に属し、五色のうえでは白なので顔が白くなる。肺気は鼻に通じているので、くしゃみをよくする。肺は五志のうえでは憂愁であるため、悲しみ愁えて楽しまない。五声のうえでは哭であるため、よく泣く。臍の右は肺気が右に降る個所であるので、動気は臍の右にあって、これを按《お》すと固くて痛い。肺は気を主るので、気が逆上して喘息・咳嗽を起こす。肺は皮毛を主っているので、悪寒・発熱して震える。

五、腎――腎は水に属し、五色のうえでは黒であるから顔が黒くなる。腎は五志のうえでは恐であるため、よく恐がるようになる。腎は一番下にあり、臍の下が腎の部位であるので、腎気が結すると、動気は臍の下に現れ、これを按《お》すと固くて痛い。腎気が不足すると気が逆上する。腎の経脈は腹部を循環しているので、〔腎気が変調すると〕腹がひきつるように痛む。腎は二陰を主っているため、気虚になると下痢をして肛門の下墜感が起こる。腎の脈は内くるぶしの後を循環して、かかとのなかに入り、腓腹筋の内側を上がってゆく。そのため、病としては足の脛《すね》が寒く気が逆上する。
以上を総合してみると、本難は五臓が主る病証を論述しており、五臓の色・味・情志など表面に現れたいろいろな徴候から、各臓器の病変を説明している。滕万卿は「本難でいう内証外証とは病証の表裏をいっているのではなく、診察して得られた内外の証候のことを述べているのである。なぜならば、顔が青く潔癖性になり、怒りやすいのは外証のみのことといえず、手足がひどくむくみ、大小便が渋り、筋ちがいを起こすのも内証だけのこととはいえないからだ」と述べている。これから考えると、いわゆる外証とは病状が外側に現れたもので、治療家が「望」「聞《ぶん》」の二つの診察法で得るデータである。例えば肝病では顔の色が青く、潔癖症で怒りぽっくなり、心病では顔が赤くなり、よく笑うなどである。いわゆる内証とは、病変の証候を治療家が腹を按《お》す、脈を診《み》る、問診するなどの診察を通じて得る病変の証候である。例えば肝病の人は手足がむくみ、臍の左に動気があり、心病の人はいらいらして胸が痛み、臍の上に動気があるなどである。

【訳注】

（一）　呂広の注は、現在となっては意味を明確に取り難い。本訳も試訳である。

（二）　この解釈、滑伯仁らに依るものであるが、統一的な解釈とはいい難い。『訳釈』原書は、「あくび」や「くしゃみ」にまで、この「喜好」（好む）の意味でとっているが、そうしたものを「好む」という表現がおかしいことはいうまでもないことである。一方で「善恐欠」などは、「善く」の意味で解釈しており、一貫性がない。本来は心脈の「喜笑」の「喜」なども含め、「よく」の意味にとるべきであろうと思われる。なお本訳では上述のごとくおかしな表現となる部分は意をもって改めてある。

五臓の疾病の証状分類帰納表

五臓	顔色	性情	腹部の診断	症状
肝	青	怒りっぽい	臍の左に動気があり、按《お》すと固く痛い。	潔癖、手足の腫れ、大小便の出が悪くなる。
心	赤	よく笑う	臍の上に動気があり、按すと固く痛い。	口が乾く、手掌が熱く、からえずきする。いらいらして心臓が痛い。
脾	黄	物思いにふける	ちょうど臍のところに動気があり、按すと固く痛い。	げっぷが出、味にうるさくなる。手足に力が入らず腹が腫れ、消化不良となる。体が重く、関節が痛み怠惰ですぐ横になりたくなる。
肺	白	悲観的になり楽しまず、すぐ泣く	臍の右に動気があり、按すと固くて痛い。	よくくしゃみをする。咳嗽喘息、悪寒発熱して体が震える。
腎	黒	こわがりになる	臍の下に動気があり、按すと固く痛い。	よくあくびが出、足の脛が冷え、それが上まで上がってくる。気が逆上する。下腹部がひきつれて痛み、下痢をしてしぶり腹となる。

【本難の要点】

一、脈診にはいろいろな方法があるが、ある脈に現れた脈象には、必ずそれに相応する内臓の内外の証状が見出されるはずである。これを診なければ、その病巣の所在を決めることはできないとし、診断上の「脈を捨てて証に従う」原則を提起している。

二、五臓の病変における内外の証状を、具体的に説明している。

第十七難

◎脈象と病証が一致する場合と逆の場合の予後について論ずる。

【原文】

十七難曰、経言、病或有死、或有不治自愈、或連年月不已。其死生存亡、可切脈而知之耶。然。可尽知也。診病若閉目不欲見人者、脈当得肝脈強急而長。而反得肺脈浮短而渋者、死也。

病若開目而渇、心下牢者、脈当得緊実而数。反得沈渋而微者、死也。

病若吐血、復鼽衂血者、脈当沈細。而反浮大而牢者、死也。

病若譫言妄語、身当有熱、脈当洪大。而反手足厥逆、脈沈細而微者、死也。

病若大腹而泄者、脈当微細而渋。反緊大而滑者、死也。

【書き下し】

十七難に曰く、経に言う、病 或いは死するあり、或いは治せずしておのずから癒《い》ゆるあり、或いは年月を連《つら》ねて已《や》まざるあり、と。その死生存亡、脈を切してこれを知るべきや。

然り。ことごとく知るべきなり。診《み》るに、病《やまい》もし目を閉じて人を見ることを欲せざる者は、脈まさに肝脈の強・急にして長なるを得べし。しかるにかえって肺脈の浮・短にして渋なるを得る者は、死するなり。

病もし目を開きて渇し、心下の牢なる者は、脈まさに緊・実にして数を得べし。かえって沈・渋にして微を得る者は、死するなり。

病もし血を吐き、また衄血《じくけつ》の鼽《つま》る者は、脈まさに沈・細なるべし。しかるにかえって浮・大にして牢なるは、死するなり。

病もし譫言《せんげん》妄語せば、身まさに熱あるべく、脈まさに洪・大なるべし。しかるにかえって手足厥逆し、脈の沈・細にして微なる者は、死するなり。

病もし大腹①にして泄《も》るる者は、脈まさに微・細にして渋なるべし。かえって緊・大にして滑なる者は、死するなり。

【語釈】

① 大腹――ここでは体の部位ではなく、腹部が膨満することを指している。

【現代語訳】

医学経典には、「病気には死んでしまうものと、治療しなくても自然に治る場合と、長い年月治らない場合がある」といっているが、これらの生死存亡を、脈診によって知ることができるだろうか。

答え。脈診によって知ることができる。診察のとき、病人がもし目を閉じて、人を見るのをいやがるときは、脈象は強・急で長の肝脈であるはずである。もし逆に、浮・短で、渋の肺脈が現れていれば、これは死証である。

病人がもし目を開けて喉が渇き、心下が硬いときは、緊・実で数の脈が得られるはずであるが、反対に沈・渋で、微の脈が現れるものは、死証である。

もし病人が吐血したり、また鼻血を出す場合は、脈は沈・細になるはずであるが、反対に浮・大で牢の脈が現れる場合は死証である。

病人がうわごとや、わけのわからぬことを口走るときは、体に熱があり、脈は洪大になるはずであるが、反対に手足が冷たくなり、沈・細で微の脈の場合は死証である。

もし病人の腹がふくれて下痢するときは、脈は微・細で渋のはずであるが、逆に緊・大で滑の脈象が現れたら、これは死証である。

【解説】

病気には治りやすいものと治りにくいものがあるが、脈象と照らし合わせてみると、予後の良否を予測することができる。診断の主要な鍵は、病証と脈象が一致するか否かにあり、一般に脈象と一致するものの予後は、良好であるが、脈象と符合しない場合は、予後がよくないことが多い。

本難は、脈象が病証と一致する例として、目を閉じ人を見るのをいやがる肝の病には弦脈が現れること、熱があり、喉が渇いて心下が硬い心実熱証の場合は、緊・実で数の脈象が得られることをあげている。これらは、肝の病には肝脈が、心の病には心脈が現れ、病証と脈象が一致しているので治療しやすい。

その他、陰虚で吐血や鼻血を出すものの脈は、沈・細である。陽明経証でうわごとをいい、発熱する場合は、脈が洪大である。太陰の脾湿下陥による腹部膨満と下痢の脈は、微・細で渋である。以上は虚証に虚脈、実証に実脈、陰証に陰脈、陽証に陽脈と一致しているため、予後は良好であるとしている。

もし脈象が病証と一致しない場合には、病気は多く治療困難で、ひどい場合には不治の死証となってしまう。例えば肝病に、浮・短で渋の肺脈が現れたり、心病に沈・濡で、微の腎脈が出たりするのは、五行理論で分析すると、金が木を、水が火を剋す脈象であるため、予後は悪いことが多い。

陰虚で吐血や鼻血があるのに、脈は反対に浮・大で実の場合は、病証が虚で脈象は実であるから、死証である。『素問』玉機真蔵論に「血が出ているのに、脈が実であれば……治療は難しい」とあるのは、この意味である。わけのわからぬことを口走り、身熱があるのは、熱が盛んな陽明の病証であるが、逆に手足が末端から冷えて脈が沈・細で微の場合は、病証が実で脈象が虚のタイプとなるため、

脈象と病証の一致、不一致の対照表

病状	一致する脈	相い反する脈	予後不良のメカニズム
目を閉じて人を見たがらない	肝脈が強・急で長の脈	肺脈が浮・短で渋の脈	金が木を剋す死証
目を開け、口が渇き心下が硬い	緊・実で数脈	沈・渋にして微脈	水が火を剋して死証
吐血および鼻出血	沈・細脈	浮・大で牢脈	病証は虚で、脈証が実なので死証
うわごとやわけのわからぬことを口走り、体に熱がある	洪・大	沈・細で微脈（手足が末端から冷える）	病証が実で脈象が虚なので死証
腹がふくれて下痢を起こす	微・細で渋脈	緊・大で滑脈	病証が虚で脈象が実なので死証

死証である。腹がふくらみ下痢があるのは、脾湿下陥によるが、反対に洪大の脈が現れると、虚の病証に対し脈は実となる。『素問』玉機真蔵論でいう「下痢で脈の大の場合は……治療が難しい」はこれに相当し、したがって病証が虚で脈象は実のタイプに属する。いずれも病証と脈象が反対のため、死ぬこととなる。

本難は、「あるいは、治せずしておのずから癒ゆるあり、あるいは年月を連《つら》ねて已まざるあり」と述べた二点については答えておらず、滑伯仁は欠漏があるのではないかと考えている。丁錦は「〈治せずしておのずから癒ゆ〉というのは、十三難の相生の脈象のことであり、〈あるいは年月を連ねて〉のくだりは、五十五難の積聚病と呼応している、したがってすべて理解可能なのである」と述べている。本難と相互に参照するとよい。

【本難の要点】

一、本難では「脈象が病証と一致」すれば予後は良好、「不一致」ならば不良であることを全般的に説明している。

二、予後不良のメカニズムを主に五行の相剋と、陰陽虚実の理論によって分析して、予後の診断を下すことを説明している。

第十八難

◎脈法における三部が臓腑に対応することを論ずる。

【原文】

十八難曰、脈有三部、部有四経。手有太陰・陽明、足有太陽・少陰。為上下部、何謂也。

然。手太陰・陽明、金也。足少陰・太陽、水也。金生水、水流下行而不能上、故在下部也。足厥陰・少陽、木也。生手太陽・少陰火、火炎上行而不能下、故為上部。手心主・少陽火、生足太陰・陽明土、土主中宮、故在中部也。此皆五行子母更相生養者也。

【書き下し】

十八難に曰く、脈に三部あり、部に四経あり。手に太陰・陽明あり、足に太陽・少陰あり。上下の部①となすは、何の謂ぞや。

然り。手の太陰・陽明は、金なり。足の少陰・太陽は、水なり。金は水を生じ、水は流れて下に行きて上《のぼ》ること能わず、故に下部に在るなり。足の厥陰・少陽は、木なり。手の太陽・少陰の火を生ず、火炎は上に行きて下《くだ》ること能わず、故に上部となす。手の〔厥陰〕心主・少陽の火は、足の太陰・陽明の土を生ず、土は中宮を主《つかさど》る、故に中部にあるなり。これ皆五行子母の更《こも》ごも相い生養する者なり。

【語釈】

① 上下の部――切脈の部位のことで「上」は寸部を、「下」は尺部を指す。

【現代語訳】

脈には寸・関・尺の三部があり、各部にそれぞれ四経がある。手に太陰・陽明があり、足に太陽・

少陰があり、上下の部になっていることをどう説明したらよいか。

答え。手の太陰・陽明は金に属し、足の少陰・太陽は水に属す。金は水を生じ、水の勢いは下に向かって流れるが、上へ昇ることはできないため、下部にあるのである。足の厥陰・少陽は木に属し、手の太陽・少陰の火を生ずる。火勢は上方へ燃えて下へはゆけぬため、上部に位置する。手の〔厥陰〕心主と少陽は火であり、足の太陰・陽明の土を生ずる。土は中央に位置するため、中部に位置するのである。これは五行の母子相生の互助関係である。

【解説】

十二経絡は両手の寸・関・尺の三部に分配され、各部はそれぞれ四経を有する。本難の述べるところに従い、臓腑経脈と寸・関・尺三部との対応を、五行相生の順序と結びつけて、次頁のような表に示す。

三部と臓腑経絡の対応については、実際の臨床にもとづかなくてはならないが、本難は五行相生の順序によって説明している。これは古代の人の論述の一方法にすぎないが、研究の参考のため、以下簡潔に解説する。

手の太陰（肺）、陽明（大腸）は右〔手〕の寸部に示され、ゆえに上部と称される。足の太陽（膀胱）、少陰（腎）は左〔手〕の尺部に示され、ゆえに下部と称される。「金はよく水を生ずる」について、日本の名古屋玄医の著『難経注疏』は、次のように述べている。「水は金より生れるが、性は金と同じで

	左	右
寸	手の少陰心 手の太陽小腸 （火）	手の太陰肺 手の陽明大腸 （金）
関	足の厥陰肝 足の少陽胆 （木）	足の太陰脾 足の陽明胃 （土）
尺	足の少陰腎 足の太陽膀胱 （水）	手の厥陰心主 手の少陽三焦 （火）

火←木←水←金←土←火

左手　　右手

はない。したがって金は右寸部にあり、水は左下部にあるのである」。水の位置が定まれば、あとは相生の法則で、〔次々と位置が決まる〕。水は木を生むことができるため、左〔手〕の関部は足の厥陰（肝）と、少陽（胆）を示す場所となる。木は火を生むため、左〔手〕の寸部は手の太陽（小腸）と少陰（心）を示すところとなる。心と小腸は君火で、心包絡と三焦は相火であり、君火は位が高く上に位置するので、左〔手〕の寸部に示される。相火は位が卑しいので下に位置し、右〔手〕の尺部に示される。相火は君火が生ずるものである。火は土を生み土は中宮を主る。ゆえに右〔手〕の関部は、足の太陰（脾）と、陽明（胃）を示すところとなり、土がさらに金を生むというように、めぐりめぐって止まることなく、たがいに生み育てる有機的体系を形づくっている。

【原文】

脈有三部九候、各何主之。

然。三部者、寸関尺也。九候者、浮中沈也。上部法天、主胸以上至頭之有疾也。中部法人、主膈以下至斉之有疾也。下部法地、主斉以下至足之有疾也。審而刺之者也。

【書き下し】

脈に三部九候あり。各《おのおの》の何れかこれを主《つかさど》る。

然り。三部とは、寸・関・尺なり。九候とは、浮・中・沈なり。上部は天に法《のっと》りて、胸以上頭に至る疾あることを主るなり。中部は人に法りて、膈以下斉に至る疾あることを主るなり。下部は地に法りて、斉以下足に至る疾あることを主るなり。審して之れに刺《し》するものなり。

【現代語訳】

脈には三部九候があるが、それぞれどの部分の病候を主っているのか。

答え。三部とは、寸・関・尺であり、九候とは〔寸、関、尺の〕それぞれの部位の浮・中・沈である。上部は天になぞらえ、胸から頭部にかけての疾患を主る。中部は人になぞらえ、横隔膜から臍部にかけての疾患を主る。下部は地になぞらえ、臍から足までの疾患を主る。治療の際は必ずまず部位をつまびらかにしてから、刺針を行わなくてはならない。

【解説】

寸・関・尺の三部にそれぞれ浮・中・沈の三候があり、三かける三で九候となり、これがすなわち三部九候の意味である。寸・関・尺の三部は、切脈の部位の名称であり、浮・中・沈の三候は、切脈の指法の軽重のことである。

寸・関・尺の三部を天・地・人と対応させるのは、主に上・中・下三部の部位が、診断のうえでもつそれぞれの価値について説明するためである。要約すれば、上部は上を、中部は中を、下部は下をみる。よって横隔膜以上は寸が、横隔膜以下臍までは関が、臍より下は尺が主る。

『難経』が寸・関・尺三部で人体各部の疾患を候ったことは、後世において脈診の際に三部と臟腑を対応させる典拠となったばかりでなく、新しい発展をも引き起こし、配属が一層詳しく具体的になった。ただ各家の配属のさせかたにはやや差異があるため、参考までに対照表を下記に掲げる。

以上、各家の説に異同はあるが、基本的には『難経』の精神と一致しており、相互に参照するとよい。

氏名＼所轄の臓腑＼左右三部	寸 左	寸 右	関 左	関 右	尺 左	尺 右	補注
王叔和	心、小腸	肺、大腸	肝、胆	脾、胃	腎、膀胱	腎、命門	大小腸を寸部に配しているのは、心肺と大小腸が表裏であるからである。
李時珍	心、膻中	肺、胸中	肝、胆	脾、胃	腎、膀胱、小腸	腎、命門、大腸	小腸を左手の尺部に配し、大腸を右手の尺部に配しているのは、上下に分けて配属する説をとるからである。
張景岳	心、心包絡	肺、膻中	肝、胆	脾、胃	腎、膀胱、大腸	腎、三焦、命門、小腸	大腸を左手の尺部に配しているのは金水相生の説に従ったものであり、小腸を右手の尺部に配しているのは火は火位に帰する説をとるからである。

【原文】

人病有沈滞久積聚、可切脈而知之耶。

然。診、在右脇有積気、得肺脈結、脈結甚則積甚、結微則気微。

診、不得肺脈、而右脇有積気者、何也。

然。肺脈雖不見、右手脈当沈伏。

其外痼疾同法耶、将異也。

然。結者、脈来去時一止、無常数、名曰結也。伏者、脈行筋下也。浮者、脈在肉上行也。左右表裏、法皆如此。仮令脈結伏者、内無積聚、脈浮結者、外無痼疾、有積聚脈不結伏、有痼疾脈不浮結、為脈不応病、病不応脈、是為死病也。


【書き下し】


人の病に沈滞して久しく積聚するあり、脈を切してこれを知るべきや。

然り。診《しん》して、右脇に在りて積気有るときは、肺脈の結①を得。脈の結すること甚だしければ、則ち積は甚だしく、結すること微なれば、則ち気は微。

診して、肺脈を得ず、しかして右脇に積気有る者は、何ぞや。

然り。肺脈見《あら》われずといえども、右手の脈まさに沈伏すべし。

その外、痼疾②も法を同じくするや、将《は》た異なるや。

然り。結なる者は、脈の来去する時、一たび止みて、常数なきを名づけて結というなり。伏なる者は、脈　筋下を行くなり。浮なる者は、脈　肉の上に在りて行くなり。左右表裏、法みな此くの如し。たとえば脈の結・伏するものの、内に積聚なき、脈の浮・結するものの、外に痼疾なき、積聚ありて脈の結・伏せざるもの、痼疾ありて脈の浮・結せざるもの、脈の病に応ぜず、病の脈に応ぜずとなす、これを死病となすなり。

【語釈】

① 結——脈象の名称。脈の来かたが遅く緩慢で、ときに停止してしまう脈象を指す。

② 痼疾——いつになっても治らぬ疾患をすべて「痼疾」と呼ぶ。

【現代語訳】

人間の病気には深く浸透し、長期間治らない積聚の病があるが、これは脈診によって知ることができるであろうか。

答え。診察のとき、右脇に積気のあるものは、肺脈に結の脈象が見られる。結脈のひどいものは積気も甚だしく、結脈のわずかなものは積気も微かである。

診察して、肺脈が見られず、右脇に積気がある場合は、これはどういうわけか。

答え。肺脈が現れなくとも、右手の脈は沈・伏であるはずである。

その外形上に、いつまでも治らず残る痼疾も、同じような診察方法でよいのであろうか。それともかなり違いがあるのだろうか。

答え。結脈の形態は、脈が来て去るとき、ときどきとぎれて、脈搏数が定まらないものでこれを結という。伏とは、脈気が筋の下を行くもの、浮とは、脈気が肉の上を行くものである。左右の手の浮・

沈の診察法は、すべてこれと同様である。例えば脈が結・伏であるのに内に積聚がないとか、脈が浮で結なのに外に痼疾がない、あるいは、積聚があって脈が結・伏でない場合、痼疾があるのに脈が浮・結でない場合など、脈象が病状に対応しなかったり病状が脈象に対応しないのは、治療困難の死証である。

【解説】

この段では主に、積聚を患った患者を、切脈によって診断・鑑別できることを説明している。例えば右脇は肺の部位なので、右脇に積聚があれば、肺脈は結となるはずである。なぜなら「結」は積聚の脈だからである。例えば右脇腹下に積聚があるのに、肺脈の結を診察できなければ、右手の脈に沈・伏〔の脈象〕が現れるはずである。「沈伏」もまた積聚の主な脈象だからである。このことは、内に積聚があれば結脈あるいは沈伏の脈象が出るはずで、そうであれば脈象と病証が一致しているということである。

このほか、痼疾の脈象も、「結」と切り離せぬ。つまり、内に積聚があれば脈には結・伏が現れ、外に痼疾があれば脈には浮・結が出るということで、病気によって脈も決まるのは一般的法則である。例えば結・伏の脈が現れているのに内に積聚がないとか、浮・結の脈が出ていても外に痼疾がない場合、あるいは積聚、痼疾の証状があるのに脈に結・伏や浮・結の現象が見られぬ場合は、いわゆる脈が病状と対応せず、病状が脈と対応しない例であり、これは真気がすでに敗れたのであって、死の徴候である。

【本難の要点】

一、五行相生の法則により、両手の寸・関・尺を臓腑に配分する意味、すなわち金から始まり循環往復しながら、たがいに生み育ててゆくことを説明している。

二、気口の三部九候の意味を説く。

三、三部を臓腑に配分し、上中下の三焦の病変を診察する。

四、結脈の主な疾病について略述している。

第十九難

◎男女における正常と異常の脈象について論ずる。

【原文】

十九難曰、経言、脈有逆順、男女有恒。而反者、何謂也。

然。男子生於寅。寅為木、陽也。女子生於申。申為金、陰也。故男脈在関上、女脈在関下、是以男子尺脈恒弱、女子尺脈恒盛、是其常也。

反者、男得女脈、女得男脈也。其為病何如。
然。男得女脈為不足、病在内、左得之病在左、右得之病在右、随脈言之也。女得男脈為太過、病在四肢、左得之病在左、右得之病在右、随脈言之。此之謂也。

【書き下し】

十九難に曰く、経に言う、脈に逆①と順②あり、男女に恒《つね》③あり。而うして反④す、とは、何の謂ぞや。

然り。男子は寅に生ず。寅は木となし、陽なり。女子は申に生ず。申は金となし、陰なり。故に男脈は関の上にあり、女脈は関の下にあり。是《ここ》を以って男子の尺脈は恒に弱く、女子の尺脈は恒に盛ん、これその常なり。

反するものは、男は女脈を得、女は男脈を得るなり。その病為るやいかん。

然り。男の女脈を得るを不足となす。病　内にあり、左にこれを得れば、病　左にあり、右にこれを得れば、病　右にあり。脈に随いてこれを言うなり。女　男脈を得るを太過となす。病　四肢にあり、左にこれを得れば、病　左にあり、右にこれを得れば、病　右にあり。脈に随いてこれを言う。これをこれ謂うなり。

【語釈】

① 逆――「反対」の意味。男の脈の寸が弱く、尺が盛んなこと、女の脈の寸が盛んで、尺が弱いこと

をいう。

② 順――「従う」意味。男の脈の寸が盛んで尺が弱く、女の脈の尺が盛んで、寸が弱いこと。

③ 恒――恒常的なこと。

④ 反――上と下の強弱が反対のことを指す。

【現代語訳】

医学経典に、「脈には逆と順とがあり、男女において一定のきまりがあって強弱が上下相い反している」というが、どういうことなのか。

答え。男は寅に生まれ、寅は木で陽に属す。女は申に生まれ、申は金で陰に属す。したがって男脈は関の上の寸部が盛んで、女脈は関の下の尺部が盛んである。このため男子の尺脈は常に弱く、女子の尺脈は常に盛んであって、これが〔男女の〕恒常的なありかたである。

反対に、男に女脈が現れ、女に男脈が現れたら、それはどのような病気であろうか。

答え。男が女脈を呈するときは〔陽気が〕不足で、病気は内にある。左側にこの脈が現れれば病気は左側に、右側にこの脈が現れれば病気は右側にあるというように、その脈象の変化に伴って病変をいうことができる。女が男脈を呈するときは〔陽気が〕過多であり、病気は四肢にある。左側にこの脈が現れれば病気は左側に、右側にこの脈が現れれば病気は右側にあり、やはり脈によってその病気をいいあてることができる。これが相い反する脈象の発症状況である。

【解説】

男女の脈象には区別があり、一般に男脈は関上の寸部が強く、女脈は関下の尺部が強い。関上の寸部は陽に属し、男は陽であるため陽脈と対応する。関下の尺部は陰に属し、女は陰であるため陰脈と対応するのである。丁錦は、「男女の脈は、陰陽の理に則して、弱と強の恒常的ありかたを別つべきである」と述べている。滑伯仁は、「陽の本質は軽く清らかで上昇する。天の道である。それゆえ男脈は関の上にある。陰の本質は重く濁って下降する。地の道である。それゆえ女脈は関の下にある」といっている。これは男と女における生まれつきの正常な生理現象である。

「男子は寅に生まれ、女子は申に生まれる」というのは、金と木を陰陽生成の〈原理〉として類推を行ったものである。寅は木で陽に属し、寅の刻は太陽は東方から出るので陽盛の象徴とした。申は金で陰に属し、申の刻は太陽は西方の山に沈む時間であることから、陰盛の象徴と考えた。これは古代の人がシンボルによって類推する方法で、男は陽、女は陰という属性を説明したものである。

もし逆に男が、女のものたる寸が弱く尺の強い脈を呈し、女が、男のものたる寸が強く尺が弱い脈を現したら、これを「逆」といい、異常な病態である。男が女脈を得れば病気は内にあり、女が男脈を呈すれば病気は四肢にある。男が女脈を現すのは、陰気が余って陽気が不足のせいであり、女に男脈が出るのは、陽気が余って陰気が足りないためである。虞庶は次のように述べている。「寸口を陽という。男は陽によって事を行う。今もし陰脈が現れたら、これは天の常規に反する。そこで病が内側に発するのである。女は陰によって事を行う。今もし寸口に陽脈が現れたら、これも天の常規に反することである。そこで病が四肢に生ずるのである。『素問』には〈四肢は諸陽の本源である〉と記されている」。張天成は、「腎水の邪が心火に打ち勝つと、陽気が不足して生長できなくなり、病気が内に生ずる」といい、また「虚火が旺盛になると腎水が衰え、陽の邪が過多になり、内に収まりきれなくなって、病気が外に生ずる」といっている。病気が内にあるとは、陰たる血の不足を指し、病気が外にあるとは、陽たる気が多すぎることをいっている。

脈象の左右によりその病気が左にあるか右にあるかを決めるというのは病脈の現れ方にもとづいて、病変の所在を推測することで、〔寸・関・尺の〕三部を、臓腑と対応させる診察方法と結合して、理解するべきである。

【本難の要点】

一、男女の生理面における、相い異なる脈象について説明し、かつ陰陽によって、そのメカニズムを分析している。

二、男に女脈が、女に男脈が現れるのは、ともに異常現象で、病変の反映であるとする。

第二十難

◎脈には伏匿の脈があることを論ずる。

【原文】

二十難曰、経言、脈有伏匿。伏匿於何臓而言伏匿耶。

然。謂陰陽更相乗、更相伏也。脈居陰部而反陽脈見者、為陽乗陰也。脈雖時沈渋而短、此謂陽中伏陰也。脈居陽部而反陰脈見者、為陰乗陽也。脈雖時浮滑而長、此謂陰中伏陽也。重陽者狂、重陰者癲。脱陽者見鬼、脱陰者目盲。

【書き下し】

二十難に曰く、経に言う、脈に伏匿《ふくとく》①あり、と。何《いず》れの臓に伏せ匿《かく》るるを伏匿というや。

然り。陰陽　更《こも》ごも相い乗《じょう》じ②更《こも》ごも相い伏す③を謂うなり。脈　陰部に居りて④、反《かえ》って陽脈の見《あら》わるるものを、陽　陰に乗ずとなすなり。脈　時に沈・渋にして短なりといえども、これ陽中に陰を伏すを謂うなり。脈の陽部に居りて、反って陰脈の見わるるものを陰　陽に乗ずとなすなり。脈　時に浮・滑にして長なりといえども、これ陰中に陽を伏すをいうなり。陽を重《かさ》ぬる⑤ものは、狂《きょう》、陰を重ぬる⑥ものは、癲《てん》。陽を脱せし者は、鬼《き》を見、陰を脱せし者は、目盲す。

【語釈】

① 伏匿——「伏」とは隠れること、「匿」は内に隠すことで、「伏匿」とは「ひそみ隠れる」意味となる。

② 更ごも相い乗ず——「陰が勝って陽に乗じ、陽が勝って陰に乗じというように陰陽が相互に乗じ襲う」ことを示す。

③ 更ごも相い伏す——「陰が勝って陽が伏し、陽が勝って陰が伏しというように陰陽が相互に潜伏する」ことを示す。

④ 居——「存在する」の意味に解釈する。

⑤ 陽を重ぬる——尺と寸がともに陽脈を得ることを「重陽」という。

⑥ 陰を重ぬる——尺と寸がともに陰脈を得ることを「重陰」という。

【現代語訳】

医学経典に「脈には潜伏するものがある」といっているが、どの臓器に隠れているので「潜伏する」というのか。

答え。これは陰陽が相互に乗じ襲い、相互に潜伏することをいっている。脈が陰部にありながら、逆に浮・滑で長の陽脈が現れる場合は、陽が陰に乗じているせいであり、ときに沈・渋で短の陰脈が出る場合があるが、これを陽の中に陰が伏すという。脈が陽部にありながら、逆に沈・渋で短の陰脈が現れる場合は、陰が陽に乗じているせいであり、ときに滑・浮・長の脈が出る場合があるが、これを陰の中に陽が伏すというのである。尺・寸ともに陽脈の者は狂症となり、尺・寸ともに陰脈の者は癲症となる。陽が脱けてしまうとありもしないものが見え、陰が脱けてしまうと、盲となってものが見えなくなる。

【解説】

脈搏を部位によって陰陽に分けると、寸部が陽で、尺部が陰となる。搏動を陰陽に分けると、浮・滑・長は陽に、沈・渋・短は陰に分けられる。陽部に陽脈が、陰部に陰脈が現れるのは正常な現象である。尺の陰部に浮・滑・長の陽脈が現れれば、陽が陰に乗じたための脈象である。ときとして沈・渋で短の脈が出たならば、陽が陰に乗じたとはいえ、陽の中にはなお陰脈がひそんでいるため、これを陽中に陰が伏す脈象というのである。寸の陽部に沈・短で渋の脈が出たら、陰が勝って陽に乗じた徴候である。ときとして浮・滑で長の脈が出たならば、陰が陽に乗じたとはいえ、陰の中にはなお陽脈が伏しているため、これを陰の中に陽が伏する脈象という。以上は脈象の二つの状態を説明したにすぎず、またその臨床的意味を、具体的に説明しているわけでもない。

本難の重点は、狂症と癲症の脈象を、識別することにある。「狂」と「癲」は異なる疾患で、「狂症」

は陽によって発病し、多くは陽が盛んすぎることによる。ゆえに尺・寸部にともに陽脈が現れる。したがってこれを「陽を重ぬる者は狂」というのである。「癲症」は陰によって発病し、多く陰が盛んすぎるために起こる。それゆえ尺、寸ともに陰脈を呈する。したがってこれを「陰を重ぬる者は癲」というのである。

狂症は陽に属し、陽の性質は落ちつきなく動き回ることなので、発病すると高いところに登って歌ったり、着ているものを脱いで歩き回るなどの症状を呈する。癲疾は陰に属し、陰は落ちついて静かな性質であるから、発病するとふさぎ込んだり、表情が一変するなどの症状を呈する。本文でいう「陽を脱せし者は鬼（幽霊などの幻覚）を見、陰を脱せし者は目盲す」という二つの症状は、決して狂症・癲症だけに見られるものではなく、他の多くの疾病でも現れる症状であり、それらの病理のメカニズムは、すべて脱陽、脱陰と切り離せない。陽は気であり、陽が脱けると気が上部を充たさなくなり、鬼などの幻覚を見るようになる。陰は精であり、精が脱けると両眼に栄養を補給できなくなり、目がつぶれて見えなくなるのである。

【本難の要点】

一、陰が陽に乗じたり、陽が陰に重じたりする脈象は、陰陽が片方だけ盛んになったり、衰えたりしたしるしであるが、しかし、陰陽がたがいに乗じても、そのなかには（もとの）陰陽が潜伏する脈象のあることを説明している。

二、陰だけで陽のない重陰の脈と、陽だけで陰のない重陽の脈は、癲症、狂症の主な脈である。

第二十一難

◎形に現れた病状と脈の状態の関係について論ずる。

【原文】

二十一難曰、経言人形病脈不病曰生、脈病形不病曰死、何謂也。然。人形病脈不病、非有不病者也、謂息数不応脈数也。此大法。

【書き下し】

二十一難に曰く、経に言う、人の形　病みて脈の病まざるを生といい、脈　病みて、形の病まざるを死という、とは何の謂ぞや。

然り。人の形　病みて脈の病まざるは、病まざる者あるに非ざるなり。息数の脈数に応ぜざるを謂うなり。これ大法なり。

【現代語訳】

医学経典には、「人が肉体のうえでは病気であっても、脈象は病んでいないのを〈生〉とし、病態の脈があって、肉体のうえには病態がまだ現れぬものを〈死〉とする」とあるが、これはどういうことか。

答え。肉体のうえで病状があっても病態の脈がないとは（別に）脈拍に本当に病象がないというわけではなく、呼吸の数と脈数が一致しないことを述べているのである。これは疾病診断の大原則である。

【解説】

本難に、「肉体のうえでは病気だが脈は病んでいない」「脈が病んでいるが肉体は病気ではない」というのは、「形（肉体）」と「脈」を対比させ、病態との不一致とその予後の関係について、説明したものである。ここには脈と証が一致するかどうか、形と気が符合するか否かという基本的精神が含まれ、かつ脈象の重要性が強調されている。なぜならば脈象は、人体の内にある真気のありのままの反映であり、予後の診断にとって特に重要な意義をもっているからである。ゆえに本難では、「人が肉体のうえでは病気であっても、脈象のうえでは病んでいないのを〈生〉とする」「病態の脈があって肉体のうえには病態がまだ現れぬものを〈死〉とする」と述べている。すなわち『素問』方盛衰論にいう、「形気に余りがあり、脈気が不足すれば死に、脈気に余りがあり、形気が不足すれば生きる」というのと同じ診察法である。

『傷寒論』平脈法篇にも、似た意味の経文がある。「脈が病んで人が病まないのを行屍といい、王気がないので、卒《つ》いに眩《くら》み仆《たお》れ、人事を識《し》らず、短命にして死ぬ。人が病んで脈が病まないのを内虚といい、穀気がないので困《くる》しむが苦はない」。こちらは王気と穀気の欠如で区別している。

徐霊胎は、「病気には浅いものと深いものがある。浅ければただ肉体の病であるだけだが、深ければ脈も病んでいる」と考えていた。つまり、「肉体のうえでは病気だが、脈は病んでいない」というのは、疾病が軽いことを指している。この場合、気血にまだ重大な変化がなく、脈象に多少の変化しか現れないので、生きることができる。「脈は病んではいるが、肉体は病気ではない」とは、邪気が深く内臓に潜伏し、疾病が重く、血気が乱れ、脈象に甚だしい影響をあたえるので、死ぬのである。

「肉体のうえで病状があっても病態の脈がない……これは疾病診断の大原則である」というのは、病人の呼吸数が脈搏数に比例しないことで、例えば滕万卿は次のように述べている。「いわゆる息の数が脈数に対応しないとは、形が病んでいるものであり、呼吸が荒く体がぶるぶる震えている。脈に邪勢があるとはいっても、わずかに胃の気は残っている〔ので死ぬことはない〕（二）」と。

なお、本難の文章には残欠があるようで、謝氏も、「本難の答えの文は、ちぐはぐで、脱落・誤りがあるようである」と述べている。

【訳注】

（一）この説は先に引用された『傷寒論』と異なり、脈と胃気とを対応させるものである。

【本難の要点】

本難では、肉体と脈の二者の病態と予後との関係を説明し、そのなかでは脈が主要であることを明らかにしている。つまり肉体のうえでは病象があっても、脈や呼吸が比較的正常ならば、すべて助かるが、脈が病的であれば肉体が正常であっても死ぬというのである。

第二十二難

◎是動病と所生病の意味について論ずる。

【原文】

二十二難曰、経言、脈有是動、有所生病、一脈変為二病者、何也。然。経言是動者、気也。所生病者、血也。邪在気、気為是動。邪在血、血為所生病。気主呴之、血主濡之。気留而不行者、為気先病也。血壅而不濡者、為血後病也。故先為是動、後所生也。

【書き下し】

二十二難に曰く、経に言う、脈に是動あり、所生病あり、と。一脈変じて二病となすとは、何ぞや。

然り。経に言う是動とは、気なり。所生病とは、血なり。邪 気に在れば、気は是動となす。邪 血に在れば、血は所生病となす。気は、これを呴《あたた》むる①を主《つかさど》り、血は、これを濡《うるお》す②を主る。気 留りて行《めぐ》らざれば、気の先ず病むるをなすなり。血 壅《ふさ》がりて濡《うるお》さざれば、血の後《おく》れて病むるをなすなり。故に先ず是動となし、後に所生なり。

【語釈】

① 呴むる――「煦（あたためる）」と同義。「薫蒸する」こと。

② 濡す――うるおし、しめらせること。

【現代語訳】

医学経典に、「十二経脈には是動《ぜどう》病と、所生《しょせい》病がある」といっているが、一つの脈に二種の病気があるというのは、どうしたわけか。

答え。医学経典にいう是動病とは、気の病であり、所生病とは血の病である。病邪が気分にある気の病が是動病で、病邪が血分にある血の病が所生病である。気はあたためることを主り、血は潤すことを主る。もし気が停滞してめぐらなくなれば、気が先に病む。血がふさがって潤さなくなれば、血がその後に病む。このため最初に是動病がきて、後に所生病が起こるのである。

【解説】

経脈は気血が運行する通路であり、気は陽に属し、血は陰に属す。「気はあたためることを主る」とは、気は人体を熱気で温め、皮膚と肉の間を薫蒸するということである。「血はうるおすことを主る」とは、血がよく筋骨を潤い湿らし、関節を滑らかにして、臓腑に栄養をあたえることを指している。人間の生命は気血の循環に依存して、その活動を維持している。もし、気が停滞すると気がまず病む。気は陽で外を主るが、長期間治らないと、病勢は陰分にまで漫延し、血の循環に影響をあたえ、血をふさいで潤さなくなる。ゆえに血はあとに病む。本難は『内経』十二経脈のなかの経文の「是動病」と「所生病」を引用しているが、実際には気の病と血の病の前後関係について述べている。「是動」「所生」という名について考えると、『霊枢』経脈篇に初めて見え、そこでは各経の病候にそれぞれ是動と所生の区別があり、具体的病状は非常に複雑に記載されている。実際には、気病と血病の前後関係は固定しておらず、先に病むのが気で是動であり、後に病むのは血の方で所生である、と断定することはできない。徐霊胎は、「これもまた経文の全文ではなく、経文の言葉を要約して一文に縮めたものである」と述べている。また、本難の上部余白に書き入れた評語では、「ここでは気血にもとづいて病を論じているが、これは『経脈篇』の本旨と違っている」と記している。さらにまた評語では、「『経脈篇』にいう是動の諸病とは、本経の病気であり、所生の病とは、他の経脈にまで及んだと類推されるものである。経文は極めて明白で、そこには決して気と血が別々に属しているという説などない」と記している。以上のことから『内経』の是動、所生病に対して、気と血の前後関係だけに限局して解釈することは、すべてを尽していることは思われない。したがってただ参考になるにすぎない。

【本難の要点】

一、是動病と所生病の意味を解説し、経脈の二種の病変において、気が先に病むのが是動病で、血が後に病むのが所生病であるとしている。

二、気血の人体における正常な生理作用として、気は温めることを主り、血は潤すことを主る。気が先に進んで、血はその後に従うため、気血の発病には時間の前後があり、かつ関連している。

第二章　経　絡

第二十三難

◎経脈の長さとその循行を論ずる。

【原文】

二十三難曰、手足三陰三陽、脈之度数、可暁以不。

然。手三陽之脈、従手至頭、長五尺、五六合三丈。

手三陰之脈、従手至胸中、長三尺五寸、三六一丈八尺、五六三尺、合二丈一尺。

足三陽之脈、従足至頭、長八尺、六八四丈八尺。

足三陰之脈、従足至胸、長六尺五寸、六六三丈六尺、五六三尺、合三丈九尺。

人両足蹻脈、従足至目、長七尺五寸、二七一丈四尺、二五一尺、合一丈五尺。

督脈任脈各長四尺五寸、二四八尺、二五一尺、合九尺。

凡脈長一十六丈二尺、此所謂十二経脈長短之数也。

【書き下し】

二十三難に曰く、手足の三陰三陽、脈の度数①、暁《さと》る可きや不《いな》②や。

然り。手の三陽の脈は手より頭に至り、長さ五尺、五六合《がっ》して三丈なり。

手の三陰の脈は手より胸中に至り、長さ三尺五寸、三六一丈八尺、五六三尺、合して二丈一尺なり。

足の三陽の脈は足より頭に至り、長さ八尺、六八四丈八尺なり。

足の三陰の脈は足より胸に至り、長さ六尺五寸、六六三丈六尺、五六三尺、合して三丈九尺なり。

人の両足の蹻脈③は足より目に至り、長さ七尺五寸、二七一丈四尺、二五一尺、合して一丈五尺なり。

督脈・任脈④は各《おのおの》の長さ四尺五寸、二四八尺、二五一尺、合して九尺なり。

凡《すべ》て脈の長さは一十六丈二尺なり。これいわゆる十二経脈の長短の数なり。

【語釈】

① 度数――ここでは、経脈の長さを測量してえられた尺寸の数を指している（ここでいう尺寸とは同身寸である）。

② 不――「否」と同じ。『正韻』「未定を示す語」。

③ 蹻脈――虞庶は、「人には陰蹻、陽蹻の二脈があり、両足で合わせて四脈である。陽蹻脈はかかとの

中から起こり、外踝を循って上行し、風池に入る。陰蹻脈もまたかかとの中から起こる。これは足の少陰の別絡である。然骨〔舟状骨〕の後から起こって内踝の上に上がり、直上して陰股〔下肢内側〕を循って陰部に入る。股を循って胸裏に上がり、欠盆〔鎖骨上窩部〕に入る。上がって人迎穴の前に出て傾内廉〔頬骨部の内側〕に入り、目内眦〔内眼角〕につながり、太陽の脈と会う」という。本難では両足の蹻脈のことを、足から目に至るといっているので、もっぱら陰蹻脈だけを指していることになる。

④督脈・任脈――どちらも奇経八脈に属している。督脈は諸陽経をすべて監督し、陽脈の海であるので「督」脈と名づけられている。任脈は諸陰経を主に任《にな》っており、女性は特に任脈の作用で懐妊するので、「任」脈と名づけられている。

【現代語訳】

手足の三陰三陽などにおいて、その脈の長短を知ることができるだろうか。

答え。手の三陽の脈は、手から頭までで、その長さは〔各々〕五尺あり、〔左右の手に三条ずつあるので〕五尺に六を乗じ、合わせて三丈の長さである。

手の三陰の脈は、手から胸中までで、その長さは〔各々〕三尺五寸あり、〔左右の手に三条ずつあるので〕三尺に六を乗じて一丈八尺、さらに五寸に六を乗じて三尺、合わせて二丈一尺である。

足の三陽の脈は、足から頭までで、その長さは〔各々〕八尺あり、〔左右の足に三条ずつあるので〕

八尺に六を乗じて、四丈八尺である。

足の三陰の脈は、足から胸までで、その長さは〔各々〕六尺五寸あり、〔左右の足に三条ずつあるので〕六尺に六を乗じて三丈六尺、さらに五寸に六を乗じて三尺、合わせて三丈九尺である。

人の両足の蹻脈は、足から目までで、その長さは〔各々〕七尺五寸あり、〔両足であるから〕七尺に二を乗じて一丈四尺、さらに五寸に二を乗じて一尺、合わせて一丈五尺である。

督脈と任脈は、いずれも長さ四尺五寸であり、〔両者では〕四尺に二を乗じて八尺、さらに五寸に二を乗じて一尺、合わせて九尺である。

以上すべての脈を合計した長さは、十六丈二尺となる。これがいわゆる十二経脈〔など〕の長短の数値である。

【解説】

本難では主に十二経脈と督・任両脈、および両足の蹻脈の長さと、その循行の方向を論述し、同時に十二経脈の手足の三陰三陽の連係について説明し、十二経脈は端のない環のように生体を循環していることを明らかにしている。

本難で説いている経脈の長さは、同身寸で計算したものである。経脈のこれらの長さは、生理上はとりたてて深い意味をもっていないが、人体内の営衛の運行に関連しており、「衛気は昼に二十五周循行し」「夜に二十五周循行する」などの脈気の流注において、理論的根拠になっている。

本難では任督両脈の起止点が述べられていないので、第二十八難を参照のこと。

【原文】

経脈十二、絡脈十五、何始何窮也。

然。経脈者、行血気、通陰陽、以栄於身者也。其始従中焦、注手太陰・陽明、陽明注足陽明・太陰、太陰注手少陰・太陽、太陽注足太陽・少陰、少陰注手心主・少陽、少陽注足少陽・厥陰、厥陰復還注手太陰。

別絡十五、皆因其原、如環無端、転相潅漑、朝於寸口人迎、以処百病、而決死生也。

【書き下し】

経脈①十二、絡脈①十五、何《いず》くに始まり何くに窮《きわま》る②や。

然り。経脈は血気を行《めぐ》らせ、陰陽を通じ、以って身を栄する③者なり。その始め中焦④よりして、手の太陰・陽明に注《そそ》ぎ⑤、陽明より足の陽明・太陰に注ぎ、太陰より手の少陰・太陽に注ぎ、太陽より足の太陽・少陰に注ぎ、少陰より手の心主・少陽に注ぎ、少陽より足の少陽・厥陰に注ぎ、厥陰より復《ま》た還って手の太陰に注ぐ。別絡十五は皆その原⑥因《よ》り⑦して環の端無きが如く、転《めぐ》りて相い潅漑し、寸口・人迎⑧に朝し⑨、以って百病に処し⑩、而して死生を決するなり。

【語釈】

①経、絡――滑伯仁「直行するものを経という。傍に出ているものを絡という。十二経には十二絡があるので、陽絡、陰絡、脾の大絡と合わせて十五絡である」。
②窮る――終止するの意味である。
③栄――「営」の字に通じる。ここでは「営養」の意味に用いている。
④中焦――三焦の一つ。ここでは胃の中脘部を指している。
⑤注ぐ――流通し、流れ込むこと。
⑥原――源のこと。十五の別絡は、いずれも経脈から分かれ出た傍支であり、経脈と同じ源から出ており、その経脈の運行と軌を一にしているという意味である。
⑦因り――「～から」の意味。
⑧寸口・人迎――すなわち手の太陰の脈口のこと。経穴でいえば、太淵穴のところ。左を人迎、右を寸口という。
⑨朝す――滑伯仁「朝とは朝会の朝のことである」。
⑩処す――処理するという意味である。

【現代語訳】

人間の十二経脈、十五絡脈はどこから始まってどこで終わるのか。

答え。経脈とは気血を運行し、陰陽を通行させて全身をめぐり養うものである。経脈の発端は胃の中脘部で、手太陰肺経、手陽明大腸経に注ぎ、手陽明大腸経から足陽明胃経、足太陰脾経に注ぎ、足太陰脾経から手少陰心経、手太陽小腸経に注ぎ、手太陽小腸経から足太陽膀胱経、足少陰腎経に注ぎ、足少陰腎経から手厥陰心包経、手少陽三焦経に注ぎ、手少陽三焦経から足少陽胆経、足厥陰肝経に注ぎ、足厥陰肝経からまた戻って上がり手太陰肺経に注ぐ。十五別絡の源は十二経脈と相い通じているので、またもともとは中焦〔胃の中脘部〕から出ているといえ、環のように循環して潅漑し、寸口・人迎に会う。したがって寸口・人迎において百病を処置することができ、生死を決定することができるのである。

【解説】

一、経脈の人体における主な機能

「経脈は気血を運行し、陰陽を通行させて、全身をめぐり養うものである」とは経絡の人体における機能を総論的に述べたものであり、『霊枢』本蔵篇に記されている「経脈は、血気を行らせ、陰陽を営み、筋骨を濡し、関節を利すものである」と同じ意味である。要するに、気血の運行は経気の作用に依拠しており、同時に生体の内外の栄養も、必ず経脈に依拠して、はじめて内外に潅ぎ運ばれることができる。経脈は内は臓腑につらなり、外は肢節に絡うので、絡脈や孫絡についていえば、さらに肌肉皮毛とも連係し、至らないところはいささかもないので、「陰陽を通行させて、全身をめぐり養うものである」というのである。

二、十二経脈の循環

手足の三陰三陽の経脈の循行概況については、すでに説明がなされていたが、その相互の間の連係状況については、まだ具体性に欠けていた。ここにきてはじめてその起止点をはっきりと説明している。その起点は中焦で、手太陰肺経から始まって手陽明に注ぎ、手陽明から足陽明という形で足厥陰肝経まで伝注して再び手太陰に戻る。こうした経脈相互の伝注によって十二経の全体の循環が形成されている。

十二経脈の陰経と陽経の全体的循環は、「環の端無きが如く転《めぐ》りて相い灌漑し」と本難にあるように、とぎれることなく行われているが、陰経と陽経の間には、直接的な関係があるのではなく、十五別絡の作用を通して、はじめて相互の伝注が行われている。したがって十五別絡は、陰経と陽経の間を結びつけて経気を伝注させる役割をになっているということができるので、上記の比喩を用いて十五別絡を説明することは適確なことである。

三、寸口を診ることの診断における重要な価値

寸口と人迎は脈診上の主要な部位であり、診断上で極めて重要な価値をもっているので、「寸口・人迎は百病を処置することができ、生死を決定することができる」と記しているのである。寸口・人迎

については、古代に二種類の意見が見られる。一つは手太陰経の太淵穴を寸口とし、喉をはさむ両傍の動脈を人迎とするものであり、もう一つは左手の寸関部を人迎とし、右手の寸関部を寸口とするものである。滑伯仁の意見によると、本難の寸口、人迎は前者とすべきだとし、「思うに人迎は足陽明胃経であり、穀気を受けて五臓を養うものである。気（寸）口は手太陰肺経であり、百脈と朝会して、バランスをはかるものである」と述べている。しかし、『難経』の「寸口のみを取る」という切脈法から見ると、後者と考えるのが妥当である。

【原文】

経云、明知終始、陰陽定矣、何謂也。

然。終始者、脈之紀也、寸口人迎、陰陽之気通於朝使、如環無端、故曰始也。終者、三陰三陽之脈絶、絶則死。死各有形、故曰終也。

【書き下し】

経に云う、明らかに終始①を知れば、陰陽定まると。何の謂いぞや。

然り。終始とは脈の紀なり。寸口・人迎は陰陽の気 朝使②に通じ、環の端無きが如し、故に始と曰うなり。終とは、三陰三陽の脈絶ゆるなり。絶ゆれば則ち死す。死に各《おのお》の形有り、故に終と曰うなり。

【語釈】

① 終始――「始」は脈気の発する源を指している。「終」は脈気が尽きることを指している。滑伯仁の説、「始とは生物の始まりと同様であり、終とは生物の死と同様である。生死を知ろうと思うなら、脈によって候う」。

② 朝使――滑伯仁の説、「朝使の朝とは、血気が水湖のようにときに応じて潅漑することをいったものであり、使とは陰陽が相互に用をなすことをいったものである」。

【現代語訳】

医学経典には、「脈気の終始についてはっきりと理解せねばならぬ。人体の陰陽・気血の反映によって定まるものだからだ」と述べられているが、この言葉はどのように理解すべきなのか。

答え。脈気の終始は、脈法の綱紀である。寸口と人迎〔に示される〕人体の陰陽・気血は、湖のようにときに応じて潅注し、環のように全身を循環し、川の流れのように絶え間なく続く。それはちょうど生命活動を有する万物のようなので、始というのである。もし三陰、三陽の脈気が絶え塞って通じなくなると、死亡する危険があり、また死亡の徴候が現れてくる。それはちょうど万物の生命活動が停止したようなので、終というのである。

【解説】

この一文は、脈診という臨床上、予後診断において価値を有する診断方法が、主に寸口と人迎の脈気によって決定されることを述べたものである。したがって、「脈気の終始は、脈法の綱紀である」というのである。また脈搏から予後を推し測るというのは、脈診上の法則である。人迎と寸口が内臓の病変を反映できるのは、肺が経脈の集合するところだからである。したがって『素問』経脈別論では、「経気は肺に帰する。肺は百脈に朝会し、精を皮毛に運ぶ」、五臓別論では、「気口は独り五臓の主である」と記して、いずれも肺気と五臓の間の関係を指摘し、肺経が五臓の病変などを反映しうる原理を説いている。「始」とは、正常な生理状況における寸口・人迎の脈搏の動力の源泉をいったものである。「終」とは、脈搏が経脈の気の尽きたことを反映すると、死亡の危険が起こることをいったものである。しかし十二経脈の脈気が絶えて死ぬ前の臨床症状は、各経でそれぞれ異なるので、「死には各の形がある」というのである。この「形」の字は死亡に先だって現れる証状を指している。死ぬ前の時期に反映される一連の証状については次の二十四難にくわしく述べられているので、参考にされたい。

【本難の要点】

一、十二経脈と奇経（蹻脈・任脈・督脈）の長さの合計は十六丈二尺である。

二、手足の三陰、三陽の経脈の循行方向を概述している。

手の三陰は胸から手に行き、手の三陽は手から頭に行く。

足の三陽は頭から足に行き、足の三陰は足から胸に行く。
三、十二経脈の相互の連絡流注の関係と、十五別絡がになう連係作用。
四、人迎・寸口の診断上の価値を説明し、とりわけ予後診断と十二経脈の気の関係を明らかにしている。

第二十四難

◎陰経と陽経の気が絶えたときの症状とその予後を論ずる。

【原文】

二十四難曰、手足三陰三陽気已絶、何以為候、可知其吉凶不。然。足少陰気絶、即骨枯、少陰者、冬脈也。伏行而温於骨髄、故骨髄不温、即肉不着骨、骨肉不相親、即肉濡而却、肉濡而却、故歯長而枯、髪無潤沢、無潤沢者、骨先死。戊日篤、已日死。

足太陰気絶、則脈不営其口唇、口唇者、肌肉之本也、脈不営、則肌肉不滑沢、肌肉不滑沢、則肉満、肉満則唇反、唇反則肉先死。甲日篤、乙日死。

足厥陰気絶、即筋縮引卵与舌巻、厥陰者、肝脈也、肝者、筋之合也、筋者、聚於陰器而絡於舌本、故脈不営、則筋縮急、筋縮急即引卵与舌、故舌巻卵縮、此筋先死。庚日篤、辛日死。

【書き下し】

二十四難に曰く、手足の三陰三陽の気　已に絶せば、何を以って候となさん。その吉凶を知る可きやいなや。

然り。足の少陰の気絶せば、即ち骨枯る。少陰は冬の脈なり、伏行して骨髄を温む。故に骨髄温まらざれば即ち肉　骨に着《つ》かず、骨肉相親まざれば、即ち肉　濡《やわら》①かにして却《ちぢ》②む。肉　濡かにして却む、故に歯　長くして枯れ、髪　潤沢無し。潤沢無き者は、骨先ず死す。戊日に篤《あつ》③く、己日に死す。

足の太陰の気絶せば、則ち脈その口唇を営《えい》せず。口唇は肌肉の本なり。脈営せざれば則ち肌肉滑沢ならず。肌肉　滑沢ならざれば則ち肉満つ④。肉　満たば則ち唇反《そ》る。唇反⑤れば則ち肉先ず死す。甲日に篤く、乙日に死す。

足の厥陰の気絶せば、即ち筋縮《ちぢ》み卵と舌とを引きて巻く。厥陰とは肝脈なり。肝とは筋の合なり。筋は陰器に聚まりて舌本に絡す。故に脈営せざれば則ち筋　縮急せり。筋　縮急せば即ち卵と舌を引く。故に舌巻き卵縮む。これ筋先ず死す。庚日に篤く、辛日に死す。

【語釈】

① 濡か――『集韻』「音は耎、輭・軟と同じで柔らかなこと」。つまり「軟らか」の意味である。

② 却む――徐霊胎の説、「却とは退き縮むことである」。

③ 篤し――『説文』「人の疾《やま》いの甚だしいものを篤という」。重病の段階になったものは、すべて「篤」

と呼びうる。

④　肉満つ――滑伯仁の説、「肌肉が滑沢でなくなり、急に盛り上がることをいったものである」。

⑤　唇反る――「唇が外に翻《かえ》る」という意味である。

【現代語訳】

手足の三陰三陽の経気がすでに絶えてしまった場合、反映される証候はどのようなものであろうか。その予後の良し悪しを確定できるものであろうか。

答え。足少陰腎経の経気が絶えると、骨が枯れる症状が現れる。少陰経は腎に属して冬を主り、内行して骨髄を温め養う。もし腎気が絶えると骨髄は温め養われなくなるので、肉は骨に附着できなくなる。そこで骨と肉の親和性がなくなり、肉は軟らかくなって萎縮する。したがって歯が細長くなって枯れたようにつやがなくなり、頭髪も光沢がなくなる。これは骨が先に死んだ現象である。この種の病気では戊〔つちのえ〕日に重篤になり、己〔つちのと〕日に死亡する。

足太陰脾経の経気が絶えると、経脈の気が、口唇を養わなくなる。口唇は、肌肉を推し測るための根本である。脾気が絶えると、経脈は十分に営養を供給できなくなるので、肌肉は滑沢でなくなる。そのために、肉は脹れて緊張し、唇は外に翻る。これは肉が先に死んだ象徴である。この種の病気では甲〔きのえ〕日に重篤になり、乙〔きのと〕日に亡くなる危険性がある。

足厥陰肝経の経気が絶えると、筋脈が収縮して睾丸が縮み上がり、舌が巻き上がる現象が現れる。

厥陰の経脈は肝に属し、肝はまた筋と相互関係がある。筋は陰器に聚合しており、また舌根と連絡している。したがって厥陰経が養わなくなると、筋脈の痙攣収縮が起こり、経筋の痙攣収縮が、睾丸と舌に影響して、舌が巻き上がり睾丸が縮み上がる証候が現れてくるのである。これは、筋が先に生命活動を絶たれてしまったからである。この種の病気では庚〔かのえ〕日に重篤になり、辛〔かのと〕日に死亡する。

【解説】

本難で述べている臨床証状は、いずれも疾病によって身体が危険に瀕しているときに現れてくるもので、主に経気が尽きて絶えた結果によって起こる。したがっていわゆる「気が先に絶える」という「気」とは、経気を指していったものである。

経気が絶えて現れる証状に関しては、三陰経、三陽経と直接関係する内臓がそれぞれ異なっており、五臓の体表の組織・七竅との関係・五栄〔爪・顔面・口唇の周囲・毛・髪〕などの現れ方にいずれもそれぞれの特徴があるので、病変過程で現れる証状も、各々異なってくる。臨床上では現れてくる証状にもとづき、経脈、臓腑などの関係と結びつけて分析を行い、診断を下すことができる。

三陰三陽の経気が絶えたときに現れる証状は、いずれも内臓およびそれと対応する五体〔筋・脈・肉・皮・骨〕や、営養が伝わり注ぐ部位などと関係する。例えば足少陰の気が絶えると、それと対応する五体中の骨骼に影響するので、骨が枯れるというのである。歯は骨のあまりなので、骨が枯れた後は、歯が細長くなって枯れたようにつやがなくなる状態が生じる。腎の栄は髪にあるので、経気が絶すると、髪は養われなくなって潤沢でなくなる。こうした種々の証状が現れることは、骨骼部分がすでに存亡の危機をむかえていることを示すものであり、死に近づいている徴候である。

最後に死亡する時期について述べている。例えば少陰腎水の病では、戊日に重篤になり己日に死ぬといっているが、戊己は土に属し、腎は水に属しているので、五行の理論にもとづけば、相剋の法則で説明することができる。その他の足太陰経と足厥陰経の病も、足少陰経のそれと同様なので、いちいち述べない。

【原文】

手太陰気絶、即皮毛焦。太陰者、肺也、行気温於皮毛者也、気弗営則皮毛焦、皮毛焦則津液去、津液去即皮節傷、皮節傷則皮枯毛折、毛折者則毛先死。丙日篤、丁日死。

手少陰気絶、則脈不通、脈不通則血不流、血不流則色沢去、故面色黒如黧、此血先死。壬日篤、癸日死。

三陰気倶絶者、則目眩転目瞑、目瞑者、為失志、失志者則志先死、死即目瞑也。

六陽気倶絶者、則陰与陽相離、陰陽相離、則腠理泄、絶汗乃出、大如貫珠、転出不流、即気先死。旦占夕死、夕占旦死。

【書き下し】

手の太陰の気　絶せば、即ち皮毛焦《やく》る(一)。太陰は肺なり、気を行《めぐ》らせ皮毛を温むる者なり。気　営せざれば則ち皮毛焦る。皮毛焦るれば則ち津液去る。津液去れば即ち皮節傷る。皮節傷るれば則ち皮枯れ毛折る。毛の折るるは則ち毛先ず死す。丙日に篤く、丁日に死す。

手の少陰の気絶せば則ち脈通ぜず。脈通ぜざれば則ち血流れず。血流れざれば則ち色沢去る。故に面色黒きこと黧の如し、これ血先ず死す。壬日に篤く、癸日に死す。

三陰の気倶に絶ゆれば則ち目眩《くら》み①、転じて目瞑《くら》し②。目瞑きは志を失うが為なり。志を失う者は則ち志先ず死す。死して即ち目瞑す。

六陽の気倶に絶ゆれば、則ち陰と陽と相い離る。陰陽相い離るれば則ち腠理《そうり》泄③し、絶汗④乃ち出づ。大なること貫珠④の如く、転《うた》た出でて流れず。即ち気先ず死す。旦《あした》に占《うかが》えば夕《ゆうべ》に死す。夕に占えば旦に死す。

【語釈】

① 眩む——楊玄操の説、「眩とは乱れることであり、目が乱れて人を識別できないことをいったものである」。つまり「ものを視るとかすむ」意味である。

② 瞑し——目を閉ざされてしまうこと。楊玄操「瞑とは閉ざされることである」。

③ 腠理——ここでは汗腺を指している。

④　絶汗、貫珠――楊玄操の説、「絶汗とは汗が珠のように出ることである。体表に汗が出て、珠をつなぎあわせたように肌肉にくっついて流れ出さないので、貫珠という」。

【現代語訳】

手太陰肺経の経気が絶えると、皮毛が枯れてやつれる。太陰経は肺に属し、経気をめぐらせて皮毛を温めるので、太陰の経気が皮膚を養わなくなると、皮毛は必然的に枯れてやつれるのだ。皮毛がやつれると、津液が不足する。津液が不足すると、皮膚や関節はすべて損傷し、皮膚が枯れ毛が折れる状態が現れる。これは気が先に死んだ現象である。この種の病気では丙〔ひのえ〕日に重篤になり、丁〔ひのと〕日に死亡する。

手の少陰の経気が絶すると、経脈は暢やかに通じなくなる。経脈が暢やかに通じないと、血は運行できなくなるので、色つやが不足して顔面部は黒色を呈す。これは血が先に死んだ徴候である。この種の病気では、壬〔みずのえ〕日に重篤になり、癸〔みずのと〕日に死亡する。

手足の三陰経の気がすべて絶すると、しだいに眼がまわって眼の前がくらくなり、ついには眼が閉ざされてしまう。これは主に五志が主宰する関係を失ったためである。人の五臓はすべて陰に属しているが、今、三陰が絶してしまうと、五臓はすべてその志を失ってしまう。五志がともに亡ぶと、目が閉ざされて死ぬのである。

六陽の経気がすべて絶すると、陰陽の気は隔離してしまう。陰陽の気の隔離によって、陽気は腠理を固められなくなるので、毛孔は開いて汗が大量に出てくる。汗は皮膚上で数珠を連ねたようになって流れ出さない。これは気が先に死んだ徴候である。もし朝こうした徴候が見られたら、夜には死ぬ。夜こうした徴候が見られたら、翌朝には死んでしまう。

【解説】

手の太陰、手の少陰および三陰の気が、ともに絶した証状は、足の三陰の経脈の病変のなかで現れる証状と同じではないが、その原理は同一であり、診断上、すこぶる価値を有するものである。六陽の経気が尽きるに至ると、さらに病は重篤になるので、陰陽が相い離れるというのである。陰陽が相い離れた情況下では、往々にして「腠理泄し、汗乃ち出づる」状態が現れてくる。汗が数珠大でつぎつぎと出て流れ出さないのが、絶汗である。臨床上、この汗液が見られるのは亡陽ではなく亡陰である。汗が出る際には、津液もこれに随って外に泄れてくるが、甚だしく泄れるので、死の危険に瀕するのである。したがって経文には、「もし朝こうした徴候が見られたら、夜には死ぬ。夜この徴候が見られたら、朝には死ぬ」と記している。本難で論じている病候と臨床上の予後診断は、『霊枢』経脈篇に記載されている、陰気と陽気が絶えた証状と、大体において同じであるが、足太陰経については多少違いがある。その論述内容は、本難の方が妥当であろう。『霊枢』経脈篇では、「足太陰脾経の経気が絶えると、経脈は水穀の精微を輸布して肌肉を養うことができなくなる。口唇は肌肉を推し測る根本である。〔脾気が絶えると〕経脈は十分に営養を供給できなくなるので、肌肉は軟らかくなって縮む。

肌肉が軟らかくなって縮むと、舌は萎えて人中部が脹れて緊張し、唇は外に翻る。これは肉が先に死んだ象徴である。この種の病気では甲日に重篤になり乙日に亡くなる危険性がある。これは木が土を剋すからである」と述べている。

本難で論述している証状や死亡期日などについての、我々の理解は次の通りである。

人体の皮毛・筋骨・血肉など、各部分の組織がたえず生長し、その正常な活力を維持するためには、内部の臓器の供給に依拠しなければならず、供給の過程では、また経脈の気による運搬に全面的に頼らなければならない。したがって内にある臓器が病変し、重篤になったときには、必ず経気が消耗しきって、各部分に対する営養の供給が停止状態に陥る。しかし各部の組織とそれが属する臓器・経絡が異なるので、経気が絶えたことは同じであっても、現れる証状は決して同じではない。このことから臨床上、患者に現れる証状にもとづいて、どの経のどの臓腑の病変かを測り知ることができる。これも一種の証に随ってその原因を求める（随証求因）診断方法である。ある経の経気が絶えた後に示されている死亡期日は、古代の人々が期日を仮定して、死亡に至るまでの時間の速さを説明したのである。そのなかには予測が含まれており、あの患者は何日に重篤になって何日に死ぬだろう、と世間でよくいうのと、同様の意味合いである。足少陰の気が絶すると戊日に重篤になり己日に死ぬというのを、一般にどの注釈家も土が水を剋すからと考えており、足太陰の気が絶すると甲日に重篤になり乙日に死ぬというのは、木が土を剋すからであると考えている。これは五行の相生相剋を運用して予後を診断したものである。

【訳注】

（一）「焦」の意味、原書だけではどう解釈しているかわからないが、最近の『難経校釈』などに従い「憔」（やつれる）で解釈しておく。ただ『霊枢』終始篇や仁和寺本『太素』中の用例から考えると、「燋」（こげる）が原義ではないかと思う。

【本難の要点】

主に十二経の経気が絶えたときに現れる証状について説明するとともに、予後を診断しており、重篤になる期日と死亡する期日を予測している。

第二十五難

◎十二経脈の数を論ずる。

【原文】

二十五難曰、有十二経、五蔵六府十一耳、其一経者、何等経也。

然。一経者、手少陰与心主別脈也、心主与三焦為表裏、倶有名而無形、故言経有十二也。

【書き下し】

二十五難に曰く、十二経有りて、五蔵六府は十一のみ。その一経は何等《いか》なる経ぞや。

然り。一経とは、手の少陰と心主の別脈なり。心主と三焦とは、表裏をなし、倶に名有りて形無し。故に経に十二有りと言うなり。

【現代語訳】

経脈は十二あるが、五臓六腑を合わせると十一経しかない。残りの一経は何なのか。

答え。この一経とは手少陰と心包絡の別脈である。手厥陰心主（二）と手少陽三焦は互いに表裏であり、どちらも名があって形がないので、合わせて十二経としたのである。

【解説】

経脈と内臓は相互に貫通している。ただ五臓六腑は十一の臓器があるだけなのに、経脈の面では十二経脈があり、手厥陰経が一つ多い、これが本難で論じている心主の別脈である。本難に述べられていることにもとづけば、心主の脈は三焦と表裏をなしている。『霊枢』経脈篇にも、心主手厥陰経についての記述があり、そこでも十二経脈と内臓とを符合させている。

【訳注】

（一）　原文は「手少陰心主和手少陽三焦互為表裏」であるが、手少陰心主は手厥陰心主と改めた。

【本難の要点】

十二経脈の数を説明し、五臓六腑にさらに心包絡一つを加えている。

第二十六難

◎十五別絡の数を論ずる。

【原文】

二十六難曰、経有十二、絡有十五、余三絡者、是何等絡也。然。有陽絡、有陰絡、有脾之大絡。陽絡者、陽蹻之絡也、陰絡者、陰蹻之絡也、故絡有十五焉。

【書き下し】

二十六難に曰く、経に十二有り、絡に十五有り。余の三絡は、これ何等《いか》なる絡ぞや。然り。陽絡有り、陰絡有り、脾の大絡有り。陽絡なる者は、陽蹻の絡なり、陰絡なる者は、陰蹻の絡なり。故に絡に十五有り。

【現代語訳】

経脈は十二あり、絡脈は十五あるが、十二経脈の十二絡を除いた残りの三絡とは何なのか。

答え。この三絡とは陽絡、陰絡、脾の大絡である。いわゆる陽絡とは陽蹻の絡であり、陰絡とは陰蹻の絡である。したがって十五絡というのである。

【解説】

「経」とは十二経脈を指し、「絡」とは十五別絡を指している。絡脈はもともと十二経脈から分かれ出た小支脈なので、十二経脈には相応する十二絡があるが、そうすると絡脈が三余る。〔この三絡とは脾の大絡、陽絡、陰絡で〕、脾の大絡の出ている大包穴の部位は淵液穴の下三寸〔淵液穴は足少陽胆経の腧穴であるが、大包穴の位置を明らかにするために提示した〕である。陽絡は陽蹻脈の別絡であり、外踝部の中衝(二)から分かれ出ており、陰絡は陰蹻〔脈〕の別絡で〔内踝部の〕照海から分かれ出ている。十二経の別絡に、上述の陽絡、陰絡および脾の大絡を加えると合計で十五絡になる。

十五絡は、経気と絡気が交会する部位であり、重要な絡穴でもある。したがって絡穴は一般の腧穴とは異なる。生理上では、経脈の間で経気を循環し流注し連絡させるパイプの役割をにない、主治の面では、独特の主治証候と、比較的良好な治療効果を有している。したがって針灸治療では、十五絡を相当重要視している。

本難の十五絡と、『霊枢』経脈篇に記されている十五絡とは、基本的に同じであるが、陰絡と陽絡についてだけは異なっている。『霊枢』経脈篇のなかでは任脈の別である「屏翳《へいえい》(二)」、督脈の別である「長強」を、陰陽二絡としており、互いに参考にすべきである。

(附記) 十五絡の名称

手の太陰の絡名は列欠、手の少陰の絡名は通里、手の心主の絡名は内関、手の太陽の絡名は支正、手の陽明の絡名は偏歴、手の少陽の絡名は外関、足の太陽の絡名は飛陽、足の少陽の絡名は光明、足の陽明の絡名は豊隆、足の太陰の絡名は公孫、足の少陰の絡名は大鐘、足の厥陰の絡名は蠡溝《れいこう》、陰蹻の絡名は照海(任脈の絡名は屏翳)、陽蹻の絡名は中衝(督脈の絡名は長強)、脾の大絡は大包である。

【訳注】

(一) 中衝穴は手厥陰心包経の井穴である。外踝部で陽蹻脈とつながっている腧穴は申脈穴なので、なぜ中衝穴といっているのか訳者には不明。

(二) 屏翳穴は会陰穴の別称。

【本難の要点】

本難では十五絡の数について説明している。すなわち十二経には十二絡があり、さらに陰陽二絡および脾の大絡を加えて十五絡としている。

第二十七難

◎奇経の意義と内容を論ずる。

【原文】

二十七難曰、脈有奇経八脈者、不拘於十二経、何也。

然。有陽維、有陰維、有陽蹻、有陰蹻、有衝、有督、有任、有帯之脈。凡此八脈者、皆不拘於経、故曰奇経八脈也。

経有十二、絡有十五、凡二十七気、相随上下、何独不拘於経也。

然。聖人図設溝渠、通利水道、以備不然、天雨降下、溝渠溢満、当此之時、雱霈妄行、聖人不能復図也、此絡脈満溢、諸経不能復拘也。

【書き下し】

二十七難に曰く、脈に奇経①八脈なる者有り、十二経に拘わらざるは何ぞや。

然り。陽維有り、陰維有り、陽蹻有り、陰蹻有り、衝有り、督有り、任有り、帯の脈有り。凡そこの八脈は、皆経に拘わらず、故に奇経八脈と曰うなり。

経に十二有り、絡に十五有り、凡そ二十七気、相い随いて上下す。何ぞ独り経に拘わらざるや。

然り。聖人②溝渠《こうきょ》を図③り設け、水道を通利し、以って不然④に備う。天雨降下せば、溝渠溢満す。この時に当りて、霶霈《ほうまい》⑤妄行せば聖人も復た図ること能わざるなり。この絡脈満溢せば、諸経復た拘わること能わざるなり。

【語釈】

① 奇経——楊玄操は、「奇とは異のことである。この八脈は十二経脈に制約されず、別の道を行き、正経と異なるところがあるので、奇経といわれている」という。虞庶は「奇とは斜〔正でない、「邪」に通ずる〕のことであり、零〔余り〕のことである。〔表裏〕対応するものがないという意味である」という。「奇経」は十二経以外の経脈であり、臓腑と表裏配偶関係にないので、正経と区別して、これを「奇経」というのである。

② 聖人——ここでは極めて有能な人を指している。

③ 図る——「画策する」の意味である。

④ 不然――「不測」の意味である。

⑤ 雱霈――もともとは「滂沛」と書き、大雨が降る情景を形容したものである。例えば揚雄の「甘泉賦」には、「雲がわきあがって、雨が滂沛として降る」とある。（二）

【現代語訳】

経脈の中に奇経八脈と呼ばれるものがあり、十二経脈の範囲に属さないが、それらはどのような状況なのか。

答え。陽維、陰維、陽蹻、陰蹻、衝脈、督脈、任脈、帯脈があり、これら各経はいずれも十二正経の内に属さないものなので、奇経八脈というのである。

経脈は十二あり、別絡は十五あって、合わせて二十七経絡の気があるが、それらは経気の循行において、上下で相互に貫通しているのに、奇経はどうして十二正経に隷属していないのだろうか。

答え。例えば聖人は溝渠を作って水道を通利し、不測の災害を予防しようと図るが、もし雨が降って、溝渠内に雨水が一杯にたまったときには、雨水が氾濫して妄行してしまう。こうした状況では、聖人でもよい方法が浮かばないものである。人の絡脈があふれたときの諸経の関係も、これと同様であり、したがって奇経八脈を十二経脈の範囲内に入れることはできないのである。

【解説】

一、本難の冒頭の二句、「脈に奇経八脈なる者有り、十二経に拘わらざる」とは、奇経八脈が十二経の範囲内に属していないことを述べたものである。「奇」とは単独で偶するものがないという意味であり、また「異」の字で解釈することもできる。これらは、奇経が十二正経と同じでないことを示したものである。事実、奇経八脈は、生理機能のうえでも、正経との関係のうえでも、十二経脈とかなり異なるが、その主な相異は、次の数点にまとめることができる。

1　奇経八脈は、手経と足経の区別がなく、一部の経では陰経と陽経の連係もない。

2　奇経八脈と内在する臓腑には、直接的な属絡関係が生じない。

3　奇経八脈において、督脈と任脈の二脈を除く他の六脈は、いずれも独立した腧穴をもっていない。

二、十二経脈と十五別絡の二十七経絡の経気は、特定の経の路線の内だけにとどまっているのでなく、相互の間でいずれも貫通している。このことは、また生理上における〔有機体としての〕全体性の関係を示すものである。したがって、「あわせて二十七経絡の気があるが、それらは経気の循行において、上下で相互に貫通している」と記されているのである。

三、十二経脈、絡脈および奇経八脈の、人体における作用は、比較的広範である。だからこそ『霊枢』本蔵篇は、経脈の生理上の機能について概括的な論述を行い、「経脈とは、血気を行《めぐ》らせて陰陽を営《めぐら》せ、筋骨を濡し、関節を利するものである」と述べている。これは経脈の機能を総体的に論じたものであるが、具体的にいえば、奇経八脈と十二経の間には、生理機能の面でも区別がある。本難の後の一節、「聖人は溝渠を作って水道を通利し、……よい方法が浮かばないものである」は、比喩的な論法で、十二経脈と奇経八脈の生理機能上の主な区別を説明したものである。十二経脈は気血を運行し、また生体の内部と外部を有機的に連係する主幹線である。したがって『十四経発揮』では、「思うに人の気血は、常に十二経脈をめぐっている」と述べている。それに対し、奇経八脈はただ十二経の余分の気血を貯蔵するだけである。そこで『十四経発揮』では、奇経の生理機能に対し、「諸経が満ち溢れれば奇経に流入する」と考え、さらに、「聖人が溝渠を作って水の氾濫に備えれば、氾濫の患いがない。人に奇経があるのも同様である」と述べている。以上のことから、十二経脈と奇経八脈の間には機能上、かなり連係したところがあるが、同時に異なるところも多々あることが理解できる。

【訳注】

（一）本書原文は「雲飛物兮雨滂霈」に作る。物は揚の誤り。「滂霈」は『漢書』には「滂沛」に作る。

【本難の要点】
一、奇経は十二経の範囲に属さないことを指摘し、同時に奇経八脈の名称を具体的に述べている。
二、経脈の生理機能における全体性〔について述べる〕。
三、奇経八脈と十二経脈の、生理上における主な区別を説明している。

第二十八難

◎奇経八脈の循行と起止点を論ずる。

【原文】
二十八難曰、其奇経八脈者、既不拘於十二経、皆何起何継也。
然。督脈者、起於下極之兪、並於脊裏、上至風府、入属於脳。
任脈者、起於中極之下、以上毛際、循腹裏、上関元、至喉咽。
衝脈者、起於気衝、並足陽明之経、夾斉上行、至胸中而散也。
帯脈者、起於季脇、回身一周。
陽蹻脈者、起於跟中、循外踝上行、入風池。
陰蹻脈者、亦起於跟中、循内踝上行、至咽喉、交貫衝脈。

陽維、陰維者、維絡於身、溢畜不能環流潅漑諸経者也。故陽維起於諸陽会也。陰維起於諸陰交也。比於聖人図設溝渠、溝渠満溢、流於深湖、故聖人不能拘通也。而人脈隆盛、入於八脈而不環周、故十二経不能拘之、其受邪気、畜則腫熱、砭射之也。

【書き下し】

二十八難に曰く、その奇経八脈なる者、既に十二経に拘わらざれば、皆何《いず》くに起こり、何くに継《つ》ぐ①や。

然り。督脈は下極の兪②に起こり、脊裏《せきり》に並び上がりて風府③に至り、入りて脳に属す。

任脈は、中極④の下に起こり、以って毛際に上がり、腹裏に循《そ》いて関元⑤に上がり、喉咽に至る。

衝脈は、気衝⑥に起こり、足の陽明の経に並び斉を挾みて上行し、胸中に至りて散ずるなり。

帯脈は季脇⑦に起こり、身を回りて一周す⑧。

陽蹻脈は跟中に起こり、外踝に循いて上行し、風池⑨に入る。

陰蹻脈もまた跟中に起こり、内踝に循いて上行し、咽喉に至り、衝脈と交り貫く。

陽維、陰維は、身を継ぎ絡い、溢畜⑩して諸経に環流灌漑すること能ざるものなり。故に陽維は諸陽の会⑪に起こるなり、陰維は諸陰の交⑫に起こるなり。

比《たと》えば聖人溝渠を図り設くるも、溝渠満溢して、深湖に流れ、故に聖人も拘通すること能わず⑬。而して人の脈隆盛なれば、八脈に入って環周せず⑭、故に十二経脈もこれに拘わること能わず。それ邪気を受けて、畜《たくわ》うれば則ち腫熱す、砭もてこれを射《さ》す⑮なり。

【語釈】

① 継ぐ――『経脈』では「繫」とする。「系」と同じ。徐霊胎「継は続である」。

② 下極の兪――体幹の最も下の、前陰と後陰の間の「会陰穴」を指している。

③ 風府――穴名。項部正中線上で、髪際を一寸入った陥凹部。

④ 中極――穴名。臍下四寸のところ。

⑤ 関元――穴名。臍下三寸のところ。

⑥ 気衝――穴名。別名「気街」。下腹部の帰来穴の下一寸で、曲骨穴の傍二寸。

⑦ 季脇――側胸部の最下部の最も短い肋骨のところ。

⑧ 身を回りて一周す――腰部のところを帯をしめるような状態で一周すること。

⑨ 風池――穴名。風府穴の両傍の陥凹部。

⑩ 溢畜――「畜」は「蓄」と同じ。「溢畜」とは満ち溢れて余ったものを蓄積し、貯留するという意味である。

⑪ 諸陽の会――膀胱経の「金門」穴の部位を指している。足の外踝の前下方。

⑫ 諸陰の交――腎経の「築賓」穴のところを指している。足の内踝の上方。

⑬ 拘通すること能わず――その流通を止めることはできないという意味。

⑭ 環周せず――徐霊胎の説、『環周せず』とは十二経に復帰しないことを述べたものである」。

⑮ 砭もてこれを射す——奇経の病候の、治療方法における特殊性を指している。例えば、徐霊胎は「奇経の脈は環周しないので、出口がない。ただ砭石でこれを射せば、邪気は血とともに出て、病は治る」と述べている。

【現代語訳】

奇経八脈が十二経の範囲に属さないのならそれらはどこから起こり、どこに連係しているのか。

答え。督脈《とくみゃく》は下極の会陰穴《えいんけつ》から起こり、脊中《せきちゅう》に順って上行し風府穴《ふうふけつ》に至り、脳に入る。

任脈《にんみゃく》は、中極の下から起こり、毛際を経て腹壁の内にあって腹部正中線上に沿って上行し、関元を経て、咽喉部に至る。

衝脈《しょうみゃく》は気衝に起こり、足陽明胃経の内側と胃経と並行して、臍の両傍を挟んで上行し、胸中に至って散ずる。

帯脈《たいみゃく》は胸腹両側の季脇部に起こり、腰帯をしめるように腰を一周する。

陽蹻脈《ようきょうみゃく》も足跟部に起こり、足の外踝に沿って上行し、風池穴に入る。

陰蹻脈《いんきょうみゃく》も足跟部に起こり、足の内踝に沿って上行し、咽喉部に至って衝脈と相貫通する。

陽維、陰維脈は全身を網状に絡い、両脈は満ち溢れた気血を蓄積するが、十二経の中を循環周流して潅漑することはできない。したがって陽維脈は諸陽の会する地に起こり、陰維脈は諸陰の交わる所に起こる。例えば聖人が溝渠を作って水運を通そうと図っても、溝渠が満ち溢れれば深湖に流入し、聖人でもその流通を阻止することはできないようなものである。人体の経脈中を流れ行く血気も、盛んになると奇経八脈という別道に入って〔十二経脈を循環周流しないので〕、十二経脈がそれを統制することはできない。このことと溝渠、深湖の水流の関係とは、同様である。八脈が邪を受け、蓄積してめぐらなくなると、腫熱に変わる。したがって治療上では、砭石でこれを射刺するのである。

【解説】

本難と、その前の二十七難は関連したもので、引き続き奇経八脈の問題について述べている。本難では奇経八脈の起止点と循行部位に対し、さらに具体的な説明を行い、奇経八脈の人体における分布について、明確な認識がもてるようにしている。その中で、「聖人が溝渠を作って……ようなものである。人体の経脈中を流れ行く気血も、盛んになると奇経八脈という別道に入って十二経脈中を循環周流しない」という一節は、二十七難と同じ意味であり、また奇経八脈と十二経の、生理機能上における相互関係と相異点を示したものである。

最後に述べている「邪を受け、蓄積してめぐらなくなると、腫熱に変わる。したがって治療上では、砭石でこれを射刺するのである」とは、奇経八脈が、病理上も十二経脈とかなり異なっていることを示している。奇経八脈は、邪を受けると容易に発泄しないで、しばしば欝して解けなくなり、久しく欝すると変化して腫熱の証になるので、「蓄積してめぐらなくなると、腫熱に変わる」と述べているのである。しかし第二十九難で論じている奇経の病とは、その意味を異にしている。そこで治法のうえでも砭刺療法を採用しているのである。それゆえ丁錦は、「これは、十二経脈が八脈を統制することはできない、といっているのであり……それゆえその受けた邪も、諸経に通じることができない。蓄積して腫熱となる理由である。〔したがって〕それを砭石で刺して、その所に蓄積した血を出すのである」と述べている。

【本難の要点】

一、奇経八脈の起止点と循行路線。
二、奇経八脈と十二経脈の生理機能上の区別。
三、奇経八脈の病候および治療上の特徴を説明している。

第二十九難

◎奇経八脈における発病の証候を論ずる。

【原文】

二十九難曰、奇経之為病何如。

然。陽維維於陽、陰維維於陰、陰陽不能自相維、則悵然失志、溶溶不能自収持。陽維為病苦寒熱。

陰維為病苦心痛。陰蹻為病、陽緩而陰急。陽蹻為病、陰緩而陽急。衝之為病、逆気而裏急。督之為病、脊強而厥。任之為病、其内苦結、男子為七疝、女子為瘕聚。帯之為病、腹満、腰溶溶若坐水中。此奇経八脈之為病也。

【書き下し】

二十九難に曰く、奇経の病為《た》るやいかん。

然り。陽維は陽を維《つな》ぎ、陰維は陰を維ぐ。陰陽自ら相維ぐこと能わざれば則ち悵《ちょう》①然として志を失い、溶溶②として自ら収持すること能わず。陽維の病為るや、寒熱に苦しむ。陰維の病為るや、心痛に苦しむ。陰蹻の病為るや、陽緩にして陰急なり。陽蹻の病為るや、陰緩にして陽急なり。衝の病為るや、逆気して裏《うち》に急なり。督の病為るや、脊強《こわ》くして厥す。任の病為るや、その内結に苦しみ、男子は七疝《せん》③となり、女子は瘕聚《かしゅう》④となる。帯の病為るや、腹満ち、腰溶溶として水中に坐するが如し。これ奇経八脈の病為るなり。

【語釈】

① 悵——「欝欝として暢やかでない」という意味である。

② 溶溶——水勢が大きい様を示す語であるがここでは病態を指している。滑伯仁が、「溶溶とは無力の様相」と述べているのが、当を得ているとすべきである。

③　七疝――衝疝、狐疝、癩《たい》疝、厥疝、瘕疝、𤸎《たい》疝、癃《りゅう》疝の七種類の疝気のこと。

④　瘕聚――「瘕」には「仮」の意味が含まれており、他のものを借用して形をなしていることを指している。「聚」とは積聚のこと。「瘕聚」とは結聚の疾病を指している。

【現代語訳】

奇経の病候はどのようなものであろうか。

答え。陽維脈は諸陽脈を網の目のように絡《まと》い、陰維脈は諸陰脈を網の目のように絡う。もし陰陽の維脈が相互に維《つな》ぎ係われなくなると、茫然自失として、全身無力になり、自分の考えで処理することができなくなる。単純な陽維脈の病では、常に悪寒発熱に苦しむ。陰維脈の病では、常に心痛に苦しむ。陰蹻脈の病では、陽側が弛緩して、陰側が痙攣収縮する。陽蹻脈の病では陰側が弛緩して陽側が痙攣収縮する。衝脈の病では気が上衝して腹中が痙攣収縮する感じを覚える。督脈の病では、脊背部が強直したり、重篤な場合は昏厥〔意識障害を起こし手足が痙攣する〕が起こる。任脈の病では、急激な硬結が腹中に起こり、男子では七種の疝気が発生し、女子では瘕聚が発生する可能性がある。帯脈の病では、腹部が脹満し、腰部は弛緩して力が入らず、水の中に坐っているような無力と寒気を覚える。以上に述べた病候は、すべて奇経八脈の病候に属するものである。

【解説】

奇経八脈の病変の状況についての本難の記述は、比較的簡単で、なかなか理解しにくいので、次に各経ごとに詳細に述べて参考に供したい。

一、陽維脈、陰維脈の生理とその病変

一、生理――「陽維は陽を維ぎ、陰維は陰を維ぐ」とは、陰陽両維脈の生理機能を指したものである。「維」とは維ぎ係わるという意味である。陽維脈は一身の表を主り、陰維脈は一身の裏を主るので、陽維、陰維の両脈には全身の経脈を連係させる作用があり、両脈はそれぞれ陰経と陽経を調節することができる。

二、病変――「陰陽自ら相継ぐこと能わざれば則ち悵然として志を失い、溶溶として自ら収持すること能わず」とは、陰陽が相互に維ぎ係わることができなくなった後に生じる証状を、概括的に説明したものであるが、さらに下文で、「陽維の病為るや寒熱に苦しむ。陰維の病為るや心痛に苦しむ」と具体的に指摘している。

(1)**「陽維の病為るや寒熱に苦しむ」**――陽維は一身の表を主ること、および陽維は陽を維ぐという生理機能からいえば、陽維脈と三陽経には密接な関係があり、したがって「寒熱に苦しむ」とは、実質的には三陽経の表証を包括したものである。三陽経の病では、いずれも寒熱の証状が現れる。例え

ば、太陽経では形寒発熱、陽明経では先寒後熱、少陽経では往来寒熱の症状が現れる。こうした寒熱の症状は、いずれも陽維脈と関係があり、したがって「陽維の病為るや寒熱に苦しむ」というのである。

(2)**「陰維の病為るや心痛に苦しむ」**——陰維は陰を維ぎ、一身の裏を主るので、丁錦は、「陰維の脈は陰を維ぎ絡う。陰は営であって裏を主る。営は血に属し心を主る。そこで邪を受けて病となると必ず心痛に苦しむ」と述べている。

二、陰蹻脈、陽蹻脈の病変

「陰蹻の病為るや陽緩にして陰急なり」とは、陰蹻脈が邪を受けると陰蹻脈が痙攣し、陽蹻脈はそれに対応して弛緩することであり、それゆえ「陽緩にして陰急なり」というのであるが、これは経絡自体の病理的変化を指しただけで、具体的症状の明確な説明は行われていない。

「陽蹻の病為るや陰緩にして陽急なり」の意味も、上と同じである。

「陰蹻の病」では、多くの場合、肢体の外側の筋肉が弛緩して、内側の筋肉が痙攣収縮し、「陽蹻の病」では、多くの場合、肢体の内側の筋肉が弛緩して、外側の筋肉が痙攣収縮する。

三、衝脈の病変

「衝の病為るや逆気して裏に急なり」。衝脈の循行については、第二十八難のなかで、「気衝に起こり、足陽明胃経に並行して、臍の両傍を挟んで上行し、胸中に至って散ずる」と述べられている。衝脈の気が失調すると陽明の気と相並んで上逆するので、嘔吐気逆が現れる。したがって「逆気」というのである。次の「裏急」については、丁錦は腹痛を指しているものとみている。

四、督脈の病変

「督の病為るや、脊強くして厥す」。「脊強くして」とは、主に脊柱の強直のことであり、重篤な場合は弓なり緊張になる。「厥」とは逆乱して意識がはっきりしなくなり、重篤な場合は、手足の痙攣の現象を指したものである。こうした証状は、熱が甚だしくて風を動かし痙厥になったときにしばしば現れるが、督脈が脊柱の中を行って脳に上行するので、督脈と密接な関係をもっている。したがって治療の際には、督脈に注意を払わなければならない。

五、任脈の病変

「任の病為るや、その内　結に苦しみ、男子は七疝となり、女子は瘕聚となる」。「その内　結に苦しみ」とは、患者の腹中に急激な硬結が起こって気が流れなくなることで、男子の七疝、女子の瘕聚の病変のなかには、いずれもこのような症状が現れる。

六、帯脈の病変

「帯脈の病為るや、腹満ち、腰溶溶として水中に坐するが如し」とは、ある種の疾病に現れる証候群ではなく、一連の疾病が帯脈の病変を引き起こして起こる、共通の自覚証状である。例えば帯脈の病変によって起こる女性の赤白帯下、男子の癩疝などは、おおかた、腹部が脹満し、腰部は弛緩して力が入らず、水の中に坐っているような無力と寒気を覚えるなどの症状を伴う。その作用の機序を推察してみると、帯脈は季脇に起こり、腰帯をしめるように体幹を一周して、諸経をすべて束ね、妄りに行かないようにしている。そこで帯下や癩疝などの証も、帯脈の虚憊によって引き起こされたものに属すので、常に腹部の脹満や腰部が弛緩して力が入らず、水の中に坐っているような無力と寒気を覚えるなどの症状が現れるのである。

【本難の要点】

本難は、奇経八脈の病変の概況を、個別的に説明している。

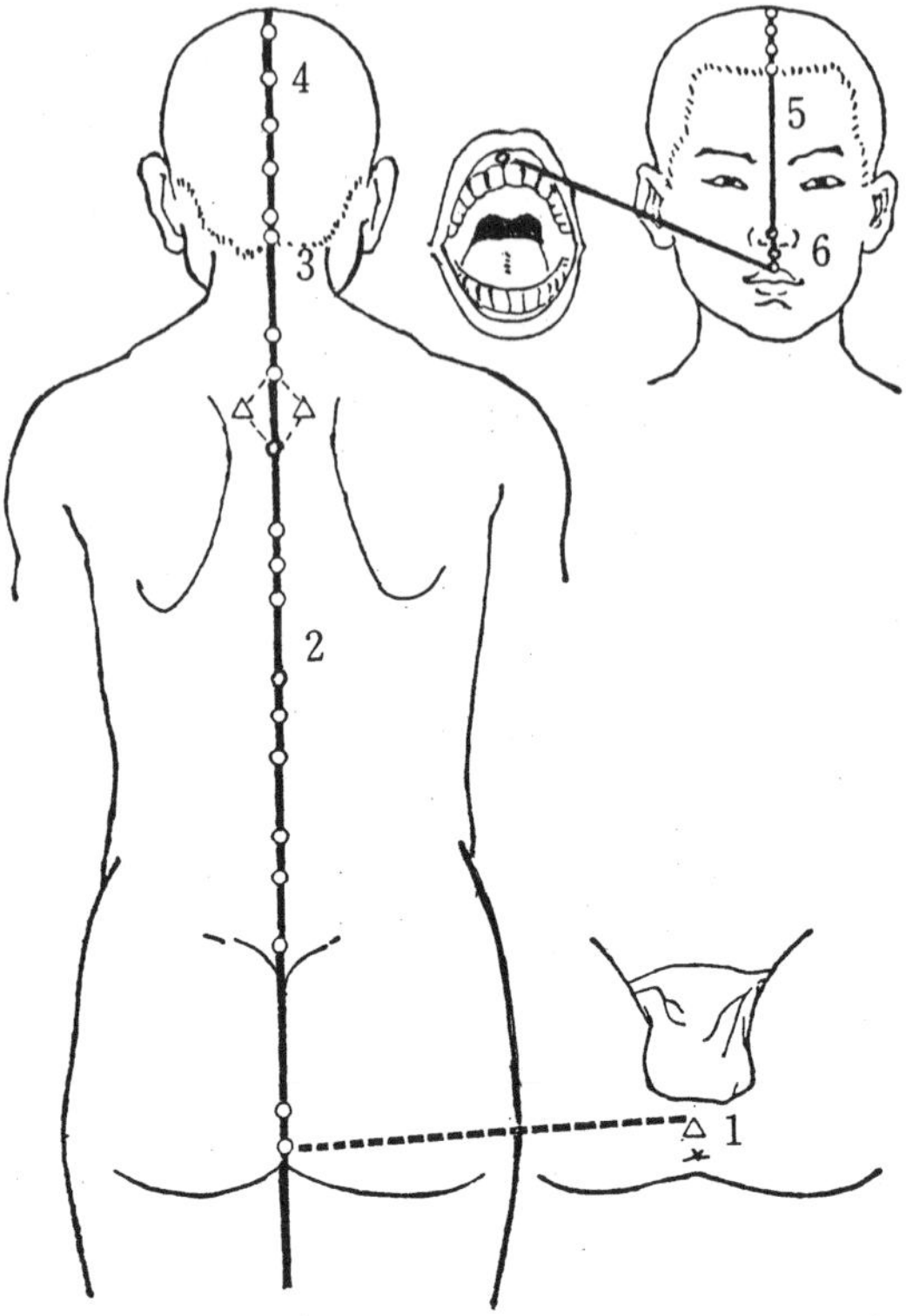

【附】奇経八脈の循行部位と病候関係図

1．督脈

①下極の兪に起こり、

②脊裏に並んで、

③上がって風府に至り、入って脳に属する。

④巓を上がり、

⑤額を循り、

⑥鼻柱に至る。

◎督の病たるや脊強くして厥す。

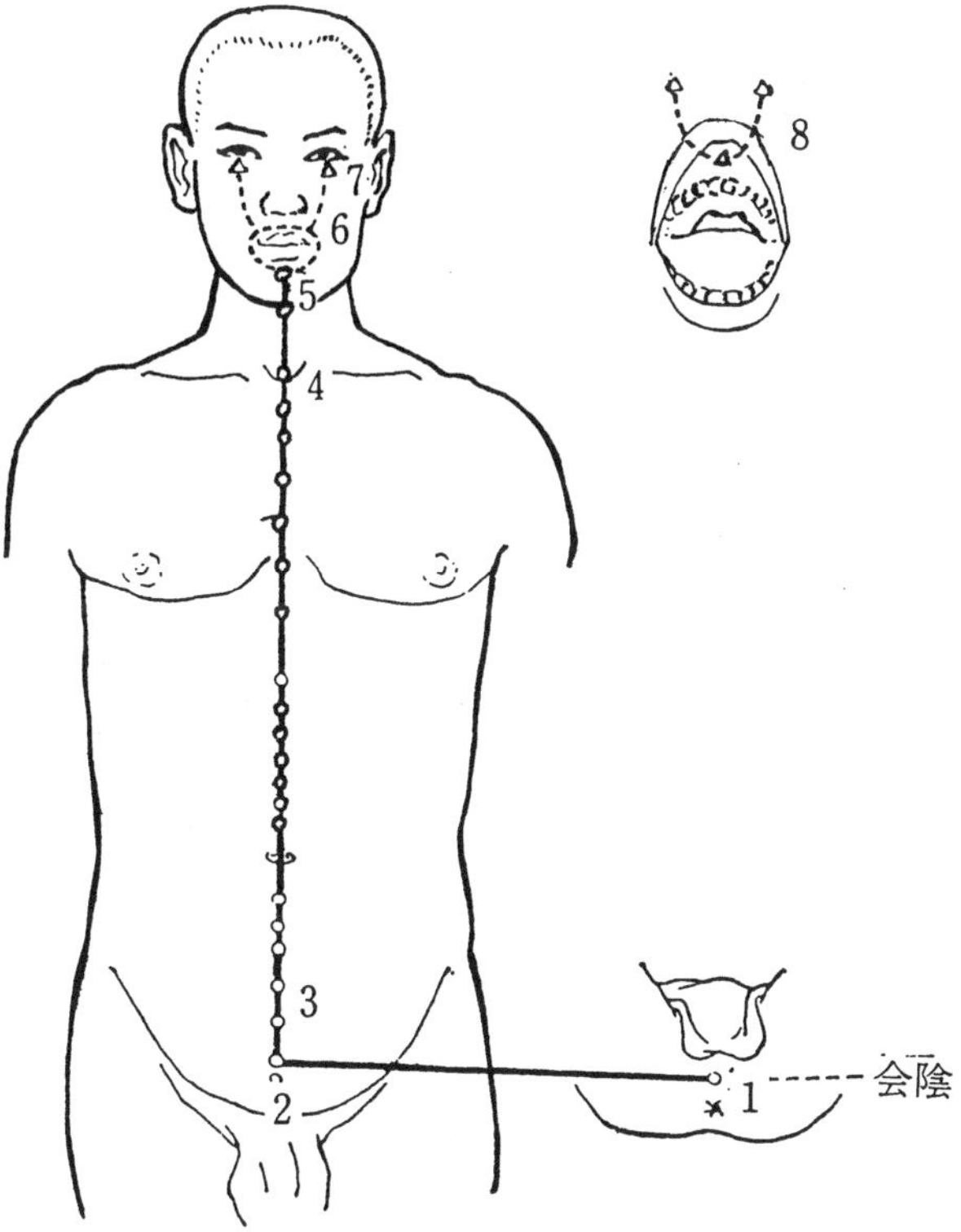

2．任脈

①中極の下に起こり、
②毛際に上がり、
③腹裏を循り、関元に上がり、
④咽喉に至る。
⑤頤を上がり、
⑥面を循り、
⑦目に入り、
⑧舌を絡う。

◎任の病たるや、その内結に苦しみ、男子は七疝となり、女子は瘕聚となる。

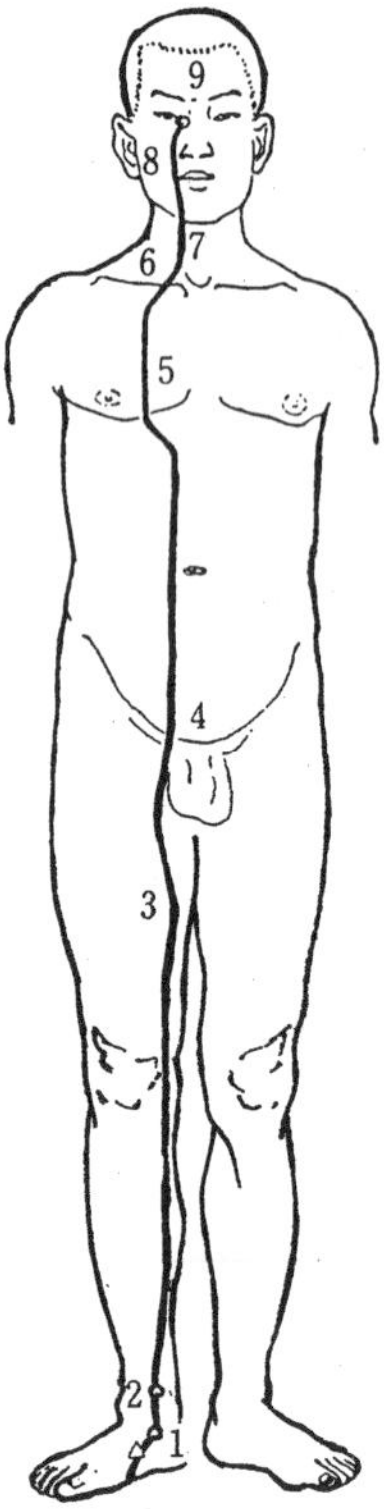

4．陰蹻脈
①跟中に起こり、
②内踝を循って上行し、
③直上して陰股を循り、
④陰に入り、
⑤上がって胸裏を循り、
⑥欠盆に入る。
⑦咽喉に至り、衝脈と交り貫く。
⑧頄に入り、
⑨目内眦に属し、太陽に合する。

◎陰蹻の病たるや陽緩にして陰急なり。

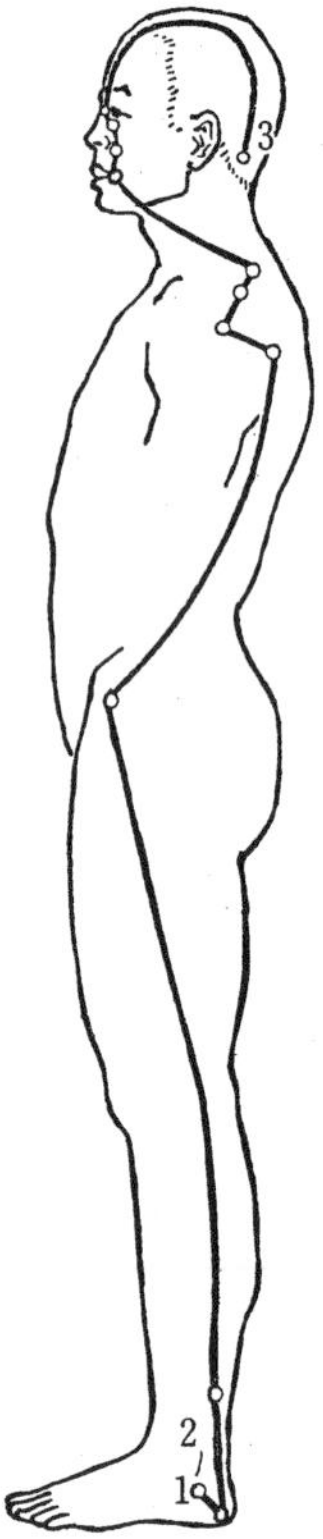

3．陽蹻脈
①跟中に起こり、
②外踝を循りて上行し、
③風池に入る。

◎陽蹻の病たるや陰緩にして陽急なり。

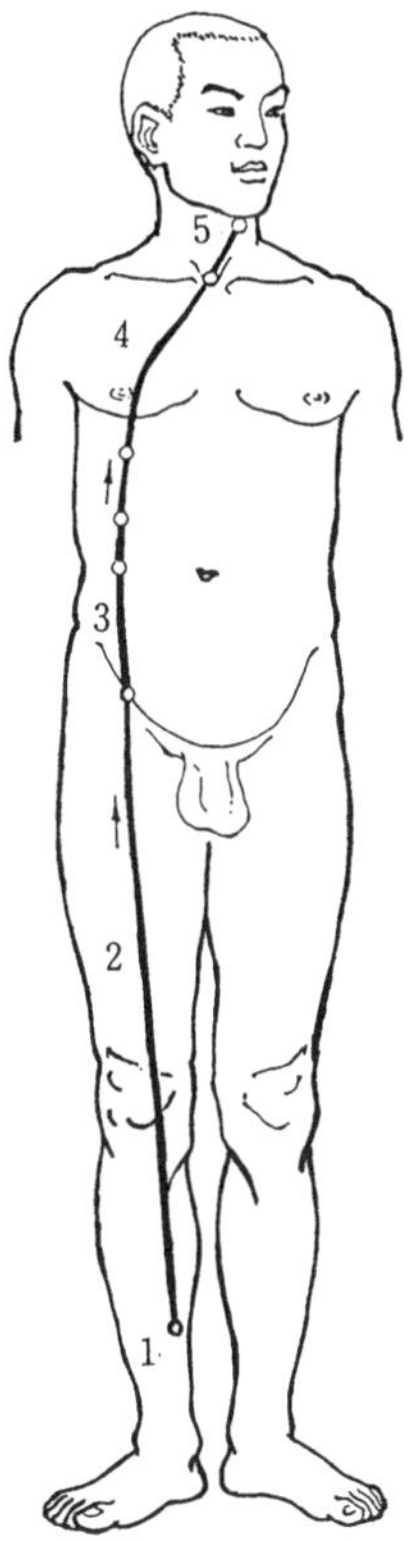

6. **陰維脈**——陰維は陰を維ぐ。
①その脈は諸陰の交に起こる。

◎陰維の病たるや心痛に苦しむ。

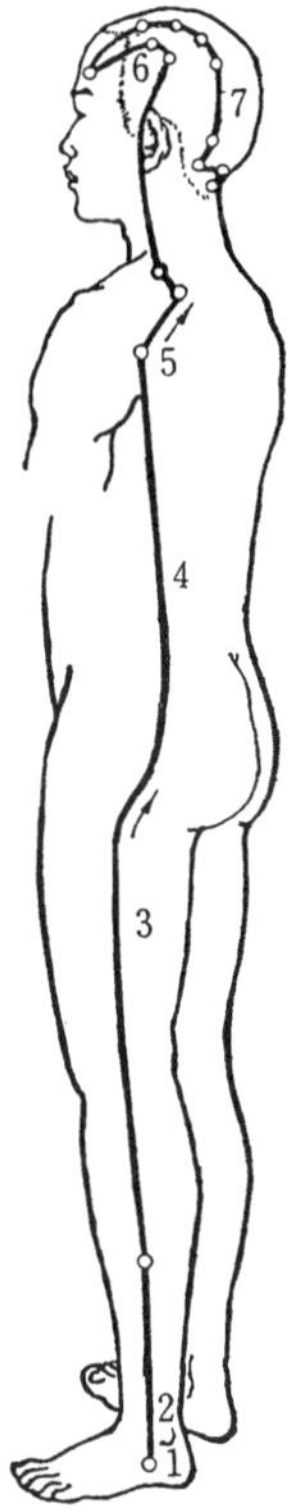

5. **陽維脈**——陽維は陽を維《つな》ぐ。
①その脈は諸陽の会に起こる。

◎陽維の病たるや寒熱に苦しむ。

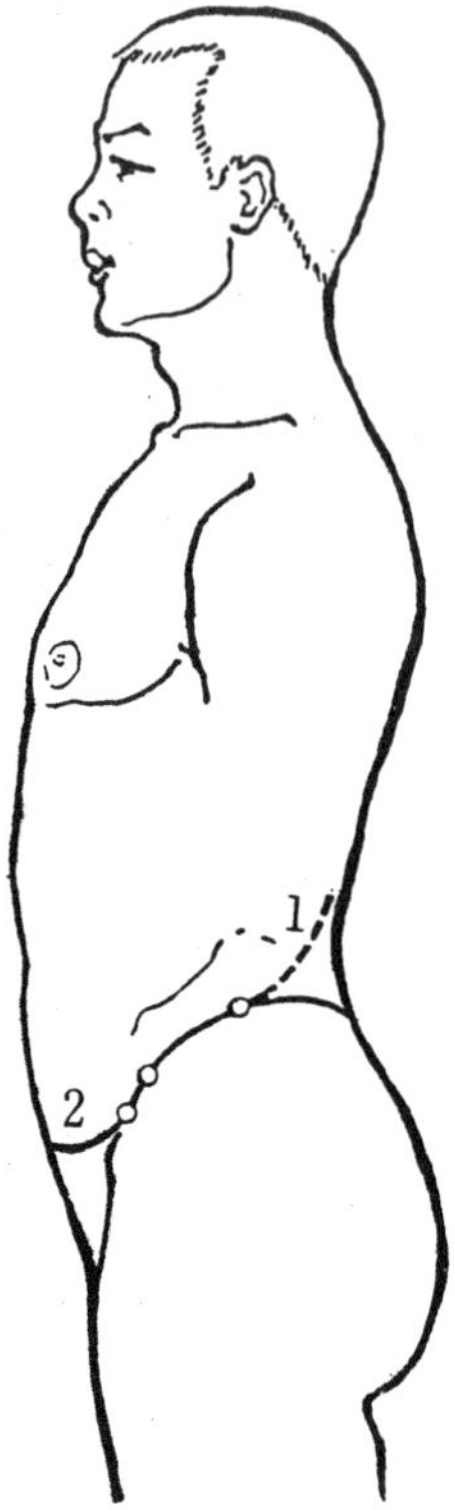

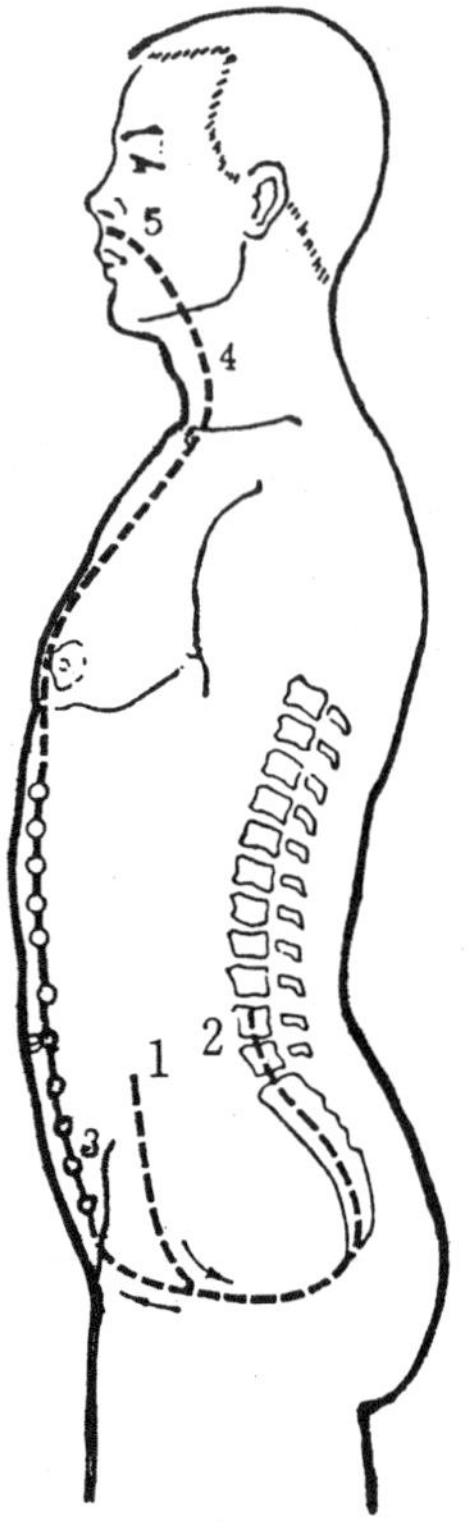

8．帯脈

①季脇に起こり、
②身を回って一周する。

◎帯の病たるや、腹満ち、腰溶溶として水中に坐るが如し。

7．衝脈

①気衝に起こり、
②足の陽明の経に並び、臍の両傍を挟んで上行し、
③胸中に至って散ずる。
④咽喉に会い、
⑤別れて唇口を絡う。

◎衝の病たるや逆気して裏に急なり。

第三章　臓腑

第三十難

◎栄（営）・衛の生成と循行について論ずる。

【原文】

三十難曰、栄気之行、常与衛気相随不。

然。経言人受気於穀、穀入於胃、乃伝於五蔵六府。五蔵六府皆受於気、其清者為栄、濁者為衛。栄行脈中、衛行脈外。栄周不息、五十而復大会。陰陽相貫、如環之無端、故知栄衛相随也。

【書き下し】

三十難に曰く、栄気の行、常に衛気と相い随《したが》う①やいなや。

然り。経に言う、人は気を穀に受け、穀は胃に入り、乃ち五蔵六府に伝わる。五蔵六府は皆《みな》気を受け、その清なる者は栄となり、濁なる者は衛となる。栄は脈の中を行《めぐ》り、衛は脈の外を行る。栄は周《めぐ》りて息《や》まず②、五十にして復《ふたた》び大会す③。陰陽相い貫き④、環の端なきが如し、故に栄衛の相い随うを知るなり。

【語釈】

① 相い随う――互いに貫通し並んで循行する意。

② 栄は周りて息まず――営衛気血の運行が、休まず循環していることを指す。

③ 五十にして復び大会す――営・衛が一昼夜に五十回全身を巡って、再び手の太陰肺経に総集することを指す。

④ 陰陽相い貫く――ここでいう陰陽とは内外のことで、脈内、脈外を含む。陰陽相い貫くとは営・衛が脈の内外を運行する際、相互に流れ込み、くまなくゆきわたることである。

【現代語訳】

営気の運行は常に衛気とならんで行くのであろうか。

答え。『内経』は次のように述べている。人は水分と穀物に気を授かる。水と穀物は胃の中に入ると、五臓六腑に伝わり、五臓六腑は、いずれもこれら水穀の気を授かる。その気の精なる部分は営となり、濁った部分は衛となる。営気は脈内を循環し、衛気は脈外を循環する。営衛気血は体中を巡って休むことなく、一昼一夜に五十回循環してから手の太陰肺経に総集する。陰〔営気〕と陽〔衛気〕は互いに貫通し、まるで環《わ》のように循環して運行している。このことから営と衛は相い従いつつ循行することがわかるのである。

【解説】

本節は営・衛の気の来源、生成および存在箇所と循環の様子について、概括的に説明している。

一、営・衛の来源と生成

営・衛は、人体の生理活動にとって極めて重要な、二種類の栄養物質である。これらの来源が水分と穀物であることはいうを待たず、原文でいう「人は穀に気を受ける」とは、このことである。しかしその生成には、脾や胃の消化吸収運動や、心・肺の気化・輸送作用など、内臓器官の一連の気化活動〔物質を変化させるための内臓の働き〕を経る必要がある。その後、それぞれ人体各部を廻り養うのである。ゆえに『霊枢』営衛生会篇では、「穀は胃に入ってから肺に伝わり、五臓六腑は皆この気を受ける。その清なるものは営となり、濁なるものは衛となる」と述べている。ここでいう「清濁」とは、営・衛の質を指しているのではなく、主にその機能のことで、「清」と「濁」の二字によって、機能上の違いを区別している。つまり、「濁」すなわち衛気は、その作用が雄々しいことを意味し、それに対し営気の作用は穏やかであるため、「清」と呼ぶのである。

二、営・衛の運行と会合

営気は脈中を運行し、内を主り、陰に属す。衛気は脈外を運行し、外を主り、陽に属する。しかし実際上は両者は相互に貫通し並んで循行している。「陰陽相貫き、環の端なきが如し」というのは、休むことなく循環する運行状態を指している。

「五十にして復び大会す」とは、営衛の一昼夜間の運行回数を指し、かつ五十回巡って一度総集するその会合箇所が、手の太陰肺経であることを指している。

三、営と衛の関係

営と衛の関係について原文では「栄は脈中にあり、衛は脈外にある」と述べているが、実際は両者を分けることはできない。原文も決して衛気は外に、営気は内に固定していると考えているのではなく、これらの物質中、脈外に作用するものを衛、脈内に作用するものを営と称するにすぎない。よって両者の間には相互作用があり、張景岳も以下のようにいっている。「衛は気を主《つかさど》って外に存在するが、無血であったことはなく、栄は血を主って内にあるが、やはり無気だったことはない。ゆえに必ずしも栄の中には衛がないとか、衛の中には栄がないとはいえない。ただ内を循行するものを栄といい、外を循行するものを衛といっているにすぎない。これは人体の陰陽が両々相い交わって互いに感じ合う道で、分ければ二つになるが、合わせれば一つにすぎないのだ」。彼の説明は営・衛の実体と機能をより一層明らかにしている。

【本難の要点】

一、営・衛の来源と水穀の精気との密接な関係について説明している。
二、営・衛の生成と五臓六腑の内の気化の関係について概論している。
三、営・衛の実体と運行の回数、および循行部位をはっきりと示している。

第三十一難

◎三焦の位置と機能を論ずる。

【原文】

三十一難曰、三焦者何稟何生。何始何終。其治常在何許。可暁以不。
然。三焦者、水穀之道路、気之所終始也。上焦者、在心下下鬲、在胃上口、主内而不出、其治在膻中。玉堂下一寸六分、直両乳間陥者是。中焦者、在胃中脘、不上不下、主腐熟水穀、其治在斉旁。下焦者、当膀胱上口、主分別清濁、主出而不内、以伝導也。其治在斉下一寸。故名曰三焦。其府在気街。

【書き下し】

三十一難に曰く、三焦は何を稟《う》①け何《いず》くに生ずるや。何くに始まり何くに終るや。その治は常に何許《いずく》②にありや。暁《さと》る可きやいなや。

然り。三焦は、水穀の道路にして、気の終始する所なり。上焦は、心下の下鬲③にあり、胃の上口にあり、内《い》るるを主《つかさど》りて出さず、その治④は膻中にあり。玉堂の下一寸六分、両乳間の陥するに直《あた》る者これなり。中焦は胃の中脘にあり、上ならず下ならず、水穀の腐熟を主り、その治は斉旁にあり、下焦は膀胱の上口に当り、清濁の分別⑤を主り、出すを主りて内れず、以って伝導するなり。その治は斉の下一寸にあり。故に名づけて三焦と曰う。その府は気街にあり⑥。

【語釈】

① 稟――「受ける」に同じ。
② 許――「処《ところ》」に同じ。
③ 鬲――「膈」に同じ。横隔膜を指す。
④ 治――滑伯仁は、「治とは司〔役所〕のような意味で、「郡県治」〔郡や県の役所〕という場合の「治」であり、ここでは三焦が司《つかさ》どるところをいっている」と述べている。
⑤ 清濁の分別――徐霊胎は、「膀胱上口の闌《さえぎ》る門である。清なる者は膀胱に入って溺《にょう》となり、濁なる者は大腸に入ってかすとなる」といっている。

⑥ その府は気街にあり――「府」とは「舎《やど》」、とか「収蔵する所」の意味である。虞庶は、「三焦の府は気街にある。『針経』ではもともと気衝と命名する。衝とは通ることで、〈四方に達する〉意味と同じである。気街・気衝どちらの名でもよい」と述べている。

【現代語訳】

「三焦」は何を受けて生成されたのか。人体のどこから始まり、どこで終わるのか。主にどこに位置するのか。これらについて知ることができるであろうか。

答え。三焦は水穀の通路で、気機の活動の総体である。上焦の位置は心下から横隔膜の一区間で、胃の上口にあり、受納を主とし、排出は行わない。治療には膻中穴を用いる。膻中穴の位置は玉堂穴の下一寸六分、両乳の間の陥没したところにあたる。中焦は胃の中脘にあり、その上でも下でもない。その機能は主に水穀の消化作用で、治療点は臍のわきにある。下焦の位置は臍下にあり、ちょうど膀胱の上口にあたる。主に清濁の分別を司《つかさ》どるため、もっぱら排出を主とし、受け入れの作用はなく、伝導機能を果たしている。治療には臍下一寸の箇所を用いる。これらを総称して三焦と呼ぶ。三焦の集合地は気街部にある。

【解説】

六腑中の三焦については、古来、注釈家の説が分かれるところである。主な論争点は、名前だけで形はないとする説と、名前だけでなく形もあるとする説である。他に体腔の三つの部分を指すとする説や、単に六腑中、水分の流通を行う下焦を指すだけという説もある。本節で述べる三焦は、体腔の三つの部位、およびその内の臓器の機能の一部を指し、かつ治療上の主穴についても触れている。

原典の内容を要約すると、以下のような表になる。

三焦の位置、機能および主治経穴の一覧表

名称	位置	主機能	主治腧穴
上焦	心下下鬲、胃の上口	納を主って出さず	膻中（玉堂下一寸六分の両乳間の陥没したところ）
中焦	胃の中脘、上でも下でもない	水穀の腐熟を主る	臍傍（天枢穴）
下焦	膀胱の上口	清濁の分別を主り、出を主り受け入れの作用はない	臍下一寸

【訳注】

（一）語釈で滑伯仁にしたがって「治」を「司」の意味に解しておきながら現代語訳・解釈では虞庶らの「主治穴」という解釈（滑伯仁が異説としてあげるもの）に因るのは矛盾であり、読む者を混乱させる。語釈にしたがって「司る所」とするか、語釈自体を改めるべきであろう。

【本難の要点】

本難は主に三焦の位置、機能を論じ、かつその主治腧穴を指摘している。

第三十二難

◎心・肺の位置および気血営衛との関係を論ずる。

【原文】

三十二難曰、五蔵倶等、而心肺独在鬲上者何也。

然。心者血、肺者気。血為栄、気為衛、相随上下、謂之栄衛、通行経絡、営周於外、故令心肺在鬲上也。


【書き下し】

三十二難に曰く、五蔵倶《とも》に等し。しかるに心・肺独り鬲上にあるは何ぞや。

然り。心なる者は血もてし、肺なる者は気もてす。血は栄となり、気は衛となり、相い随いて上下す①、これを栄・衛という。経絡を通行し、外を営《めぐ》り周《まわ》る。故に心・肺をして鬲上にあらしむるなり。

【語釈】

① 上下す――五十回で全身を巡る上下の運行を指す。

【現代語訳】

五臓〔の働き〕に優劣はないはずであるのに、心と肺だけが横隔膜より上にあるのはどういうわけか。

答え。心は血を主り、肺は気を主る。血は営となり、気は衛となり、相互に上下して随行することから、営・衛と称される。経絡の中を通行し、全身を巡り回る。それゆえ心肺は膈の上に位置しているのである。

【解説】

本難は、心肺が五臓に属しているのに、位置が横隔膜の上であることの理由を主に説いている。これは解剖学上の位置の問題であると同時に、生理機能の必要性にももとづいている。なぜなら、心は血液の循環を主り、肺は呼吸の気を主っており、気血は人体にとり非常に重要なものだからである。営・衛の運行に関しては、第三十難ですでに詳しく解説した。心・肺が横隔膜の上に位置することについては、後出の第三十五難でも説明がある。前後参照してしっかり理解されたい。

【本難の要点】

一、心肺が膈上に位置することの原理の説明。

二、心肺と気血営衛の関係の説明。

第三十三難

◎肝・肺の色、形、浮沈について論ずる。

【原文】

三十三難曰、肝青象木、肺白象金、肝得水而沈、木得水而浮、肺得水而浮、金得水而沈。其意何也。然。肝者、非為純木也。乙角也、庚之柔。大言陰与陽、小言夫与婦、釈其微陽、而吸其微陰之気。其意楽金、又行陰道多。故令肝得水而沈也。肺者、非為純金也。辛商也。丙之柔。大言陰与陽、小言夫与婦、釈其微陰、婚而就火。其意楽火、又行陽道多。故令肺得水而浮也。肺熟而復沈、肺熟而復浮者、何也。故知辛当帰庚、乙当帰甲也。

【書き下し】

三十三難に曰く、肝は青くして木に象《かたど》り、肺は白くして金に象る。肝は水を得て沈み、木は水を得て浮かぶ。肺は水を得て浮かび、金は水を得て沈む。その意　何ぞや。

然り。肝は純木たるに非ざるなり①。乙は角なり②、庚の柔なり③。大言すれば陰と陽④、小言すれば夫と婦④、その微陽を釈《す》て、その微陰の気を吸う。その意は金を楽しみ、また陰道を行くこと多し。故に肝をして水を得て沈ましむるなり。肺は純金たるに非ざるなり。辛は商なり、丙の柔なり。大言すれば陰と陽、小言すれば夫と婦、その微陰を釈て、婚して火に就《つ》く。その意は火を楽しみ、また陽道を行くこと多し、故に肺をして水を得て浮かしむるなり。

肺は熟してまた沈み⑤、肝は熟してまた浮かぶ⑤は、何ぞや。

故《もと》より辛は当に庚に帰すべく、乙は当に甲に帰すべきことを知るなり。

【語釈】

① 純木たるに非ざるなり――肝経は木になぞらえるが、単純な木〈性〉ではないとする。

② 乙は角――「乙」とは肝の代名詞で、甲、乙はともに木に属する。甲は陽木の胆がこれに属し、乙は陰木の肝がこれに属す。「角」は五音の一つで、その音は肝と関連がある。ゆえに『素問』陰陽応象大論篇は「肝に対応する音は角である」と述べている。

③ 庚の柔――「庚」は金に属し、「柔」は陰性を指す。ゆえに「庚の柔」とは、〈肝が〉金の陰であるこ

とを示している（二）。

④大言すれば陰と陽、小言すれば夫と婦——これは比喩の方法を用いて、肝と肺、乙と庚の関係を説明したものである。肝と肺の間には陰陽交配の関係が存在するが、卑近な例でたとえれば夫婦の関係と似ている。陰陽の交配とはすなわち以下に続く、「その微陽（肝を指す）を釈て、その微陰（肺を指す）の気を吸う」ことである。

⑤肺は熟してまた沈み、肝は熟してまた浮かぶ——丁錦は、「これは陰陽の分離をいっているのである。熟とは純ということである。辛が庚に帰せば、純金となり、丙と辛は合わずに離れる。甲が乙に帰せば純木となり、乙と庚は合わずに離れる。離れればすなわち亢《たかぶ》り、亢れば死んでしまう」と述べている。この問題に関しては、古来、あいまいな注釈が多いが、「熟」を「純」〔混じり気がない状態になる〕と解する丁氏の解釈は適切である。

【現代語訳】

肝の色は青で、木に属し、肺の色は白で、金に属する。肝は水を得て沈むが、木は水を得て浮かぶ。肺は水を得て浮かぶが、金は水を得て沈む。これはどうしたわけであるか。

答え。肝は純粋な木ではなく、乙木の角であり、庚の柔である。乙は木に属し、庚は金に属す。庚は金の陽で、乙は木の陰である。〔したがって〕大きくいえば陰と陽、卑近な例でいえば夫と妻の関係に似て、その微陽は柔木から去って、微陰の庚金の気を吸う。その〔肝の〕意《こころ》は金を楽しんでいる。

乙は陰木に属し、また陰の道に近づきやすいために、肝は水を得ると沈んでしまうのである。肺は純粋な金ではなく、辛金の商であり、丙の柔である。辛は金に属し、丙は火に属す。丙は火の陽で、辛は金の陰である。したがって大きくいえば陰と陽、卑近な例でいえば夫と妻の関係に似て、その微陰の辛金から去って、婚して丙の火に近づく。その〔肺の〕意《こころ》は火を楽しんでいる。辛は陰金で、また陽の道に近づきやすいために肺は水を得て浮かぶのである。

肺が純金となるとまた沈み、肝が純木となるとまた浮かぶのはどうしてか。

辛金が庚金に帰し、乙木が甲木に帰するためである。

【解説】

五行五色の概念で五臓を分類すると、肝の色は青、属性は木となり、肺の色は白、属性は金である。しかし自然界にある物質と内臓の肝、肺を比較すると、状況はこれとまったく反対である（肝と木、肺と金を水中に入れた結果を指す）。肝は水に沈むが、木は水に浮かぶ。肺は水に浮かぶが、金属製品は水に浸すと沈む。最後に肝肺両臓器が純性となってから水中に置くと、再び逆の現象――つまり肝は浮き、肺は沈む――が起こることも提起している。およそ、これら種々の現実の個物の変化は、すべて物理現象であるので、字面から見ると深い意味はなさそうであるが、その精神の本質をきわめれば、生理の奥義が含まれている。つまり臓器相互間には、陰陽を互いにその根とする関係があるばかりでなく、臓器自身にも陰と陽が存在し、双方が関連し、補完し合っていることをも説明している。

そこで丁錦はこの本難の論旨を賞賛して、次のように述べている。「この章は陰陽が互いに根となり、五行が交《まじ》り合うことの理を述べている。およそ人体で陰陽でないものはなく、交われば生じ、交わらなければ病み、離れれば死んでしまう。〔秦〕越人が特に肺・肝をあげて叙述しているのは、肝は血を主とし、肺は気を主にしており、気血は身体の陰陽の主でもあるためである。この段の意味に精通することができれば、前後八十一難の原典の意味も一貫して悟ることができよう」。

【訳注】

（一）「猶言金之陰性者」という原文は、簡略にすぎてわかりにくいが、肝は乙木であって、庚金と陰陽剛柔の関係にあることをいう。すなわち庚金は陽剛、乙木は陰柔である。

【本難の要点】

遠くは外界の物質に、近くは自分の体を例にあげ、分類比擬する考えによって、肺と肝それ自身の陰陽の属性と、両者の相互関係を説明している。

第三十四難

◎五臓とその声、色、臭い、味の組み合わせ、および七神との関係について論ずる。

【原文】

三十四難曰、五蔵各有声色臭味、皆可暁知以不。然。十変言、肝色青、其臭臊、其味酸、其声呼、其液泣。心色赤、其臭焦、其味苦、其声言、其液汗。脾色黄、其臭香、其味甘、其声歌、其液涎。肺色白、其臭腥、其味辛、其声哭、其液涕。腎色黒、其臭腐、其味鹹、其声呻、其液唾。是五蔵声、色、臭、味也。

【書き下し】

三十四難に曰く、五蔵に各《おのお》の声・色・臭・味有り、皆暁《さと》り知る可きやいなや。

然り。十変①に言う。肝の色は青、その臭は臊、その味は酸、その声は呼、その液は泣。心の色は赤、その臭は焦、その味は苦、その声は言、その液は汗。脾の色は黄、その臭は香、その味は甘、その声は歌、その液は涎。肺の色は白、その臭は腥、その味は辛、その声は哭、その液は涕。腎の色は黒、その臭は腐、その味は鹹、その声は呻、その液は唾。これ五蔵の声・色・臭・味なり。

【語釈】
① 十変――古い経典の書名〔現在は散逸して存在せず〕。

【現代語訳】

五臓には、各々対応する声・色・臭・味などがあるが、これらについて知ることができるだろうか。答え。古い医学経典である『十変』はこういっている。肝に対応する色は青、臭いは臊、味は酸、声は呼（さけぶ）、液は泣（なみだ）である。心に対応する色は赤、臭いは焦、味は苦、声は言（しゃべる）、液は汗である。脾に対応する色は黄、臭いは香、味は甘、声は歌（歌う）、液は涎である。肺に対応する色は白、臭いは腥、味は辛、声は哭、液は涕（はなみず）である。腎に対応する色は黒、臭いは腐、味は鹹（塩からい）、声は呻（うめく）、液は唾（つば）である。以上が五臓の〔各々に対応する〕声・色・臭い・味〔など〕である。


【解説】

人体の五臓と、青・黄・赤・白・黒の五色、および臊・焦・香・腥・腐の五臭、酸・苦・甘・辛・鹹の五味、呼・言・歌・哭・呻の五声、泣・汗・涎・涕・唾の五液の組み合わせは、中国の医学理論のなかで特殊な体系をなしている。これも我が国の民衆が、長期にわたり生活のなかで実践し、その経験を積み重ねて客観的法則をつかみ、総括した理論である。そこで我々がこの理論をしっかりと身につければ、ひるがえって臨床実践を導き、また治療に明確な方向を与えることもできるわけである。例えば肝の声・色・臭・味についていえば、肝の色が青いということは、例えば鼻先が青かったり、唇の周りが青くなったりする症状であり、こうした現象は日常かなりよくみられる。鼻先が青くなるのは腹痛、唇の周りが青くなるのは虚性の下痢にしばしば現れ、特に小児に顕著である。この二症状はともに肝・木が盛んになりすぎて、脾・土を制圧したことによる現象である。また肝の味が酸であるというのは、二つの意味をもっている。一つは酸の味の薬物は、肝に入るものが多いということ。もう一つは酸を吐く症状を伴うものは、多く肝病であるという点である（ただし、酸を吐く症状も寒証と熱証などの類型に分かれ、寒証の吐酸はその液が澄んで冷たく、熱証型の吐酸の液は、腐臭があり混濁している）。「その声は呼」の「呼」とは叫び声のことで、一般に精神錯乱で大声をあげたがるのは、肝経の勢がことさら盛んになった場合が多く、治療には肝を抑えるのを主にするとよい。「その液は泣」の「泣」とは「涙」の総称である。なぜなら肝は目に開竅しており、目から出る涙は肝の液である。臨床上も「迎風流涙」（風などの刺激による流涙）や「無風自涙」（刺激がないのに自然に流涙するもの）など、いかなる流涙疾患も、肝の治療を主に行う。また高熱で瞳が乾くのも肝陰が枯渇した証で、小児がこの症状を呈すると、極めて危険な徴候である。その他の四臓と声・色・臭・味の関係も、以上に述べたのと同じ考え方で理解できる。もちろん、臨床上の弁証にあたっては、その他の症状も併せて、総合的に分析しなければならない。

【原文】

五蔵有七神、各何所蔵耶。

然。蔵者、人之神気所舎蔵也。故肝蔵魂、肺蔵魄、心蔵神、脾蔵意与智、腎蔵精与志也。

【書き下し】

五蔵に七神あり、各《おのおの》の何《いず》くに蔵さるるや。

然り。蔵は人の神気の舎《やど》り①蔵さるるところなり。故に肝は魂を蔵し、肺は魄を蔵し、心は神を蔵し、脾は意と智を蔵し、腎は精と志を蔵するなり。

【語釈】

① 舎——「住みか」のこと。

【現代語訳】

五臓のなかには七神があるというが、この七神と五臓は、どのような関係があるか。

答え。「臓」とは人間の神気が住んでいる場所である。そこで肝は魂を蔵し、肺は魄を蔵し、心は神を蔵し、脾は意と智を蔵し、腎は精と志を蔵するのである。

【解説】

本節では主に七神と五臓の関係について説明している。五臓にはそれぞれ固有の「神」がある。ここでいう「神」とは、精神活動をとりしきる主体を指す。しかし、「神」にも広義と狭義があり、広義の「神」は、神、魂、魄、意、志などのすべてを含み、狭義の「神」は「心は神を蔵する」の「神」だけを指す。つまり、神の概念とは、各種精神活動の代名詞といえる。これら七つの名称で呼ばれる神は、五臓とどれも密接な関係があり、人間はこの神気を備えて、初めて正常な活動を維持してゆくことができる。

神の認識について、古代の人は生命と同じものと考え、父の精と母の血が結合し、胚胎が形成されると同時に、神が体内に宿るとした。ゆえに『霊枢』本神篇には、「ゆえに生命の来る根源を精といい、陰陽の両精が交わって生まれるものを神という」と述べている。肉体の成長に従って、神もまたしだいに成長する。そこで『霊枢』天年篇には、「血気が調和し、栄衛が通じ、五臓ができあがり、神気が心に舎《やど》り、魂魄がともに具《そな》わると、すなわち人と成る」と述べている。

【本難の要点】

一、五臓と声・色・臭・味の関係について、概括的に説明している。

二、五臓と七神の関係に注目することにより、人間の精神活動が、内臓の働きを基盤としている事実を身をもって知ることができる。

第三十五難

◎六腑の機能および臓腑の相互関係を論ずる。

【原文】

三十五難曰、五蔵各有所、府皆相近。而心肺独去大腸、小腸遠者、何也。然。経言心栄肺衛、通行陽気、故居在上。大腸小腸伝陰気而下、故居在下。所以相去而遠也。又諸府者、皆陽也、清浄之処。今大腸小腸胃与膀胱、皆受不浄、其意何也。然。諸府者、謂是非也。経言、小腸者、受盛之府也。大腸者、伝瀉行道之府也。胆者、清浄之府也。胃者、水穀之府也。膀胱者、津液之府也。一府猶無両名。故知非也。小腸者、心之府。大腸者、肺之府。胆者、肝之府。胃者、脾之府。膀胱者、腎之府。小腸謂赤腸、大腸謂白腸、胆者謂青腸、胃者謂黄腸、膀胱者謂黒腸。下焦之所治也。

【書き下し】

三十五難に曰く、五蔵各《おのお》の所有り。府皆相い近し。しかるに心肺独り大腸・小腸を去ること遠きは何ぞや。

然り。経に言う、心は栄、肺は衛、陽気を通行す①、故に居 上に在り。大腸・小腸は陰気を伝えて②下る、故に居 下に在り。故に相い去りて遠きなり。

また諸府なる者は皆陽なり、清浄の処なり。今大腸・小腸・胃と膀胱と、皆不浄を受くる③は、その意何ぞや。

然り。諸府なる者、是なりと謂うは非なり。経に言う、小腸は受盛の府④なり。大腸は伝瀉行道の府⑤なり。胆は清浄の府⑥なり。胃は水穀の府⑦なり。膀胱は津液の府⑧なり。一府に猶お両名なきが如し。故に非なるを知るなり。小腸は心の府。大腸は肺の府。胆は肝の府。胃は脾の府。膀胱は腎の府。小腸は赤腸と謂い、大腸は白腸と謂い、胆は青腸と謂い、胃は黄腸と謂い、膀胱は黒腸と謂う⑨。下焦の治むる所⑩なり。

【語釈】

① 陽気を通行す——除霊胎は、「陽気を通行すとは、営衛の気のことであり、『霊枢』営衛生会篇に〈陽を二十五度行き、陰を二十五度行く〉というのがそれである」と述べている。

② 陰気を伝う——除霊胎は「陰気は濁気であり、穢滓〔排泄物〕の帰する所をいう」としている。つまり大腸小腸は濁気を受けてこれを下に送り、排泄するという意味である。

③ 皆不浄を受くる——胃と小腸が水穀を受納し、膀胱が小便を貯留し、大腸が排泄物を移送していることなどを、五臓が精気を蔵している機能と対比して、「不浄」といったのである。

④受盛の府――受は受けとること、盛は、受け入れること。小腸は上部で胃に接しており、胃中ですでに消化された食物を受けとるので、「受盛」というのである。

⑤伝瀉行道の府――「道」は「導く」と同じ意味。大腸が小腸の運んできた糟粕を受けとって、これを下して外に排出することをいっている。

⑥清浄の府――「胆中に貯えられる胆汁は、清く澄んでいて濁っていない」という意味である。

⑦水穀の府――『霊枢』海論に、「胃は水穀の海」とあり、『素問』経脈別論に、「食気胃に入る」とか「飲みて胃に入る」とあるのは、すべて胃が飲食物を受け入れて消化する腑であることを述べている。

⑧津液の府――『素問』霊蘭秘典論に、「膀胱は州都の官にあたる。〈人が都市に集まるように〉水液が集まる所である。気化作用によって体外に排泄される」とあるように、津液の府とは、膀胱が小便を貯留する腑であることを指したものである。

⑨小腸は赤腸と謂い……膀胱は黒腸と謂う――滑伯仁は、「これは五臓の色によって五腑を弁別し、皆腸という名で呼んだものである」と述べている。

⑩下焦の治むる所――除霊胎は、「『霊枢』営衛生会篇に〈水穀は胃に貯えられ、消化吸収されてから残りのかすは大腸に送られる。これは下焦の機能である。ともに下った水分は、清濁に分けられ下焦を循って膀胱に入る〉とあるように、腑はすべて下焦の気の治める所である」と述べている。

【現代語訳】

五臓には各々一定の部位があって、それぞれが表裏関係にある腑とは比較的接近している。ところが心と肺は、どうして大腸と小腸からかなり離れた部位にあるのか。
答え。医学経典で述べているように、心は営を主り、肺は衛を主り、陽気を運行している。そのため心と肺の位置は横隔膜の上にある。大腸と小腸は陰気を下に伝えているので、その位置は下部にある。このようなわけで、心肺と大腸小腸の距離は比較的離れているのである。

ところで、すべての腑は陽に属しているので、本来は清潔な部位のはずである。ところが、大腸、小腸、胃、膀胱はすべて濁った不浄のものを貯蔵している。これはどうしたわけか。
答え。すべての腑が清浄であるというのは誤っている。医経のうえでも、小腸は受け入れの腑であり、大腸は伝え下す腑であり、胆は清浄の腑であり、胃は水穀の腑であり、膀胱は津液の腑であると述べていて、一つの腑に二種の名称がつくことはない(一)。それゆえすべての腑が清浄であるという説は誤りである。

小腸は心の腑であり、大腸は肺の腑であり、胆は肝の腑であり、胃は脾の腑であり、膀胱は腎の腑である。それで小腸を赤腸といい、大腸を白腸といい、胆を青腸といい、胃を黄腸といい、膀胱を黒腸という。これらはすべて下焦の気が管轄している。

【訳注】

（一） 胆の一腑だけが清浄の腑であって、他の腑には清浄の腑という別名がないということ。

【解説】

本難は、臓と腑の配合と、臓と腑を陰陽の属性によって分けるという二つの重要な問題を説明している。

心・肺と、これらにそれぞれに対応している腑である小腸、大腸が、比較的離れている原因は、主として生理機能上の必要からであり、原文では、心・肺はそれぞれ営・衛を主り、陽気を通行させているので、そのために上焦に位置していると指摘している。小腸は胃中から下る水穀を受け取って、さらに大腸に送り、大腸は消化吸収しつくされた水穀の残渣を下に送っている。その作用はいずれも下方に向かうものであり、このような機能上の必要から下焦に位置しているのである。

原文で、小腸は受盛の腑であり、大腸は伝瀉行道の腑であり、胆は清浄の腑であり、胃は水穀の腑であり、膀胱は津液の腑であると述べているのは、すべて五腑の生理上の主要機能を説明したものであり、人体が飲食物を摂取し、消化し、排泄する全体の過程のなかで、それぞれの器官が行う協力関係を述べている。

本文中で比較的理解しにくいのは、「膀胱は津液の腑である」である。膀胱は本来は貯尿の器官であり、これを津液の腑とするのは無理のように思われる。実際にはいわゆる津液を蔵するとは、生理上の小便と津液の関係から考えられたものであって、『傷寒論』で、「小便不利は、津液がなくなったためである」といっているのもこれである。これは病理について述べたものであるが、津液が大量に失われた状況下では、小便が出なくなることを指摘したものである。この病理はひるがえって生理をも説明するものであり、この病証のなかに、小便と津液との密接な関係が、十分に述べつくされている。実際上もたしかにこの通りであり、例えば夏秋の間に、大量の吐き下しをして津液を多量に消耗すると、小便はそれに応じて減少し、甚だしい場合には小便が出なくなる。『諸病源候論』でも、「津液の余りが、胞に入るとそこで小便となる」と述べており、本質のうえから認識すれば膀胱を津液の腑とすることには、やはり一定の道理があるわけである。

最後に、小腸を赤腸、大腸を白腸、胆を青腸、胃を黄腸、膀胱を黒腸としているのは、五臓に所属する五色を、それぞれ五腑に配したもので、特別の深い意味はない。

【本難の要点】

一、心と肺は膈の上にあるが、その腑である小腸と大腸は膈の下にある理由を、生理上の機序から解説している。

二、臓腑が相応する状況を述べ、同時に五腑の生理機能を説明している。

三、五臓と五色の配合の規律から、推し進めて五腑に五色を配している。

第三十六難

◎腎と命門を論ずる。

【原文】

三十六難曰、蔵各有一耳。腎独有両者、何也。
然。腎両者、非皆腎也、其左者為腎、右者為命門。命門者、諸神精之所舎、原気之所繫也、男子以蔵精、女子以繫胞、故知腎有一也。

【書き下し】

三十六難に曰く、蔵各《おのおの》の一有るのみ。腎独り両《ふた》つ有るは何ぞや。
然り。腎の両《ふた》つあるは、皆腎には非ざるなり。その左なる者を腎となし、右なる者を命門となす。命門は諸々《もろもろ》の神精の舎《やど》る所、原気①の繫《かか》る所なり、男子は以って精を蔵し、女子は以って胞②に繫《か》く、故に腎の一有るを知るなり。

【語釈】

①原気――臍下腎間の動気をいう。人の生命の根本の気であるから原気という。

②胞――女子胞を指す。すなわち子宮であり、受胎の器官である。

【現代語訳】

五臓はすべて一つなのに、腎だけは二つあるが、これはどうしてか。

答え。腎は二つあるが、両方とも腎であるというわけではない。左は腎であるが、右は命門と呼んでいる。命門は精気と神気が宿っている所であり、原気が関与している生命の根源的な場所である。それゆえ男子では精気が貯えられており、女子では子宮と連係している。このようなわけで、腎は一つあるだけだというのである。

【解説】

腎臓は数のうえからは二つあり、名称からは腎と命門の区別があるが、しかし機能上からは別に左右の区別があるわけではない。ここで命門を提示したのは、その人体生理機能上の重要性を示したものである。命門は精と神を蔵して原気と係わる重要な作用をしており、精・神と気血は、人の生死存亡と関係しているものである。それゆえにこそ「命の門」というのである。

滑伯仁も、「腎は二つあり、左右に別れて一方は命門とされているが、その気は相い通じているのであり、実際にはすべて腎である」といっているように、ここでいう左右とは、人体の部位の面から理解すべきではなく、陰陽という意味から考えるべきである。実質的に腎は、腎陽と腎陰の二方面の機能を包括している。臨床面で腎虚を治療するには、張景岳の左帰丸、右帰丸を用い、前者で腎陰不足を治し、後者で腎陽不足を治している。

「男子では精気が貯えられており、女子では子宮と連係している」とは、男女両性の病理上の反応と、治療上の効果から、腎が精を蔵し、胞胎に関係している機能を体験的に知り得たのである。男子の遺精において、虚に属する者は、固腎渋精の方法で治し、火に属する者は、涼腎して命門の火を瀉する方法で治す。女子の胎動不安や流産しやすい者には、治療の過程で、常に腎に対する治療を顧慮しなくてはならない。

【本難の要点】

一、腎には二つの臓がある理由を説明している。

二、命門の主要機能は、男子では精を貯えること、女子では胞〔子宮〕と係わることであると指摘している。

第三十七難

◎五臓と九竅の関係について論ずる。

【原文】

三十七難曰、五蔵之気、於何発起、通於何許、可暁以不。

然。五蔵者、当上関於九竅也、故肺気通於鼻、鼻和則知香臭矣。肝気通於目、目和則知黒白矣。脾気通於口、口和則知穀味矣。心気通於舌、舌和則知五味矣。腎気通於耳、耳和則知五音矣。五蔵不和、則九竅不通、六府不和、則留結為癰。

【書き下し】

三十七難に曰く、五蔵の気、何《いず》くに発起し、何許《いずれ》に通ずる、暁《さと》る可きやいなや。

然り。五蔵は、当に上《かみ》九竅①に関するなり、故に肺気鼻に通じ、鼻和すれば則ち香臭を知る。肝気目に通じ、目和すれば則ち黒白を知る。脾気口に通じ、口和すれば則ち穀味を知る。心気舌に通じ、舌和すれば則ち五味を知る。腎気耳に通じ、耳和すれば則ち五音を知る。五蔵和せざれば則ち九竅通ぜず、六府和せざれば則ち留結して癰《よう》となる。

【語釈】

① 九竅――一説では耳、目、鼻はいずれも二竅あり、これに口一、舌一、喉一を加えて九竅としている。一説では、耳目鼻は各々二、これに口一、前後二陰〔尿道と肛門〕を加えて九竅としている。楊玄操は、「上には七竅あるだけなのに九としているのは、二陰は奥深く隠れているので、いわないだけなのである。〔実際には〕腎気は上部で耳に通じ、下部で二陰に通じている。ゆえに九竅というのである」と述べている。

【現代語訳】

五臓の精気はどこでどのようにして産生されるか、またどのように通じ合っているか、これらの状況を理解することはできるだろうか。

答え。五臓は人体上部の頭や顔にある九竅と連絡している。肺の精気が鼻孔に通じているからこそ、鼻の機能は正常に働き、気味の香臭を弁別できる。肝の精気が眼に通じているからこそ、眼は正常に働いて、色の黒白を見分けることができる。脾の精気が口に通じているからこそ、口の機能は正常に働いて、飲食物の滋味を味わうことができる。心の精気が舌に通じているからこそ、舌の機能が正常に働き、五味を弁別できる。腎の精気が耳に通じているからこそ、耳の機能は正常に働き、五音を聞き分けることができる。このようなわけであるから、五臓の機能が失調すると、直ちに九竅に影響して閉塞して不通となり、六腑の機能が失調すると、すぐに気が滞り結んで腫れものができる。

【解説】

体表の器官である九竅機能活動の源泉は、内臓に由来している。目がよく見え、耳がよく聞こえるのも、すべて体内の機能が正常で、精気が行きわたり、絶えず栄養が補給されているからであり、眼、耳、口、鼻などがそれだけで発揮しうる機能ではない。それゆえ、内臓に病変があれば、体表の各器官の機能活動に悪影響を及ぼすおそれがある。例えば、肺は呼吸を主り、上部で鼻に通じている。肺気が清ならば鼻は和し、鼻が和せば香臭をかぎわけることができる。もし肺寒のための痰液が肺を阻害すると、往々にして鼻は香臭をかぎわけることができなくなる。他の器官もまたこれと同じである。原文で、「五蔵和せざれば則ち九竅通ぜず」と述べているのはこれを指しているのである。

五臓と六腑は、内にあっては「相合」の関係にあり、外にあっては「表裏」の関係にあって、その間の連係と影響は非常に密接である。六腑が和さないと留結して癰となるというのは、外の方面を指していっているのであり、六腑は陽に属し表を主っているので、六腑に病変が発生すると、腫れものを引き起こすおそれがあるといっているのである。

【原文】

邪在六府、則陽脈不和、陽脈不和、則気留之、気留之、則陽脈盛矣。邪在五蔵、則陰脈不和、陰脈不和、則血留之、血留之、則陰脈盛矣。陰気太盛、則陽気不得相営也、故曰格。陽気太盛、則陰気不得相営也、故曰関。陰陽倶盛、不得相営也、故曰関格。関格者、不得尽其命而死矣。

【書き下し】

邪六府①に在れば、則ち陽脈②和せず、陽脈和せざれば、則ち気③これに留まる、気これに留まれば、則ち陽脈盛んなり。邪五蔵①に在れば、則ち陰脈②和せず、陰脈和せざれば、則ち血③これに留まる、血これに留まれば、則ち陰脈盛んなり。陰気太《はなは》だ盛んなれば、則ち陽気相い営《めぐ》ることを得ざるなり、故に格④と曰う。陽気太だ盛んなれば、則ち陰気相い営ることを得ざるなり、故に関④と曰う。陰陽倶に盛んなれば、相い営ることを得ざるなり、故に関格と曰う。関格なる者は、その命を尽すことを得ずして死す。

【語釈】

① 六府、五蔵――ここでいう五臓六腑は、ただ体内の実質臓器を指すだけでなく、さらに六腑は陽分を代表し、五臓は陰分を代表する意味を含んでいる。

② 陽脈、陰脈――これは単純に一種類の脈象を指しているのではなく、部位（両手の左右、関前の寸部、関後の尺部のような）、形態（浮・沈・滑・渋のような）、脈搏の遅・数など多方面の意味を含んでいる。

③ 気、血――ここではこれも陽分、陰分の代名詞となっている。

④ 格、関――ともに「こばんで通さない」という意味。汪昂は、「関、格の二字は、字面は異なるが、意味は同じである」と述べている。

【現代語訳】

邪気が六腑を侵すと、陽脈が失調する。陽脈が失調すると、気分の流通が阻まれ、その結果として陽脈旺盛の現象が現れる。(一)邪気が五臓を侵すと、陰脈が失調する。陰脈が失調すると、血分の流通が阻まれ、その結果として陰脈旺盛の現象が現れる。(二)陰気が盛んになりすぎると、陽気の正常の運行ができなくなる。このような状態を「格」という。もし陽気が盛んになりすぎると、やはり陰気の正常の運行ができなくなる。これを「関」という。もし陰脈も陽脈もともに盛大になりすぎると、陰陽が相互に交流できなくなる。これを「関格」という。関格の現象が出現すると、天命を全うすることができなくなり、死亡する。

【訳注】

(一) 陽気が陽脈に滞るので陽脈の気が盛大になる。

(二) 陰血が陰脈に滞るので陰脈の気が盛大になる。

【解説】

病邪が侵す部分と発生する病変の違いによって、これが脈搏上に反映され、必ず一定の部位と一定の形態に変化が現れる。これは疾病の過程中に必然的に現れる現象である。したがって邪が陽分にあれば、必ず陽脈が不和となり、陽脈が旺盛となる。また邪が陰分にあれば同様に陰脈不和を起こし、陰脈が旺盛となる。この種の病変がもし程度の重い段階に発展すると、陰陽の調和が失われて相互に流通しなくなり、甚だしい場合には死亡するに至る。これは『素問』生気通天論でいっている「陰陽が離ればなれになって相い交わらないと、精気もこれに従って絶え尽きる」の意味と、相互に関連させることができよう。

【原文】

経言気独行於五蔵、不営於六府者、何也。然。夫気之所行也、如水之流、不得息也。故陰脈営於五蔵、陽脈営於六府、如環無端、莫知其紀、終而復始。其不復溢、人気内温於蔵府、外濡於腠理。

【書き下し】

経に、気独り五蔵を行《めぐ》りて、六府を営《めぐ》らずと言うは何ぞや。然り。夫れ気の行る所は、水の流るるが如く、息《や》むことを得ざるなり。故に陰脈五蔵を営り、陽脈六府を営り、環の端無きが如く、その紀を知ることなく、終わりて復た始まる。それ覆溢せざれば、人の気、内は蔵府を温め、外は腠理を濡す。

【現代語訳】

医学経典に、精気はただ五臓を運行して、六腑は運行しないとあるが、これはどういうわけか。

答え。精気の運行は水の流れと同様で、一刻も停止することはない。それで実際には陰脈の精気は五臓を運行し、陽脈の精気は六腑を運行し、あたかも円い環を運行するように、中断される場所がなく、終わりも始めもなく循環している。また傾いたり揺れたりして水が溢れるようなことは、気にはありえないので、人体の精気は、内部では臓腑に働いてこれを温養し、外部では腠理〔皮膚のきめ〕を潤している。

【解説】

精気は五臓に運行して六腑にはめぐらないというのが一般的な見方であり（一）、また当時はこのような見方が流行していたのである。しかし実際には精気が五臓に運行する大きな意味は、これが精気の貯蔵地だからであり、だからこそ五臓は「精を貯えてもらさない」のである。ただしこれは精気が六腑には運行しない意味であると見なすことはできない。それゆえ答えのなかでもこの点を説明し、全体的な見方をとるように指摘して、陰脈は五臓をめぐり、陽脈は六腑をめぐるとしたのである。この点について滑伯仁は、「精気が五臓だけに運行し、六腑にめぐらないというのは、決して六腑をめぐらないという意味ではない。これは陰経が五臓をめぐり、陽経が六腑をめぐり、脈気は周流して環に両端がないようなものであるというのである」と正確に説明している。最後に、「人体の精気は、内部では臓腑に働いてこれを温め、外部では腠理を濡している」と述べているのは、説明の範囲を拡げて、精気がめぐるのは五臓六腑だけではなく、外は腠理にも及ぶことを述べたのである。

【訳注】

（一）除霊胎が指摘しているように、これは一般的見方ではない。『内経』と本難との差異については、除氏の『難経経釈』を参照のこと。

【本難の要点】

一、五臓の精気と九竅の関係を指摘し、特に五臓の精気の、九竅の機能活動に対する重要性について強調している。

二、邪気が人体を侵した際に、陰陽の異なった部位に異常の脈象として反映されることを説明し、病理機転のうえから陰陽の失調が重篤な結果になることを強調している。

三、精気が人体を運行し、営養する部位を簡略に述べている。

第三十八難

◎臓は五、腑は六であることを論ずる。

【原文】

三十八難曰、蔵唯有五、府独有六者、何也。然。所以府有六者、謂三焦也。有原気之別焉、主持諸気。有名而無形、其経属手少陽。此外府也、故言府有六焉。

【書き下し】

三十八難に曰く、蔵に唯五有り、府に独り六有るは何ぞや。然り。府の六有る所以は、三焦を謂うなり。原気の別有りて、諸気を主持す。名有りて形無く、その経は手少陽に属す。これ外府①なり、故に府に六有りと言うなり。

【語釈】

① 外府――三焦を指していう。正腑の外《ほか》にあるので「外府」という。滑伯仁は、「外府にとは、その経が

手少陽三焦経であることを示している。おもうに、三焦は外側にその経はあるが、内側に形はない。そこで〔外府〕というのである」と述べている。

【現代語訳】

臓は五つしかないのに、腑は六つあるが、これはどうしてか。

答え。腑が六つあるというのは、三焦を腑として計算したからである。三焦は原気の別働隊であり、全身の諸気を運行させている。ただし三焦はその名称があるだけで、一定の形態があるわけではなく、その経絡は手少陽経に属している。それゆえこれを外府というのである。五腑に三焦を加えているので、六腑と呼んでいるわけである。

【解説】

本難の重点は、腑が六つある根拠を説明し、そのうえに三焦の機能、つまり三焦が原気の別働隊で、諸気の運行を主持している働きを強調していることである。三焦が、「原気の別、諸気を主持」している意義を理解するには、第八難と第三十六難で述べた「腎間の動気」と、「命門は原気の繫《か》くる所」の理論とを、関連させて考えなくてはならない。第八難のなかで腎間の動気の問題を述べたときに、腎間の動気は三焦の根源、十二経脈の根、五臓六腑の本と係わることを指摘した。

第三十六難中には、「命門は精気と神気が宿っている所であり、原気が関与している生命の根源的な場所である」とあり、これによれば腎間の動気は原気とすでに連係しており、また三焦の源でもあって、三焦と原気とは間接的な関係があることになる。それで三焦は原気の別と称したのである。

諸気を主持することができるというのは、原気の別働隊としての三焦の機能を指していったものである。ここにいう諸気とは、多方面の意味を包括しているのであり、例えば五臓六腑の気や、十二経脈の気や、肺の呼吸などまで包括している。いわゆる「諸気を主持する」とは、三焦と臓腑経脈などの機能活動のすべてが連係していることを述べたものではあるが、直接の主宰者であると述べたものではない。

最後の「名称があるだけで、一定の形態があるわけではない」以下の言葉は、一方では三焦が外府であることを説明し、同時に腑が六つある根拠を説明する本題にもどったものである。

【本難の要点】

一、腑が六つある根拠を解釈している。

二、三焦の生理上の機能を説明している。

第三十九難

◎腑は五、臓は六であることを論ずる。

【原文】

三十九難曰、経言府有五、蔵有六者、何也。

然。六府者、正有五府也。五蔵亦有六蔵者、謂腎有両蔵也。其左為腎、右為命門。命門者、精神之所舎也、男子以蔵精、女子以繋胞。其気与腎通。故言蔵有六也。

府有五者何也。

然。五蔵各一府、三焦亦是一府、然不属於五蔵。故言府有五焉。

【書き下し】

三十九難に曰く、経に府に五有り、蔵に六有りと言うは何ぞや。

然り。六府は正には五府有るなり。五蔵もまた六蔵有りとは、腎に両蔵有るを謂うなり。その左を腎となし、右を命門となす。命門は精神の舎《やど》る所にして、男子は以って精を蔵し、女子は以って胞に繋《か》く。その気腎と通ず。故に蔵に六有りと言うなり。

府に五有りとは何ぞや。
然り。五蔵各の一府、三焦も亦是れ一府、然るに五蔵に属せず。故に府に五有りと言うなり。

【現代語訳】

医学経典に、腑は五つあって臓は六つあると述べられているが、これはどうしてか。

答え。六腑は正式に五腑である。ただし五臓もまた六臓と呼ばれることがあり、これは腎が左右二臓あるからである。左を腎とし、右を命門としている。命門は精神が宿る所で、男子では精を貯蔵し、女子では胎を養う子宮に関連している。命門の気は腎と互いに通じている。このように腎を左右に分けたので臓は六つあるというのである。

腑は五つであるというが、これはまたどうしてか。

答え。五臓にはそれぞれ表裏の関係の腑である。三焦も一つの腑であるが、対応する臓がない。それで臓は五つであるというのである。

【解説】

本節は、主として腑は五つ臓は六つという、当時の異説について述べたものである。六腑を五腑と称したのは、ただ五臓と対応する五腑をいったのである。心と小腸、肺と大腸、肝と胆、脾と胃、腎と膀胱というように、五臓はすべて表裏の関係にある腑と対応している。それゆえこれを「正」といったのである。三焦もまた一つの腑であるとはいえ、その他の五腑とはやはり異なったものである。それで六腑を五腑と称したのである。

五臓を六臓と称したのは、腎臓を左右の二臓として計算し、腎と命門として扱ったからであり、そのために五臓が六臓となったのである。

臓腑の数が五つか六つかということについては、それぞれ異説があるが、各々の臓腑の生理的機能についての認識は一致している。それゆえ数字についての論議は、大して重要なことではない。

腎と命門に関する問題の意味は、第三十六難と同じであるので、ここでは重複を避けて述べない。

【本難の要点】

本難では、五臓六腑に対する当時の数字上の二種の異なった見方を説明している。同時にそのなかの主要な問題を指摘している。つまり六臓というのは腎臓を二臓に分けたからであり、五腑というのは、五臓と対応しない三焦を除いたからであるという点である。

第四十難

◎耳は聞き、鼻は嗅ぐという生理を論ずる。

【原文】

四十難曰、経言肝主色、心主臭、脾主味、肺主声、腎主液。鼻者肺之候、而反知香臭、耳者腎之候、而反聞声、其意何也。

然。肺者西方金也、金生於巳、巳者南方火、火者心、心主臭、故令鼻知香臭。腎者北方水也、水生於申、申者西方金、金者肺、肺主声、故令耳聞声。

【書き下し】

四十難に曰く、経に言う、肝は色を主り、心は臭を主り、脾は味を主り、肺は声を主り、腎は液を主る、と。鼻は肺の候なるに、反って香臭を知り、耳は腎の候なるに、反って声を聞くは、その意何ぞや。

然り。肺は西方にして金なり、金は巳に生ず[①]、巳は南方にして火、火は心、心は臭を主る、故に鼻をして香臭を知らしむ。腎は北方にして水なり、水は申に生ず[①]、申は西方にして金、金は肺、肺は声を主る、故に耳をして声を聞かしむ。

【語釈】

①「金は巳に生ず」、「水は申に生ず」——「巳」と「申」はいずれも十二支の一つ。十二支は五行に分属されていて、巳（午）は火に属し、申（酉）は金に属している。この「金は巳に生まれ、水は申に生まれる」も、五行相生説に属しているが、「土が金を生み、金が水を生む」という一般的原則とは異なっている。これを「五行長生」の相生説と呼んでいる。

【現代語訳】

医学経典では、肝は色を主り、心は臭を主り、脾は味を主り、肺は声を主り、腎は液を主ると述べている。鼻は肺の外候〔外部の器管〕であるのに、かえって香臭をかぎわけ、耳は腎の外候であるのに、かえって声を聞くことができるが、これはどういうわけか。

答え。肺は西方・金に属し、金は巳に生ずるものである。巳は南方・心・火であり、心は臭を主っている。そして金は巳・火に生ずるのであるから、鼻は香臭をかぎわけることができるのである。腎は北方・水に属し、水は申に生ずるものである。申は西方・肺・金であり、肺は声を主っている。そして腎は申・金に生ずるのであるから、耳はよく声を聞くことができるのである。

【解説】

五臓と声、色、臭、味、液との関係は、第三十八難のなかですでに具体的に説明してある。本難ではまた五臓の色、臭、味、声、液に対するそれぞれの管轄を指摘している。例えば五色の青・黄・赤・白・黒は、五臓ではそれぞれ肝・脾・心・肺・腎に配されているが、本難では肝は色を主るとして、五色はいずれも肝に属するとしている。五色を弁別するのも、肝の機能と関係するというのは、目は肝の開竅部であるから、肝は色を主るというわけである。以下の、心は臭を主る、脾は味を主る、肺は声を主る、腎は液を主るなども、その意味は「肝は色を主る」と同じである。しかし、実際には七竅の機能と五臓の管轄とは、この場合の肝は色を主り、目に開竅し、目はよく五色を察するというように、完全に一致するわけではない。鼻は肺の外候であるのに、かえって香臭をかぎわけている。五臓の管轄を見ると、肺は声を主り、鼻は肺の開竅部である。すなわち鼻は本来ならば声を聞く器官であるべきなのに、声を聞くことはできないで、かえって香臭をかぎわけている。腎は液を主り、耳は腎の開竅部である。ところが耳は水液を調整する能力はなくて、かえって声を聞くことができる。ここではこの二点を問題としたのである。

医学経典では、鼻が香臭をかぎわけ、耳が音声を聞くことができるのは、内臓の生理機能の相互依存に由来すると解釈している。いわゆる「金は巳に生まれ、水は申に生まれる」という意味は次のようなものである。鼻は肺の開竅部ではあるが、肺の生理機能の原動力は心である。そして心はもともと臭を主っているので、この関係から鼻も臭を主ることになるのである。耳は腎の開竅部であるが、しかし腎の生理機能の動力の源は肺であり、肺はもともと声を主っている。この関係から耳は声を聞くことを主るわけである。

【本難の要点】

一、五臓は、声・色・味・臭・液をそれぞれ管轄しており、これは五臓の生理機能の特徴である。

二、「五行長生」の説によって内臓の相互資生の関係を説明し、それによって鼻が臭を知り、耳が声を聞く生理を明らかにしている。

第四十一難

◎肝には両葉あることを論ずる。

【原文】

四十一難曰、肝独有両葉、以何応也。

然。肝者、東方木也、木者春也、万物始生、其尚幼小、意無所親、去太陰尚近、離太陽不遠、猶有両心、故有両葉、亦応木葉也。

【書き下し】

四十一難に曰く、肝に独り両葉有るは、何を以って応ずるや。①然り。肝は東方・木なり、木は春なり、万物始めて生ず、それなお幼小にして、意に親しむ所なし。②太陰③を去ることなお近く、太陽④を離るること遠からざること、猶お両心⑤有るが如し、故に両葉有り、また木葉に応ずるなり。

【語釈】

① 何を以って応ずるや――「なにと相応しているのか」という意味である。
② 親しむ所なし――「別に親しむべき物がない」ということ。
③ 太陰――「冬期」を指す。
④ 太陽――「夏期」を指す。
⑤ 両心――「あるいは陽に従い、あるいは陰に従い」という意味を指す。

【現代語訳】

肝だけが左右両葉あるが、これは何と相い応じているのであろうか。

答え。肝は東方で木に属し、木は春に属している。春は万物が発生しはじめるときで、発生したものはいまだ幼少であって、特に親しみ頼るところがない。春は冬となお近いし、夏ともそれ程離れてはいない。あたかも冬と夏の中間に位置しているので、あるいは陽に従い、あるいは陰に従っている。それゆえ肝には両葉があるのだ。またこれは木の葉が分裂する様子とも対応している。

【解説】

本難は、形の類似したものに例える方法で肝の解剖形態を説明している。肝がどのようにして二葉を生ずるかという原理も、五行を五方〔東・南・中央・西・北〕に配するという思想にもとづいて説明している。肝は東方の木であり、また季節としては春を主っている。春は自然界の万物がすべて生まれ芽ばえる季節であり、しかもすべてが幼少な時期である。春はその他の季節との関係からいうと、冬とは近いし、夏とも離れていない。つまり春は冬と夏の間にあって両方と連係しているので、このような状況によって、人体の肝臓もまた両葉を生ずる。内部の臓器の生理解剖上の形態と外部の環境とをこのように関連させて説明しているのである。肝臓の葉数は、現在の解剖所見によっても左右両葉があり、本文の記述と一致している。

【本難の要点】

本難では主として五行の理論を用い、形の類似したものに例える方法によって、肝臓が解剖上で二葉を発生させている原理を解説している。

第四十二難

◎人体臓腑の解剖を論じている。

【原文】

四十二難曰、人腸胃長短、受水穀多少、各幾何。

然。胃大一尺五寸、径五寸、長二尺六寸、横屈受水穀三斗五升、其中常留穀二斗、水一斗五升。小腸大二寸半、径八分分之少半、長三丈二尺、受穀二斗四升、水六升三合合之大半。回腸大四寸、径一寸半、長二丈一尺、受穀一斗、水七升半。広腸大八寸、径二寸半、長二尺八寸、受穀九升三合八分合之一。故腸胃凡長五丈八尺四寸、合受水穀八斗七升六合八分合之一、此腸胃長短、受水穀之数也。

肝重二斤四両、左三葉右四葉、凡七葉、主蔵魂。心重十二両、中有七孔三毛、盛精汁三合、主蔵神。脾重二斤三両、扁広三寸、長五寸、有散膏半斤、主裹血、温五蔵、主蔵意。肺重三斤三両、六葉両耳、凡八葉、主蔵魄。腎有両枚、重一斤一両、主蔵志。

胆在肝之短葉間、重三両三銖、盛精汁三合。胃重二斤二両、紆曲屈伸、長二尺六寸、大一尺五寸、径五寸、盛穀二斗、水一斗五升。小腸重二斤十四両、長三丈二尺、広二寸半、径八分分之少半、左廻畳積十六曲、盛穀二斗四升、水六升三合合之大半。大腸重二斤十二両、長二丈一尺、広四寸、径一寸、当斉右廻十六曲、盛穀一斗、水七升半、膀胱重九両二銖、縦広九寸、盛溺九升九合。
口広二寸半、唇至歯長九分、歯以後至会厭、深三寸半、大容五合。舌重十両、長七寸、広二寸半。
咽門重十二両、広二寸半、至胃長一尺六寸。喉嚨重十二両、広二寸、長一尺二寸、九節。肛門重十二両、大八寸、径二寸大半、長二尺八寸、受穀九升三合八分合之一。

【書き下し】

四十二難に曰く、人の腸胃の長短、水穀を受くることの多少は、各《おのおの》の幾何《いくばく》ぞや。

然り。胃は大①一尺五寸、径②五寸、長二尺六寸、横屈③して水穀三斗五升を受け、その中 常には穀二斗、水一斗五升を留む。小腸は大二寸半、径八分分の少半④(一)、長三丈二尺、穀二斗四升、水六升三合合の大半④(二)を受く。回腸は大四寸、径一寸半、長二丈一尺、穀一斗、水七升半を受く。広腸は大八寸、径二寸半、長二尺八寸、穀九升三合八分合の一(三)を受く。故に腸胃、凡《すべ》て長五丈八尺四寸、合して水穀八斗七升六合八分合の一を受く、これ腸胃の長短、水穀を受くるの数なり。

肝は重二斤四両、左三葉右四葉、凡て七葉、魂を蔵することを主る。心は重十二両、中に七孔三毛⑤有り。精汁三合を盛り、神を蔵することを主る。脾は重二斤三両、扁広三寸、長五寸、散膏⑥半斤有り、血を裹《つつ》む⑦ことを主り、五蔵を温め、意を蔵することを主る。肺は重三斤三両、六葉両耳⑧、凡て八葉、魄を蔵することを主る。腎は両枚有り、重一斤一両、志を蔵することを主る。

胆は肝の短葉の間に在り、重三両三銖⑨、精汁三合を盛る。胃は重二斤二両、紆曲屈伸⑩し、長二尺六寸、大一尺五寸、径五寸、穀二斗・水一斗五升を盛る。小腸は重二斤十四両、長三丈二尺、広二寸半、径八分分の少半、左に廻り畳積すること十六曲、穀二斗四升・水六升三合合の大半を盛る。大腸は重二斤十二両、長二丈一尺、広四寸、径一寸、斉に当りて右に廻り十六曲、穀一斗・水七升半を盛る。膀胱は重九両二銖、縦の広九寸、溺《にょう》九升九合を盛る。

口は広二寸半、唇より歯に至る長九分、歯より以後会厭に至る、深三寸半、大五合を容る。舌は重十両、長七寸、広二寸半。咽門は重十二両、広二寸半、胃に至る長一尺六寸。喉嚨は重十二両、広二寸、長一尺二寸、九節あり。肛門は重十二両、大八寸、径二寸大半、長二尺八寸、穀九升三合八分合の一を受く。

【語釈】

① 大——その周囲をいう。
② 径——直径。
③ 横屈——盤曲〔曲がりくねる〕という意味。徐霊胎は、「胃は腹中に在って、その形は曲がりくねって生じている。そこで横屈というのだ」としている。
④ 少半、大半——三分の一が少半。三分の二が大半。
⑤ 七孔三毛——心臓の房室と大血管などの解剖形態を指しているようである。
⑥ 散膏——脾の近傍の一種の組織。

⑦ 血を裹む――すなわち「血を統べ、血を集めて散らないようにさせる」という意味。
⑧ 葉、耳――下垂する者を葉とし、横に分岐しているものを耳としている。
⑨ 銖――古代の重量単位。十個の黍の重さが一銖。二十四銖を一両とする。
⑩ 紆曲屈伸――紀天錫は「紆曲屈伸とは、その内容物を往ったりきたりさせることをいう。屈してその内容物を留めるが、いつまでも停めておくわけにはいかないので、復た伸びてこれを去らせるゆえ、紆曲屈伸というのである」と述べている。

【訳注】

（一） 八分分の少半――八分と、三分の一分。
（二） 六升三合合の大半――六升三合と、三分の二合。
（三） 九升三合八分合の一――九升三合と、八分の一合。

【現代語訳】

人間の腸や胃の長さ、水穀を受け入れる量は、それぞれどれ程なのか。

答え。胃は、周囲が一尺五寸、直径が五寸、（曲がっているのを伸した）長さが二尺六寸、曲がりくねった形で、水穀三斗五升を受け入れるが、その内容として穀が二斗、水が一斗五升あるのが通常の状態である。小腸は、周囲が二寸半、直径が八分と三分の一分、長さが三丈二尺、穀二斗四升、水六升と三分の二合を受け入れる。回腸は、周囲が四寸、直径が一寸半、長さが二丈一尺、穀一斗、水七升半を受け入れる。広腸は、周囲が八寸、直径が二寸半、長さが二尺八寸、穀九升三合と八分の一合を受け入れる。それゆえ腸と胃全体では、長さ五丈八尺四寸、合わせて水穀八斗七升六合と八分の一合を受け入れることになる。以上が腸と胃の長さ、水穀を受け入れる量である。

肝は、重さが二斤四両、左が三葉、右が四葉、全部で七葉に分かれ、魂を蔵することを主る。心は、重さが十二両、中に七つの穴と三本の毛がある。精汁三合を含み、神を蔵することを主る。脾は、重さが二斤二両、歪んだ円球形の周囲の広さが三寸、長さが五寸、散膏が半斤あり、血を包むことを主り、また五臓を温め、意を蔵することを主る。肺は、重さが三斤三両、六葉と二耳とで、全部で八葉に分かれ、魄を蔵することを主る。腎は、二枚あって、重さが一斤一両、志を蔵することを主る。胆は、肝の短い葉の間に在って、重さが三両三銖、精汁三合を含む。胃は、重さが二斤二両、うねり曲がって伸縮して〔内容物を動かし〕、長さは二尺六寸、周囲が一尺五寸、直径が五寸、穀二斗、水一斗五升を含む。小腸は、重さが二斤十四両、長さが三丈二尺、周囲の広さが二寸半、直径が八分と三分の一分、左に廻りながら十六回曲がり重なり、穀二斗四升、水六升三合と三分の二合を含む。大腸は、重さが二斤十二両、長さが二丈一尺、周囲の広さが四寸、直径が一寸、臍のところから右に廻って十六回曲がり、穀一斗、水七升半を含む。膀胱は、重さが九両二銖、歪んだ円球形の縦に計った周囲の広さが九寸、溺九升九合を含む。

口は、周囲二寸半、唇から歯までの長さが九分、歯から会厭《のどびこ》までの深さが三寸半、五合のものを入れる容積がある。舌は、重さ十両、長さが七寸、周囲の広さが二寸半。咽門は、重さが十二両、周囲の広さが二寸半、胃までの長さが一尺六寸、喉嚨《のどぶえ》は、重さが十二両、周囲の広さが二寸、長さ一尺二寸、九つの節がある。肛門は、重さが十二両、周囲が八寸、直径が二寸と三分の二寸、長さが二尺八寸、穀九升三合と八分の一合を受け入れる。

【解説】

本難は五臓六腑などの解剖について記している。第一段は六腑の中の胃、小腸、回腸（すなわち大腸）、広腸（すなわち大腸末端）などの長さ、大小、容量を述べている。第二段は五臓の大小、重量、およびその生理機能を述べている。第三段はまた胃、大小腸などの重量を補充説明している。第四段は口、舌、咽喉、肛門などの重量と広さを述べている。我々はこれらの記載に対して、正確な理解をする必要があるが、古代の度量衡は現代のそれとは同じでなく、また何度も変革を受けているので、これらの記載を、現代の度量衡で比較することはできない。もし腸や胃の長さを比例による方法で計算すると、現代の記載とかなり近いものになる。ここでは食道と腸の比例関係を例にあげて説明する。

本難の記載

咽門より胃まで（食道の長さ）　十六寸

小腸の長さ　三二〇寸

回腸の長さ　　　二一〇寸　五五八寸
広腸の長さ　　　二八寸
スパルタホルツ解剖学の記載
食道の長さ　　　二五センチメートル
小腸の長さ　　　七五〇センチメートル　九二五センチメートル
大腸の長さ　　　一七五センチメートル

食道と腸の長さの比較
難　経――十六対五五八＝一対三四・八七五
スパルタホルツ解剖学――二五対九二五＝一対三七

この比例から見ると、古今の記載は比較的接近した数値を示している。

第二段の経文はもっぱら五臓を論じ、その形態と重量などを述べているが、肝、肺、心の解剖形態と現代解剖学上の記載とは、それほど完全に符号するものではない。例えば肝の七葉、心の七孔三毛、肺の六葉両耳などは、特定の何かを指しているのかどうか、昔からの注釈書を参考にしても、詳細な説明はされていない。ここではしばらく古代解剖学の歴史資料として記し、将来の研究を待つ。

肝は魂を蔵し、心は神を蔵するなどの記載は、五臓と精神活動の間の関係を説明したもので、各臓それぞれ主るものがあるが、これは第三十四難中で述べた五臓七神と同じ意味であり、読者は前後それぞれ参照して頂きたい。

【本難の要点】

本難は五臓六腑および口、舌、咽喉、肛門などの大きさ、重量、容量などを詳細に述べている。これは古代解剖学ともいえる内容である。本難は『霊枢』腸胃篇の記載と近似している。

第四十三難

◎飲食物が七日間入らないと死ぬことの原理を論ずる。

【原文】

四十三難曰、人不食飲、七日而死者、何也。

然。人胃中常有留穀二斗、水一斗五升。故平人日再至圊、一行二升半、日行五升、七日五七三斗五升、而水穀尽矣。故平人不食飲七日而死者、水穀津液倶尽、即死矣。

【書き下し】

四十三難に曰く、人、食飲せざること七日にして死すとは何ぞや。然り。人の胃中、常に穀二斗・水一斗五升を有《たも》ち留《とど》む。故に平人①、日に再び圊《せい》②に至り、一行にして二升半、日に五升行《めぐ》り、七日五七《ごしち》三斗五升にして、水穀尽《つ》く。故に平人、食飲せざること、七日にして死すとは、水穀津液倶に尽き、即ち死するなり。

【語釈】

① 平人——健康な人を指す。

② 圊——便所のこと。徐鎔は「厠は古には青といった。つまり、汚穢は常に清除すべきだということ」と述べている。

【現代語訳】

人間は、七日間飲食物をとらないでいると死ぬというが、これはどうしてか。答え。人の胃の中には穀物が二斗、水が一斗五升常に残留している。健康な人は通常一日に二度排泄する。一回に二升半、一日に計五升排泄するので、七日間で五七の三斗五升になり、七日間何も飲食しないと、体内の水分も穀物もすべて尽きてしまう。したがって、健康な人が七日間何も飲食しないと死ぬのは、体内の水分も穀物も津液もすべて尽きてしまうからである。

【解説】

「人間は、七日間飲食物をとらないと死ぬ」。これは人間が絶食してから死亡するまでの時間を示している。原文では、「水穀も津液もすべて尽きる」ことが、死亡の原因であることを強調している。論述の方法としては、健康な人の胃腸に貯留する水穀の量と、毎日の大便として排泄される量から計算している。健康な人の胃中の水穀受容量は三斗五升であり、毎日の排泄量は五升である（毎日の大便の回数を二回と計算している）。このようにすると七日間の合計は三斗五升になり、胃中の水穀は完全に排泄し尽くされてしまう。人が絶食した後、排便の回数が必ずしも二回でないことは自明のことである。したがって、我々は七日間飲食しないと絶命するという、その精神の本質については納得しても、期間や排泄量に拘泥する必要はない。

ここで着目すべき主な事項は、「水穀も津液もすべて尽きる」の一句である。このことによってたしかに死亡はもたらされるのである。有機体のすべての機能、活動、生命力は、いずれも五臓の精気に依拠しており、五臓の精気はいずれも水穀の精微をその源として生成される。したがって、『霊枢』本臓篇では、「人体の血・気・精・神は、生命を養い、性命を周《めぐ》らすものである」と述べている。これに反して、人が絶命するのは、精気が消耗して涸渇し、全身の各部分の機能活動が停頓することによって起こる。このことについては、『霊枢』五味篇に記されている次の句で理解できる。「天地の精気はつねに三〔宗気・営衛・糟粕〕に送り出され、一〔空気と水穀の精微〕によって補給される。そのため、半日飲食しないと気が衰え、一日飲食しないと気が少なくなる」。このことから、水穀の精微は、人体の機能活動に対し、重要な作用をもっていることがわかる。
丁徳用は、「人は水穀から気を受けており、それによって神を養っている。水穀が尽きればたちまち神は去る。そのため、水穀を安んずれば生き、水穀を絶てば死ぬ」と述べている。これは『素問』平人気象論に記された「健康な人の正常な脈気は、胃から授っている。胃気は健康な人にとっての正常な気である。人にもし胃気がなければ、これを逆といい、すなわち死である」と、根本精神において一致するものであり、読者の参考になりうるものである。

【本難の要点】

一、人間が絶食によって絶命するまでの期間を示している。
二、絶食によって死亡する鍵は、主に水穀、津液が尽き涸渇することによると説明している。

第四十四難

◎七衝門を論ずる。

【原文】

四十四難曰、七衝門何在。

然。唇為飛門、歯為戸門、会厭為吸門、胃為賁門、太倉下口為幽門、大腸小腸会為闌門、下極為魄門、故曰七衝門也。

【書き下し】

四十四難に曰く、七衝門①何くに在りや。

然り。唇を飛門②となし、歯を戸門③となし、会厭を吸門④となし、胃を賁門⑤となし、太倉下口を幽門⑥となし、大腸小腸の会を闌門《らんもん》⑦となし、下極⑧を魄門《はくもん》⑨となす。故に七衝門と曰うなり。

【語釈】

① 七衝門――要道を衝という。人体の七衝門とは、消化器系統中の七つの重要な場所である。『中国医学大辞典』には「人身衝要の門は七つあり、消化器系統中の重要な場所である」とある。

② 飛門――葉霖は、「飛は、昔は扉と同じ意味に用いた。扉はとびらである。思うに歯は出入口であり、唇はそのとびらである」と述べている。

③ 戸門――丁徳用は、「歯は戸門となすとは、歯が開閉の門戸であって、五穀はこれによってかみくだかれて出入するからである」と述べている。

④ 吸門――呼吸、納気の門戸。

⑤ 賁門――胃の上口を指す。楊玄操は、「賁は膈にあり、胃気の出る所である。胃は穀気を出して肺に伝

えており、肺は膈の上にある。それゆえ胃を賁門とするのである」と述べている。これもまた胃の上口を賁門とした意義を説明したものである。

⑥ 幽門——胃の下口を幽門といい、小腸とつながる部分である。

⑦ 闌門——葉霖は、「大腸小腸の交わる所を闌門とする。会とは合うことである」と述べている。大腸と小腸が相交る場所を指している。

⑧ 下極——肛門を指す。消化管の最下端にあるので、下極と名づけたのである。

⑨ 魄門——糟粕が排出される場所であり、肛門の別名である。

【訳注】

(一) 太倉——胃のこと。

【現代語訳】

七つの衝門すなわち人体中の七つの重要な門というのは、どこにあるのか。

答え。唇を飛門、すなわちとびらの門とし、歯を戸門、すなわち出入口とし、会厭《のどびこ》を吸門、すなわち気を入れる門とし、胃の(上口)を賁門、すなわち物が速やかに下る門とし、胃の下口を幽門、すなわち奥深い門とし、大腸と小腸の交わる場所を闌門、すなわち水穀の気を残滓と津液とに分かつ門とし、肛門を魄門、すなわち精華を吸収された形質のみの残滓を出す門とする。こうしたわけで、七つの衝門があるというのである。

【解説】

摂取された飲食物は、消化、吸収されてその精微は全身の各組織に輸布される。食物の残渣は糞便となって肛門から排出される。以上の摂取、消化、排泄の過程は、消化系統全体を含んでいる。そのなかで六腑の胃、小腸、大腸や、入口の唇歯や出口の肛門などは、すべて消化過程のなかの非常に重要な部門であって、あたかも交通の要衝のようである。そこでこれらを「衝門」と呼んでいるのである。

【本難の要点】

本難の七衝門は古代の解剖部位の名称であり、これによってまたその生理上の作用を知ることができる。

第四十五難

◎八会を論ずる。

【原文】

四十五難曰、経言八会者、何也。

然。府会大倉、蔵会季脇、筋会陽陵泉、髄会絶骨、血会鬲兪、骨会大杼、脈会大渕、気会三焦外、一筋直両乳内也。熱病在内者、取其会之気穴也。

【書き下し】

四十五難に曰く、経に八会①と言うは、何ぞや。

然り。府会は太倉②、蔵会は季脇③、筋会は陽陵泉、髄会は絶骨、血会は鬲兪、骨会は大杼、脈会は太渕、気会は三焦の外の一筋にして両乳の内④に直《あた》る。熱病 内に在る者は、その会の気穴を取るなり。

【語釈】

①会——聚り会するという意味。

② 太倉（原文では大倉）——本来は胃の別名であるが、ここでは経穴名のことで、中脘穴を指し、臍上四寸にある。
③ 季脇——本来は肋軟骨部の総称。ここでは章門穴を指す。
④ 両乳の内——両乳頭の中間の膻中穴を指す。

【現代語訳】

医学経典で述べている八会とは何であるか。

答え。六腑の気が聚り会する所は太倉《たいそう》穴であり、五臓の気が聚り会する所は章門《しょうもん》穴であり、筋が聚り会する所は陽陵泉《ようりょうせん》穴（腓骨頭の前方にある）であり、髄が聚り会する場所は絶骨《ぜっこつ》穴（外果の上三寸）であり、血が聚り会する所は膈兪《かくゆ》穴（第七胸椎棘突起の両傍各一寸五分）、骨の聚り会する所は大杼《だいじょ》穴（第一胸椎棘突起の両傍各一寸五分）、脈の聚り会する所は太淵《たいえん》穴（手掌横紋の上方で寸口の部位）、気の聚り会する所は三焦膜の外、両乳の間の膻中《だんちゅう》穴である。すべて熱邪によって引き起こされた病変は、その会する所の要穴を取って、治療することができる。

【解説】

いわゆる八会とは、経文中の臓、腑、筋、骨、血、脈、気、髄の八種類の精気が、運行過程中に会聚する点であり、ゆえにこれを名づけて八会という。この八箇所の会聚点は、すべて経脈中の腧穴であり、経文中でも、内熱疾患の治療に用いることができる、と指摘しているように、針灸治療上の重要穴である。熱性疾患だけではなく、その他の内傷性疾患の治療にも、これらの腧穴を取穴して治療すると、療効が比較的顕著である。例えば中脘に刺針して胃痛を治し、章門に刺針して脇痛を治し、この両穴に艾灸をして脾虚による運化の不調を治す。陽陵泉と絶骨に刺針して風湿痺痛を治す。膈兪は血症に対する刺針治療の要穴である。膻中は気病治療の主穴であり、もし胸苦しかったり呼吸困難などがあればここに針灸を行う。

「骨会は大杼」の大杼穴は背部にあり、足太陽膀胱経に属し、項後の第一胸椎・棘突起の両側、脊椎からそれぞれ一寸五分の所に位置している。張世賢は、「すべての骨はここにかかっていて、下にのびて生体を支えている。それゆえ骨は大杼に会するというのである」と述べている。大杼穴は治療上では小児麻痺の上肢麻痺などにかなり効果がある。

「脈会は太淵」の「脈」とは全身の経脈を指す。太淵は腧穴の名称である。「脈会は太淵」ということに関しては、張世賢が比較的わかりやすく述べている。「すなわち太淵は穴名であり、手掌横紋中の陥中、寸口の近くにある。医学経典に〈寸口は脈の大会で、手太陰の動脈である〉とある」。また「肺は百脈のあつまる所であるので、脈会は太淵である」と述べている。太淵穴は寸口に位置し、もともと脈診の部位であり、現在では上肢の「脈なし病」を治療する主要な腧穴であり、内関を同時に用いると、かなりの療効がある。

【本難の要点】

一、臓、腑、筋、骨、血、脈、気、髄と、太倉、季脇、陽陵泉、絶骨、膈兪、太渕、膻中、大杼などの経穴との特殊な関係を説明している。

二、八会は生理上、臓、腑、筋、骨、血、脈、気、髄と特殊な関係があるので、治療（針灸療法）上でも特殊な効果がある。

第四十六難

◎老若により寤《ご》寐《び》が異なる原因を論ずる。

【原文】

四十六難曰、老人臥而不寐、少壮寐而不寤者、何也。然。経言少壮者、血気盛、肌肉滑、気道通、栄衛之行不失于常、故昼日精、夜不寤也。老人血気衰、肌肉不滑、栄衛之道渋。故昼日不能精、夜不能寐也。故知老人不得寐也。

【書き下し】

四十六難に曰く、老人は臥して寐《い》①ねず、少壮は寐ねて寤《さ》②めざるは何ぞや。

然り。経に言う、少壮③は、血気盛ん、肌肉滑らかに、気道通じ、栄衛の行常を失わず、故に昼日は精《あき》④らかにして、夜は寤めざるなり。老人⑤は血気衰え、肌肉滑らかならず、栄衛の道渋る。故に昼日は精らかなること能わず、夜は寐ぬること能わざるなり。故に老人は寐ぬることを得ざるを知るなり。

【語釈】

① 寐――熟睡のこと。
② 寤――覚醒のこと。
③ 少壮――十八歳以下を少とし、三十歳を壮とする。
④ 精――精神がさわやかで旺んなこと。
⑤ 老人――五十歳以上を老人とする。

【現代語訳】

老人は睡眠時にも熟睡できないが、若い人は熟睡して容易に醒めない。これはどうしてか。

答え。医学経典では以下のように述べている。若い人は血気が盛んで、肌肉は潤沢であり、気道はよく通り、営衛の循環はよく調節されている。それゆえ昼間は精神がさわやかで旺《さか》んで、夜間はぐっすりと眠ってなかなか醒めない。老人は血気が衰え、肌肉は潤沢でなく、営衛の循環も失調するので、昼間は精神がさわやかでなく、夜は眠れない。老人が夜間に寝付きのわるいのはこのためであると理解される。

【解説】

寤《さ》めて寐《ね》られない原因は、病理的な面からいえば色々とあるが、大体は二つに分けることができる。一つは肉体的な病気があってそのために眠れない場合で、例えば、『内経』で、「胃が調和しないと、横になっても落ち着いて寝ることができない」と述べているような不眠である。もう一つは純粋に精神方面の病変に属する場合であって、例えば、血が心を養わないで、心虚となって心が精神を舎《やど》すことができなかったり、思慮が過ぎて脾を傷めたり、肝陰虚のため虚陽が亢ぶって起こる不眠である。ただし、これらはすべて病理的なものであって、本文で述べている「老人は睡眠時にも熟睡できない」の場合は、病理的なものではない。これは人が老衰すると必然的に出現する現象であり、それゆえ、本文では老年と若年とを比べて、老人不眠の原因の主要な鍵を、営衛の運行上に見出している。

若い人が熟睡して寤めないのは、営衛の運行が失調していないからであり、血気が盛んで、肌肉が滑らかで、気道が通じているのは、いずれも営衛の運行が失調していない証拠である。老人が眠れないのは、血気が衰え、肌肉が枯れ、営衛の道が渋滞するからであり、不眠の根源は営衛・気血の衰減にあるわけである。人が一定の年齢に達すると、営衛・気血は必然的に衰減に向かうのであるから、老人の不眠は、老衰期の普遍的現象である。

営衛の失調が不眠を引き起こすという理論は、『霊枢』大惑論に比較的詳しく述べられている。「衛気が陰の分野に入れないと、常に陽の分野に留まる。陽の分野に留まっていると、陽気が充満する。陽気が満ちれば陽蹻脈が偏盛する。また、衛気が陰の分野に入れないので、陰気は虚し、そのために安眠できなくなるのである」。さらに、「衛気が陰の分野に留まっていて、陽の分野に行くことができないと、陰の分野に滞留するため陰気が偏盛する。陰気が偏盛すると、陰蹻脈が盛んとなる。また衛気が陽の分野に行くことができないので陽気が虚し、そのために目が閉じるのである」と述べている。また「もともと衛気は、昼は常に陽の分野をめぐり、夜は陰の分野をめぐっている。それゆえ陽気が尽きれば眠り、陰気が尽きれば目がさめる」とも述べている。これらの経文のなかから、寐ることと寤めることの転変の過程が、営衛の運行状況と密接に関係していることを見出すことができる。

【本難の要点】

本難では、老人の不眠と若い人の熟睡という対照的な事実を比較し、これらの相反した状況を解く主要な鍵は、営衛の運行と気血の盛衰にあることを説明している。およそ気血が旺盛で、営衛の運行が失調しなければ、夜は熟睡して目がさめないが、もし気血が虚弱で営衛の運行が渋滞すると、夜も眠れなくなるのである。

第四十七難

◎顔面部だけが寒さに耐えられる原理について論ずる。

【原文】

四十七難曰、人面独能耐寒者、何也。

然。人頭者、諸陽之会也。諸陰脈皆至頸胸中而還、独諸陽脈皆上至頭耳。故令面耐寒也。

【書き下し】

四十七難に曰く、人面独り能く寒に耐うるは何ぞや。

然り。人頭は諸陽①の会なり。諸陰②の脈は皆頸・胸中に至りて還り、独り諸陽の脈 皆上がって頭に至るのみ。故に面をして寒に耐えしむるなり。

【語釈】

① 諸陽――手足の三陽経脈を指す。

② 諸陰――手足の三陰経脈を指す。

【現代語訳】

人の顔面だけが寒さに耐えられるが、これはどうしてか。

答え。人の頭部は手足の三陽経が集まる場所である。手足の三陰経はすべて頸あるいは胸中に至って還っているが、ただ手足の三陽経のみが上行して頭部に至っている。それゆえ人の頭面部はよく寒さに耐えられるのである。

【解説】

顔面部がよく寒さに耐えられるのは、主として経脈が上行してここに集まることによるものであり、特に陽経は、すべて顔面部と耳の前後に集まっている。例えば、手の陽明大腸経は、「その支脈は、缺盆から頸部を上り、頬を貫通し、下歯中に入り、還って口を挾み、人中で交叉し、左の脈は右に行き、右の脈は左に行き、上がって鼻孔を挾む」。

足の陽明胃経は、「鼻柱根部に起こり、傍らの足太陽経脈と連絡し、――しりぞいて頤《おとがい》の後下縁をめぐり、大迎に出て、頬車をめぐり、耳の前を上がって、客主人を過ぎ、髪のはえぎわをめぐり、額に至る」。

手の太陽小腸経は、「その支脈は缺盆から頸を循って頬に上がり、目じりに至り、しりぞいて耳中に入る。別の支脈は頬で別れ、䪼部の骨のところを上がり、鼻に至り、目の内眦に至り、斜めに顴骨部と連絡している」。

足の太陽膀胱経は、「目の内眦に起こり、額を上がって頭頂部で交わり、その支脈は頭頂から耳上角部に至る」。

手の少陽三焦経は、「その支脈は膻中から上行して缺盆に出て、項部を上がり、耳後につながり、直上し耳上角に出て、下に屈して頬を下り顴骨部に至る。別の支脈は、耳後から耳中に入り、耳前に出て客主人の前を過ぎ、頬に交って目の外眦に達する」。

足少陽胆経は、「目の外眦に起こり、上って頭角に達し、耳後を下る」。

このように経気が充ちて盛んにめぐるので、寒冷の空気にも十分に抵抗できるのである。

文中で、「手足の三陰経は、すべて頸あるいは胸中に至って還る」といっていることから考えると、「寒さに耐えること」に対して、陰経は働いていないように見える。しかし全体としての経脈からいえば、陰経は頭や顔に達していないので、直接的な働きはしていないとはいえ、実際には密接な関係があるのである。試みに『霊枢』邪気臓腑病形篇を見ると、やはり顔面部の耐寒の原理を述べていて、そのなかに、「十二経脈、三百六十五絡において、その気血は皆顔面に上がり、耳・目・口・鼻にそそいでいる。その精陽の気が目にそそぐのでものを見ることができる。……その気の津液が皆上がって顔面を燻蒸し、また顔の皮が厚く、肉も堅いので、天気が非常に寒くても、寒さに勝つことができるのである」とある。この「十二経脈、三百六十五絡において、その気血は皆顔面に上がる」という言葉は、耐寒の原理が、十二経の気血と密接に関連していることを、非常に明確に指摘している。

【本難の要点】

本難では、顔面が寒さに耐えられる原理について検討し、主として、手足の三陽経が頭や顔に分布していて、経気が充ちているので、顔面は他の部位に比べて寒さに耐えられるのであるとしている。

第四章　疾病

第四十八難

◎三虚三実を論ずる。

【原文】

四十八難曰、人有三虚三実、何謂也。

然。有脈之虚実、有病之虚実、有診之虚実也。脈之虚実者、濡者為虚、緊牢者為実。病之虚実者、出者為虚、入者為実。言者為虚、不言者為実。緩者為虚、急者為実。診之虚実者、濡者為虚、牢者為実。痒者為虚、痛者為実。外痛内快、為外実内虚。内痛外快、為内実外虚。故曰虚実也。

【書き下し】

四十八難に曰く、人に三虚三実有りとは何の謂ぞや。

然り。脈の虚実有り、病の虚実有り、診①の虚実有るなり。脈の虚実なる者は、濡なる者を虚となし、緊牢なる者を実となす。病の虚実なる者は、出ずる者を虚となし、入る者を実となす。言う者を虚となし、言わざる者を実となす。緩なる者を虚となし、急なる者を実となす。診の虚実なる者は、濡なる者を虚となし、牢なる者を実となす。痒き者を虚となし、痛き者を実となす。外痛み内快きを外実内虚となし、内痛み外快きを内実外虚となす。故に虚実と曰うなり。

【語釈】

① 診――診察のこと。ここでは触診を指し、按じて診るの意味である。

【現代語訳】

人の病には三虚三実があるというが、これはどういう意味であるか。

答え。第一は脈象の虚実であり、第二は疾病の虚実であり、第三は診察所見の虚実である。いわゆる脈象の虚実とは、軟らかい脈は虚に属し、緊張して堅い脈は実に属する。病の虚実とは、伝変からいうと、内から外に出るものは虚で、外から内に入るものは実である。症状からいうと、よくしゃべるのは虚に属し、だまっているものは実に属する。病勢からいうと、慢性病は多くは虚であり、急性病は多くは実である。

診察所見の虚実とは、触診して軟らかいものは虚に属し、堅いものは実に属する。痒《かゆ》がるものは虚に属し、痛がるものは実に属する。内外の所見を結び合わせて分析してみると、触診した際に外側は痛むが内側はここちよいのは、外は実して内は虚しているのであり、内側が痛むが外側はここちよいのは、内は実して外は虚しているのである。

このようなわけで、疾病には虚と実の二種類の状況があるというのである。

【解説】

虚実は診断の際の八綱弁証の一つであって、これによって疾病の正邪の盛衰状況を判断し、使用する補瀉の治療方針を決定する。本難では、脈象と病状と診察所見の三方面から、疾病の虚実を弁別している。

一、脈象の虚実

脈搏の強弱は気血の盛衰を現しており、しかも邪気の強弱とも密接な関係がある。およそ気血が不足すれば、脈象は必ず細軟無力となる。それで「軟らかい脈は虚に属す」と述べているのである。もし気血が充ち足りていて、同時に邪気も盛んであれば、正邪は激しく争って実証が現れ、脈象もまた堅く緊張して力のあるものとなる。それで「緊張して堅い脈は実に属する」と述べているのである。これは『素問』通評虚実論の「邪気が盛んならば実であり、精気が脱していれば虚である」とする基本思想と一致している。

二、疾病の虚実

疾病の虚実は、伝変、証状、病勢の三方面を包括している。ここで原文の精神にもとづいて、左記のように表にして説明する。

病の虚実

伝変	出ずる者を虚となす	七情の病は、慢性化して治りにくいので、多くは正気が虚する。病は内より生じ、内から外に及ぶので、これを「出」という。
	入る者を実となす	六淫の病は、多くは暴発するので、正気はそれほど虚していない。それゆえ多くは実証である。病は外感病であって、多から内に及ぶので、これを「入」という。
証状	言う者を虚となす	慢性病でまだ言語に影響がないものをいう。
	言わざる者を実となす	急性疾患で邪が甚だしく鬱結して、言語を話すことができないものをいう。
病勢	緩なる者を虚となす	慢性疾患はいつまでも治らないので、多くは正気が虚する。
	急なる者を実となす	急性疾患は時間が短いので、正気はまだそれほど虚してはいない。それゆえ多くは実証である。

三、診察所見の虚実

本難で述べている診察所見の虚実は、その内容から見ると、主として触診所見をいっているようであり、そのなかに医家の触診時の感覚と、患者の反応を包括している。表にすると左記のようになる。

- 診察所見の虚実
  - 医家の触診時の感覚
    - 濡なる者を虚となす——柔軟なものは虚に属す。
    - 牢なる者を実となす——堅牢なものは実に属す。
  - 患者の反応
    - 痒き者を虚となす——局部の気血が衰えたために出現する掻痒症状。
    - 痛き者を実となす——
      - 外痛内快—外は按ずるのを拒み内は按ずるのを喜ぶのは、外実内虚に属す。
      - 内痛外快—内は按ずるのを拒み外は按ずるのを喜ぶのは、内実外虚に属す。

【本難の要点】

本難では、三方面から例をあげて虚実の証の概念を説明している。脈象の虚実、疾病の虚実、診察所見の虚実である。ただし実際には脈象および診察所見の虚実も、すべて疾病の虚実のなかに属するものである。またここで虚実を対にしてあげているが、これらは、すべて相対的にいっているのであり、もしもっと細かく分析すれば、虚実のなかにさらに虚実の区別があるのである。

第四十九難

◎正経が自ら病む場合と、五邪に犯されて病む場合との区別を論ずる。

【原文】

四十九難曰、有正経自病、有五邪所傷、何以別之。

然。憂愁思慮則傷心、形寒飲冷則傷肺、恚怒気逆、上而不下則傷肝、飲食労倦則傷脾、久坐湿地、強力入水則傷腎。是正経之自病也。

何謂五邪。

然。有中風、有傷暑、有飲食労倦、有傷寒、有中湿、此之謂五邪。

仮令心病、何以知中風得之。

然。其色当赤。何以言之。肝主色、自入為青、入心為赤、入脾為黄、入肺為白、入腎為黒。肝為心邪、故知当赤色。其病身熱、脇下満痛、其脈浮大而弦。

何以知傷暑得之。

然。当悪臭。何以言之。心主臭。自入為焦臭、入脾為香臭、入肝為臊臭、入腎為腐臭、入肺為腥臭。故知心病傷暑得之当悪臭。其病身熱而煩、心痛、其脈浮大而散。

何以知飲食労倦得之。

然。当喜苦味也、虚為不欲食、実為欲食。何以言之。脾主味、入肝為酸、入心為苦、入肺為辛、入腎為鹹、自入為甘、故知脾邪入心、為喜苦味也。其病身熱而体重嗜臥、四肢不収、其脈浮大而緩。

何以知傷寒得之。

然。当譫言妄語。何以言之。肺主声、入肝為呼、入心為言、入脾為歌、入腎為呻、自入為哭。故知肺邪入心為譫言妄語也。其病身熱、洒洒悪寒、甚則喘咳、其脈浮大而渋。

何以知中湿得之。

然。当喜汗出不可止。何以言之。腎主湿。入肝為泣、入心為汗、入脾為涎、入肺為涕、自入為唾。故知腎邪入心為汗出不可止也。其病身熱而小腹痛、足脛寒而逆、其脈沈濡而大。此五邪之法也。


【書き下し】


四十九難に曰く、正経自ら病むこと①有り、五邪②の傷る所有り、何を以ってこれ別つや。

然り。憂愁思慮は則ち心を傷り、形寒飲冷は則ち肺を傷り、恚《い》③怒気逆し上がりて下らざれば則ち肝を傷り、飲食労倦すれば則ち脾を傷り、久しく湿地に坐し、強力して水に入れば④則ち腎を傷る。これ正経の自病なり。

何を五邪と謂うや。

然り。中風有り、傷暑有り、飲食労倦有り、傷寒有り、中湿有り、此れを五邪と謂う。

例えば心病、何を以って中風これを得たるを知るや。

然り。その色当に赤たるべし。何を以ってこれを言うや。肝は色を主る。自らに入りては青となし、心に入りては赤となし、脾に入りては黄となし、肺に入りては白となし、腎に入りては黒となす。肝、心の邪たり、故に当に赤色たるべきを知る。その病、身熱し、脇下満痛し、その脈浮・大にして弦。

何を以って傷暑これを得たるを知るや。

然り。当に臭を悪むべし。何を以ってこれを言うや。心は臭を主る。自らに入りては焦臭となし、脾に入りては香臭となし、肝に入りては臊臭となし、腎に入りては腐臭となし、肺に入りては腥臭となす。故に心病、傷暑これを得れば当に臭を悪む⑤べきことを知る。その病、身熱して煩し、心痛し、その脈浮・大にして散。

何を以って飲食労倦これを得たるを知るや。

然り。当に苦味を喜ぶべし、虚は食を欲せざるとなし、実は食を欲するとなす。何を以ってこれを言うや。脾は味を主る。肝に入りては酸となし、心に入りては苦となし、肺に入りては辛となし、腎に入りては鹹となし、自らに入りては甘となす。故に脾の邪　心に入らば苦味を喜びとなすを知る。その病、身熱して体重く嗜臥し、四肢収まらず、その脈浮・大にして緩。

何を以って傷寒これを得たるを知るや。

然り。当に譫言妄語すべし。何を以ってこれを言うや。肺は声を主る。肝に入りては呼となし、心に入りては言となし、脾に入りては歌となし、腎に入りては呻となし、自らに入りては哭となす。故

に肺の邪　心に入らば譫言妄語をなすを知る。その病、身熱し洒洒《そんそん》として悪寒あり、甚だしきは則ち喘咳し、その脈は浮・大にして渋。

何を以って中湿これを得たるを知るや。

然り。当に喜《よ》く汗出でて止むべからざるべし。何を以ってこれを言うや。腎は湿⑥を主る。肝に入りては泣となし、心に入りては汗となし、脾に入りては涎となし、肺に入りては涕となし、自らに入りては唾となす。故に腎の邪　心に入らば汗出でて止むべからざるとなすを知る。その病、身熱して小腹痛み、足脛寒《ここ》えて逆し、その脈沈・濡にして大。これ五邪の法なり。

【語釈】

① 正経自病——呂広は、「これは皆その臓の内部から発生した病であり、外から来たものではない」と述べて、その臓の原発病であって、他の臓から伝変して来たものではないと説明している。

② 五邪——風・寒・暑・湿と、飲食労倦の五種の病邪を指す。

③ 恚——〔怒り〕恨むこと。

④ 強力入水——「強力入房」としてあるものもある。『霊枢』邪気臓腑病形篇では、「もし力を入れて重い物を持ち上げたり、房事過度だったりして、汗をかいて水を浴びると、腎を傷める」と述べている。

⑤ 当悪臭——前後の文意から考えれば、「当に焦臭を悪むべし」とするべきである。

⑥ 湿——第四十難の内容によれば、「液」の字とするべきである。

【現代語訳】

正経が自ら病む場合と、五邪に傷られて病む場合とがあるが、どのように区別するか。

答え。憂愁思慮が過度であると心が傷害される。身体が外は寒冷により内は冷飲によって冷えると、肺が傷害される。怒りがひどく、気が逆上して下らないと、肝が傷害される。暴飲暴食したり、過労になったりすると、脾が傷害される。久しい間、湿気の多い場所に座っていたり、激しい力仕事をしてから水に入ったりすると、腎が傷害される。これが正経が自ら病む場合である。

五邪とは何であるか。

答え。風に傷られるもの、暑に傷られるもの、飲食労倦に傷られるもの、寒に傷られるもの、湿に傷られるもの、この五種の病邪がつまり五邪である。

今もし心経の病を例にとると、心の病が風に傷られて発生したことを、どうして知ることができるのか。

答え。その場合には色が赤いことでわかる。なぜかといえば、肝は五色を主っている。風邪〔肝は風と同じ木性〕が、肝自身を犯せば青色となり、心を犯せば赤色となり、脾を犯せば黄色となり、肺を犯せば白色となり、腎を犯せば黒色となる。〔風邪が心を犯し〕肝病が心に及んだのであるから、赤色が現れるのは当然である。またその病状の身熱〔全身発熱〕は心病に属し、脇下満痛は肝病に属しており、その脈象が浮・大で弦の場合、浮・大は心に属し、弦は肝に属している。

心の病が暑に傷られて発生したことは、どのようにして知ることができるか。

答え。それは焦臭を嫌うことによってわかる。なぜかというと、心は五臭を主っている。暑邪〔心は暑と同じ火性〕が、心自身を犯すと焦臭となり、脾を犯せば香臭となり、肝を犯せば臊臭となり、腎を犯せば腐臭となり、肺を犯せば腥臭となる。このようなわけで心の病が暑に傷られて発生した場合には、焦臭を嫌うようになるのである。その病状は身熱があってもだえ、心臓部が痛む。その脈象が浮・大で散であるのは、すべて心病に属するものである。

心の病が飲食不節や労倦過度によって起こったことは、どのようにして知ることができるか。

答え。苦みを好むことによってわかる。虚証では食欲がなくなり、実証では食欲が亢進する。なぜかというと、脾は五味を主っている。飲食労倦の邪〔脾は飲食労倦と同じ土性〕が、肝を犯せば酸味を、心を犯せば苦味を、肺を犯せば辛味を、腎を犯せば鹹味を、脾自身を犯せば甘味をそれぞれ好むようになる。このようなわけで〔飲食労倦の邪が心を犯して〕脾病が心に及べば、苦味を好むようになるのである。その病状の内、身熱は心病に属し、体が重くだるくて横になりたがり、手足が軟弱無力となって動かせなくなるのは脾病に属し、その脈象が浮・大なのは心に属し、緩なのは脾に属する。

心の病が寒に傷られて起こったことは、どのようにして知ることができるか。

答え。それは譫言妄語、つまりうわごとをいったり、わけのわからないことをいったりするのでわかる。なぜかというと、肺は五声を主っている。寒邪〔肺は寒と同じ金性〕が、肝を犯すと呼《さけ》び、心を犯すと言《しゃべ》り、脾を犯すと歌い、腎を犯すと呻《うめ》き、肺自身を犯すと哭《な》く。このようなわけで、〔寒邪が心を犯して〕肺病が心に及ぶと、譫言妄語するようになるのである。その病状の内、身熱は心病に属し、水を注がれたようにぞくぞくして悪寒し、甚だしいときは喘咳を伴うのは肺病に属する。その脈象が浮・大なのは心に属し、渋なのは肺に属する。

心の病が湿に傷られて起こったことは、どのようにして知ることができるか。

答え。それは汗がしばしば出て止まらないことによってわかる。なぜかというと、腎は五液を主っている。湿邪〔腎は湿と同じ水性〕が、肝を犯せば泣《なみだ》が出る、心を犯せば汗が出る、脾を犯せば涎《よだれ》が出る、肺を犯せば涕《はなみず》が出る、腎自身を犯せば唾《つばき》が出る。このようなわけで、〔湿邪が心を犯して〕腎病が心に及ぶと、汗が出て止まらなくなるのである。その病状の内、身熱は心病に属し、下腹が痛み、足脛が寒えて逆冷するのは腎病に属する。その脈象が沈・濡なのは腎に属し、大なのは心に属する。これがすなわち五邪が病を引き起こしたときの診察方法である。

【解説】

本難では、五臓の疾病のなかの、正経が自ら病む場合と、五邪に犯されて発病する場合との鑑別を取り上げている。いわゆる「正経が自ら病む」とは、病邪が直接にその対応する臓器を犯して起こるものであり、例えば風邪が肝を犯し、湿邪が脾を犯すような場合である。あるいは臓器自身の機能活動が過度になって傷害を起こし病変が発生する場合であって、他の臓に属する病邪の影響によるものではなく、また他の臓の疾病から伝変したものでもない。

いわゆる「五邪に傷られて病む場合」とは、五種の病邪のどれかが、五臓のなかのいずれかの一臓を犯した場合であって、この際には同時にその病邪の所属する臓にも病変が発生する。それゆえ正経が自ら病む「暴飲暴食したり、過労になったりすると脾が傷害される」場合と、五邪に傷られて病む場合の飲食労倦に傷られて起こる心病とは、それぞれ異なるのである。

一、正経自ら病む

一、憂愁思慮は則ち心を傷る――心は一身の主宰者であり、『素問』霊蘭秘典論には、「心の重要性はあたかも君主に匹敵し、人の精神活動や優れた知恵は、すべて心に由来する」と述べている。すべて人の憂愁思慮などの精神情緒活動が過度になると、心が傷られることになる。呂広は、「心は神であり、五臓の君主であり、聡明才智はすべて心に由来している。過度の精神的疲労は心を傷め、心が傷めば神も弱る」と述べている。これによっても、憂愁思慮などの正常でない情緒活動が、精神を消耗し心を傷め、ひいては疾患を引き起こすことがわかる。

二、形寒飲冷は則ち肺を傷る――肺は太陰の臓であり、暖を喜び寒を嫌う。それゆえ外では風寒の邪を感受したり、内では生冷を飲食したりすると、いずれも肺が傷められる。張世賢は、「肺は気を主っており温められていなくてはならないが、体が寒さで冷えると肺が主っている皮毛が冷える。外では寒気、内では冷飲によって体が冷えると、気の働きが不利となり肺が傷められる」と述べている。つまり、肺は邪の侵襲に耐えられない弱々しい臓器であって、特に形寒飲冷の影響を受けやすいということである。これについては『素問』咳論でも、「皮毛は肺と相応している。皮毛がまず邪気を受けると、寒気はそこからすぐに肺に侵入する。もし冷たい飲食物が胃に入ると、寒気は胃から肺脈に沿って上がり、肺に注いで肺が冷える。このようにして内外の寒邪が結合して肺に留り、そのために肺咳が起こるのである」と述べている。

三、恚怒気逆し上がりて下らざれば則ち肝を傷る――肝は謀慮〔思想活動〕を主っており、その性質はのびやかなものを好み、情志面では怒りと相関している。もし怒りいきどおることが過度となると、肝気は抑圧され、うつうつとして楽しまない状態となり、ついには肝が傷められる。『霊枢』邪気臓腑病形篇でも、「もし大いに怒ると、気は逆上して下らず、脇下にうっ積して肝を傷める」と述べている。これはすべて人の怒りやいきどおりによって引き起こされる脇痛や脇脹などの症状が、気逆傷肝の証候であることを説明しているのである。

四、飲食労倦すれば則ち脾を傷る――脾は運化を主っており、もし暴飲暴食すれば脾を傷り、脾の運化機能が失調する。また脾は肌肉と四肢を主っているので、過度の労働をして肢体が疲れはてても脾を傷める。それで張世賢は、「脾は穀味を受けて四肢を主っている。脾を大切にするものは、飲食に注意し、過労を避けなければならない。もし暴飲暴食して不摂生な生活をすれば、脾は傷害を受ける」と述べている。

五、久しく湿地に坐し、強力して水に入れば則ち腎を傷る――『素問』霊蘭秘典論に、「腎は精力の源泉であり、技巧の生み出されるところである」とあるが、もし精力にまかせて過度に労力を用いたり、水に入ったり久しい間水湿の地に坐っていたりすれば、ついには腎を傷めることになる。日本の名古屋玄医は『難経注疏』で、「腎は骨を主っていて水に属している。それゆえ力まかせに無理をしたり、久しく湿地に坐したりすれば腎を傷める」と述べている。

二、五邪の傷る所

「五邪の傷る所」の重点は、五種の病邪がすべて五臓に影響して発病させる、ということにある。同時に四時五行、五色、五臭、五味、五声、五液などの五行理論と結びつけて説明している。

本段の内容は、心病を例にしており、その他の四臓はこれによって類推することができる。徐霊胎は、「これは一経を主病として取り上げ、その各々の証候によって、どの病邪によるものかをみたものであり、その意味は十難の診脈法の場合と同様である。一経を例としてあげ、その他はこれを規準として広く推し量れば、あますところがないようにしうるであろう。五臓が互いに五邪を受ける場合を明らかにするだけではなく、百病の証候はすべてこれによって類測されるのであり、これは正に〔素・霊〕両経も述べなかったところである。この意義がひとたび〔本書によって〕示されてから、脈を診て証を弁ずる方法は精密極まりないものとなった。これは真に先賢の教えを継承して後学を啓発するに足るものである」と述べている。ここで表にしてもう一度説明しよう。

肝は色を主り、心は臭を主り、脾は味を主り、肺は声を主り、腎は液を主るの理論に関しては、第四十難でも述べられているので、前後互いに参照されたい。

色・味・臭・声・液と五臓のそれぞれとの関係については、『内経』のなかにも類似の経文が記載されている。例えば『素問』五臓生成篇には、「色と味を五臓に配当すると、白は肺・辛に当り、赤は心・苦に当り、青は肝・酸に当り、黄は脾・甘に当り、黒は腎・鹹に当る」と述べている。同じく金匱真言論には、肝はその臭いは臊〔あぶらくさい〕、心はその臭いは焦〔こげくさい〕、脾はその臭いは香〔かぐわしい〕、肺はその臭いは腥〔なまぐさい〕、腎はその臭いは腐〔くさったようにくさい〕と述べている。また陰陽応象大論には、肝は声では呼であり、心は声では笑であり、脾は声では歌であり、肺は声では哭であり、腎は声では呻であると述べている。さらに宣明五気論では、「五臓は各々その化するところの液があり、心液は化して汗となり、肺液は化して涕となり、肝液は化して涙となり、脾液は化して涎となり、腎液は化して唾となる。これを五液という」と述べている。これらのなかでは、声を主る部面で、『難経』の「心を犯すと言《しゃべ》る」が、「心は声では笑である」と異なっている点を除いては、内容はすべて一致している。

心病はいかなる病邪によって引き起こされようとも、その共通の特徴は、身熱と脈象の大である。しかし病因の違いによって、心病にもそれぞれの特徴と兼証の点では、違いがある。また、病因の性質と、それに犯された内臓における発病後の特有の証状との間には、密接な関係がある。例えば風邪はしばしば肝を傷めるが、肝病では脇下満痛などの証状が見られる。また飲食労倦はしばしば脾を傷めるが、脾病では体が重い、横になりたい、四肢がだるいなどの証状が見られる。このように心病であっても、心病の証状以外に、これらの一連の証状が見られるのである。これが本難の基本的精神である。

【本難の要点】

一、正経が自ら病む場合と、五邪に傷られて病む場合との区別を明らかにしている。その要点は、五臓に所属する病邪が直接に当該臓器を犯すか、あるいはその他の臓器を犯して、同時にその属する臓器にも波及するかである。前者が正経自ら病む場合であり、後者が五邪に傷られて病む場合である。

二、心病を例にあげて、五邪に傷られて病む場合の、それぞれの特徴、病理、証状および脈象の違いを説明している。

心病と五邪の関係表

病邪	特徴	病理
風	その色は赤色である。	肝は五色を主っている。風邪が肝自身を犯せば青色となり、心を犯せば赤色となり、脾を犯せば黄色となり、肺を犯せば、白色となり、腎を犯せば黒色となる。風邪が心を犯して肝病が心に及んだのであるから、まさに赤色が現れることがわかる。
暑	焦臭を嫌う。	心は五臭を主っている。暑邪が心自身を犯せば焦臭となり、脾を犯せば香臭となり、肝を犯せば臊臭となり、腎を犯せば腐臭となり、肺を犯せば腥臭となる。ゆえに心病が暑邪に傷られて起きた場合には、まさに焦臭を嫌うことがわかる。
飲食労倦	苦味を好む。虚証は食欲がなく、実証は食欲が亢進する。	脾は五味を主っている。飲食労倦の邪が肝を犯せば酸味を、心を犯せば苦味を、肺を犯せば辛味を、腎を犯せば鹹味を、脾を犯せば甘味を、それぞれ好むようになる。ゆえに飲食労倦の邪が心を犯して、脾病が心に及べば、苦味を好むようになることがわかる。
寒	譫言妄語（うわごとやとりとめのないことば）をしゃべる。	肺は五声を主っている。寒邪が肝を犯せば呼《さけ》び、心を犯せば言《しゃべ》り、脾を犯せば歌い、腎を犯せば呻《うめ》き、肺を犯せば哭《な》く。ゆえに寒邪が心を犯して肺病が心に及ぶと、譫言妄語するようになることがわかる。
湿	しばしば汗が出て止まらない。	腎は五液を主っている。湿邪が肝を犯せば泣《なみだ》が出る。心を犯せば汗が出る。脾を犯せば涎《よだれ》が出る。肺を犯せば涕《はなみず》が出る。腎自身を犯せば唾《つばき》が出る。ゆえに湿邪が心を犯して腎病が心に及ぶと、汗が出て止まらなくなることがわかる。

脈象	証　状
浮・大にして弦	身熱があり、脇下満痛する。
浮・大にして散	身熱があり、もだえ、心臓部が痛む。
浮・大にして緩	身熱があり、体が重く、だるくて横になりたがり、手足の力がぬけて動かせない。
浮・大にして渋	身熱があり、水を注がれたようにぞくぞくして悪寒があり、甚だしいときは喘咳を伴う。
沈・濡にして大	身熱があり、下肢が痛み、足が冷えて逆冷する。

第五十難

◎五邪の伝変を論ずる。

【原文】

五十難曰、病有虚邪、有実邪、有賊邪、有微邪、有正邪、何以別之。

然。従後来者為虚邪、従前来者為実邪、従所不勝来者為賊邪、従所勝来者為微邪、自病者為正邪。何以言之。仮令心病、中風得之為虚邪、傷暑得之為正邪、飲食労倦得之為実邪、傷寒得之為微邪、中湿得之為賊邪。

【書き下し】

五十難に曰く、病に虚邪あり、実邪あり、賊邪あり、微邪あり、正邪あり、何を以ってこれを別たん。

然り。後より来る者を虚邪となし、前より来る者を実邪となし、勝たざる所より来る者を賊邪となし、勝つ所より来る者を微邪となし、自ら病む者を正邪となす。

何を以ってこれを言うや。たとえば心の病むや、風に中りて、これを得るを虚邪となし、暑に傷なわれてこれを得るを正邪となし、飲食労倦よりこれを得るを実邪となし、寒に傷なわれてこれを得るを微邪となし、湿に中りてこれを得るを賊邪となす。

【現代語訳】

疾病の原因には、虚邪があり、実邪があり、賊邪があり、微邪があり、正邪があるが、これはどのようにして区別するのか。

答え。母から子に伝わるのが虚邪であり、子から母を犯すのが実邪であり、相乗関係のものから来るのが賊邪であり、相侮関係のものから来るのが微邪であり、本臓が自ら病み、他邪の干渉がないのが正邪である。

どうしてそのようにいうのか。

例えば心病の場合には、風に傷られてなったのが虚邪であり、暑に傷られてなったのが正邪であり、飲食不節や労倦過度でなったのが実邪であり、寒に傷られてなったのが微邪であり、湿に傷られてなったのが賊邪である。

【解説】

本難の内容の基本精神と、第四十九難の五邪の傷る所とは類似している。これは疾病の来る経路の違いを、五行説の相生、相剋、相乗、相侮の規律を用いて分析し、その伝変状況を説明しているのである。ここでいう虚邪、実邪などは、ただ邪気の性質と発病の軽量によってそれぞれにつけた名称にすぎない。

五臓の疾病の伝変は、もし五行で分析すれば、相乗、相侮、母病が子に及ぶ、子病が母に及ぶの四つの方面に外ならない。そのうえに本臓自ら病む場合を加えれば、五種の状況となるわけである。この五種の状況を、本難では、後より来る、前より来るなどという言葉で区別している。「後より来る」「前より来る」というのは、つまり「我を生む、我が生む」という母子の伝変関係である。つまり後より来るとは、我を生む母より来るということで、母病が子に及ぶことである。前より来るとは、我が生む子より来るということで、子病が母に及ぶことである。

「勝たざる所より来る」「勝つ所より来る」は、我を剋する、我が剋するの関係である。つまり我の勝たざる所とは、自分に打ち勝つもので相乗による伝変である。我の勝つ所とは、自分が打ち勝つもので相侮による伝変である。「自ら病む」とは、つまり病邪がその所属する本臓に直中《じきちゅう》〔直接に中《あた》る〕

することであって、他臓から伝変してきたものではない。

文中ではまた、「心病」を例にあげて、五邪の伝変状況を説明している。そのなかの「中風」「傷暑」などはすべて発病原因を指し、これらの病因によって傷られる臓器は、それぞれの病因と相い属する関係にある。例えば風は肝を傷り、暑は心を傷り、飲食労倦は脾を傷り、寒は肺を傷り、湿は腎を傷るなどである。そこでこれらの病因が、もしその他の臓器にまで波及して発病した場合には、五行で分析すると、それぞれ異なった状況が発生する。

これについて葉霖は、「病には虚邪がある。心臓は火に属しており、その病邪が肝木から伝来する場合は、木生火で、木の位置は火の後ろにあり、これは我を生む者であり、邪は生気を挾んで来るので、進むとはいっても退きやすい。それゆえ後ろから来るのを虚邪というのである。病には実邪がある。心は火に属しており、その病邪が脾土から伝来する場合は、火生土で、土の位置は火の前にあり、これは我の気を受ける者であって、その力は現在まさに旺んとなり、引き返して相剋する勢も盛んである。それゆえ前から来るのを実邪というのである。病には賊邪がある。心は火に属しており、その病邪が腎水から伝来する場合は、水剋火で、心火は剋されて腎水に勝てず、腎水の臓気がもともと心火を制圧しているところへ、さらに腎の邪気が加わるので、心の損傷は甚だしくなる。それゆえ勝たざる所より来るものを賊邪というのである。病には微邪もある。心は火に属しており、その邪が肺金から伝来する場合は、火剋金で、肺金は剋されて心火は勝っている。肺金の臓気はすでに心火によって制圧されているので、肺の邪気が心に入って来ても深入りはできない。それゆえ勝つ所より来るものは微邪であるというのである。正邪とは、例えば心臓が自らの邪だけを受け、他臓の邪は受けていない状態である」と述べている。

【本難の要点】

一、疾病の病因を来歴の違いによって、虚邪、実邪、賊邪、微邪、正邪の五種類に区分し、同時に五行理論によって分析して説明している。

二、心病を例にあげて、五邪伝変のそれぞれ異なる状況を説明し、それによって五行学説を用いて疾病の伝変を分析することができるようにしている。これは病変の実際の状況を根拠にしたものである。

第五十一難

◎臓腑の発病には、証状のうえで好悪の区別があることを論ずる。

【原文】

五十一難曰、病有欲得温者、有欲得寒者、有欲得見人者、有不欲得見人者、而各不同。病在何蔵府也。

然。病欲得寒、而欲見人者、病在府也。病欲得温、而不欲見人者、病在蔵也。何以言之。府者、陽也、陽病欲得寒、又欲見人。蔵者、陰也、陰病欲得温、又欲閉戸独処、悪聞人声。故以別知蔵府之病也。

【書き下し】

五十一難に曰く、病みて温を得んと欲する者あり、寒を得んと欲する者あり、人を見ることを得んと欲する者あり、人を見ることを得んと欲せざる者あり、しかして各《おのおの》の同じからず。病は何れの蔵府に在りや。

然り。病みて寒を得んと欲し、人を見ることを欲する者は、病　府に在るなり。病みて温を得ることを欲し、人を見ることを欲せざる者は、病　蔵に在るなり。何を以ってこれを言うや。府は陽なり、陽病は寒を得んと欲し、又人を見ることを欲す。蔵は陰なり、陰病は温を得んと欲し、又戸を閉ざして独り処ることを欲し、人の声を聞くことを悪む。故に以って蔵府の病を別ち知るなり。

【現代語訳】

病人には温暖を求めるものもいるし、寒涼を求めるものもいる。また他人に会うことを好むものもいるし、嫌うものもいる。それぞれが違っているが、その病はどれが臓にあり、どれが腑にあるのか。

答え。病人が冷やしてもらいたいと思い、さらに他人に会いたいと望む場合は、その病変は腑にある。もし病人が温めてもらいたいと思い、他人に会いたいと望まない場合には、その病変は臓にある。なぜかといえば、六腑は陽に属していて陽病であるから、寒涼を求め、人に会いたいと望むのである。五臓は陰に属し陰病であるから、温暖を求め、また部屋にひとりでとじこもり、人に会ったり人の声を聞いたりするのを嫌うのである。これによって臓病であるか腑病であるかを見分けるのである。

【解説】

本難は病人の寒温の求め方と動静の好き嫌いによって、臓病か腑病かをきめている。そこで滕万卿は、「冬は湯を飲み、夏は水を飲むのは人情の自然である。したがって病情もまたこれと同じである。おもうに冬は、陽が伏して陰が盛んとなる。それで人の身体において、外は陽気が少なくなり、内は陰気が余り、いわゆる陽虚すれば外寒く、陰盛んなれば内寒しで、内外すべて寒となる。それゆえ飲み物も温かい湯が欲しくなるのである。夏は陰が沈んで陽が浮いている。それで外は充実して内は空虚であって、いわゆる陽盛んなれば外熱し、陰虚すれば内熱すで、内外すべて熱となる。それゆえ冷たい水が飲みたくなるのである。日常のことがこのようであるから、ましてや病情ではなおさらである。病人が人と会うことを好むか嫌うか、よく語るか黙っているか、活動的か静的かといった状況は、すべて陰陽の別をはっきりと現しているのである。しかしこれは一つの原則であって、色々と変化があり、臓病でも熱が盛んであれば寒を欲し、腑病でも寒が甚だしければ温を欲するのである。また『素問』陽明脈解篇に、陽明病は人を悪む、とあるが、これも一時的に熱が胸中にうっ積したためである。

本難で人を悪む者は陰病であるといっていることについては、読者はこの辺の状況を察しなくてはならない」と述べている。

したがって本難は臓腑の陰陽の原則的な意味を概括的に論じたものであり、臓病か腑病かを理解するうえでこれに拘泥する必要はない。臓腑の疾病で現れてくる証状は、病変に従って必然的に変化するのであるが、本難の経文は、ただ臓腑の陰陽という一点で証状を区分したのであり、実質的には一面的状況を論じているにすぎない。滕氏が、「臓病でも熱が積もれば、そのときには寒を望むはずであり、腑病でも寒が甚だしければ、そのときには温を望むはずだ」と述べているのは、正に他の一面を補充して説明したもので、変化する面を指摘して原則にこだわらないその態度は独創的であり、参考とすることができる。また『素問』陽明脈解篇で、「陽明経が病むと、人に会うことや火を見ることを嫌う」と述べているのと、本難で「病人が冷やしてもらいたいと思い、さらに人に会いたいと思う場合には、その病変は腑にある」と述べているのとは、一見すると意味が相い反しているように思える。しかし『素問』では足陽明の一経を指していっているのであり、その熱が甚だしくてあえぎ苦しんでいるので、人に会うことや火を嫌うのである。一方、本難は臓腑疾病の概況の総括であって、陰陽の一般的原則を述べたのである。前者はその一端をあげたものであり、後者はその全体を述べているのである。相互につき合わせてみるとよい。

【本難の要点】

本難では、臨床診断に際して、患者の好むことと嫌うことを根拠にして、臟腑疾病の陰陽を弁別する一種の方法を説明している。

第五十二難

◎臟病と腑病は根本が同じではないことを論ずる。

【原文】

五十二難曰、府蔵発病、根本等不。

然。不等也。

其不等奈何。

然。蔵病者、止而不移、其病不離其処。府病者、彷彿賁響、上下行流、居処無常。故以此知蔵府根本不同也。


【書き下し】

五十二難に曰く、府蔵の病を発するは根本①等しきやいなや。

然り。等しからざるなり。

その等しからざること奈何《いかん》。

然り。蔵病なる者は、止まりて移らず、その病はその処を離れず。府病なる者は、彷彿②として賁響③し、上下に行流し、居処常無し。故にここを以って蔵府の根本同じからざるを知るなり。


【語釈】

① 根本――形のある病、例えば癥積〔腹内の塊状で脹痛のある病状〕の類を指す。
② 彷彿――あるようで、ないという意味。
③ 賁響――走り廻って音がすること。

【現代語訳】


腑と臓の発病は、形のうえで相違があるか。

答え。形のうえでは区別がある。

それはどのように違うのか。

答え。臓病は多くは静止していて移動せず、病の部位は初めの所から離れない。腑病は無形の気が奔走して音を発し、上下に流動して病の部位が定まらない。このようなわけで臓病と腑病の根本が違うことを知るのである。

【解説】

臓は陰に属し、陰の性質は静である。それで一般に病所は止まって移動しない。腑は陽に属し、陽の性質は動である。それで一般に病の部位は移動して定まらない。本難では主として積聚の根源と証状を説明しているのであり、後述する第五十五難と合わせて見るとよい。

【本難の要点】

疾病の証状上から、臓腑の陰静陽動の性質を根拠にして、臓に属するか腑に属するかを区別している。この種の区分は、主として積聚病を指していっているのである。

第五十三難

◎疾病の伝変と予後を論ずる。

【原文】

五十三難曰、経言七伝者死、間蔵者生、何謂也。然。七伝者、伝其所勝也。間蔵者、伝其子也。何以言之。仮令心病伝肺、肺伝肝、肝伝脾、脾伝腎、腎伝心、一蔵不再傷、故言七伝者死也。仮令心病伝脾、脾伝肺、肺伝腎、腎伝肝、肝伝心、是子母相伝、竟而復始、如環無端、故曰生也。

【書き下し】

五十三難に曰く、経に言う、七伝①する者は死し、間蔵②する者は生くとは、何の謂ぞや。然り。七伝とは、その勝つ所に伝うるなり。間蔵とは、その子に伝うるなり。何を以ってこれを言うや。たとえば心病みて肺に伝え、肺より肝に伝え、肝より脾に伝え、脾より腎に伝え、腎より心に伝うれば一蔵再びは傷れず③、故に七伝する者は死すと言うなり。たとえば心病みて脾に伝え、脾より肺に伝え、肺より腎に伝え、腎より肝に伝え、肝より心に伝うれば、これ子母相い伝え、竟《おわ》りて復た始まり、環の端無きが如し、故に生くと曰うなり。

【語釈】

① 七伝——歴代の注釈家は二種の異なった解釈をしている。例えば呂広は、「七は、次という字の誤りであろう。この下に間の字があることからも、七は次とすべきであることがわかる」と述べ、紀天錫は、「心から始まり、次々と相伝し、肺に再度伝えると、七伝したことになる」と述べている。呂氏が「七」を「次」としたのは、『素問』玉機真臓論の「その己を克する臓に伝わり、それから、病人は死ぬ」の基本精神と一致するので、呂氏の注釈を妥当だとすべきである。

② 間蔵——疾病伝変の状況について、五行理論の相剋の規律にもとづき、その中間に一臓をおいて伝わ

るとするもので、実際には相生の伝変となる。そこで葉霖も、「間臓とは、一臓を隔ててその生ずる所に伝わるものである」、と述べている。

③ 再びは傷れず——邪に傷られて臓が衰えてしまい、邪が七伝して再びその臓に伝わろうとしても、二度目の病邪をもはや受け入れることもできないという意味。

【現代語訳】

医学経典に、次伝するものは死に、間臓伝するものは生きるとあるが、どういう意味か。

答え。次伝とは相剋の順によって次々に伝変することであり、ゆえにその勝つ所に伝わるのである。間臓伝とは臓を隔てて伝わるのであり、これは相生の順序によって、その子に伝わるという意味である。

どうしてまたそのようにいえるのか。

例えば心が病気になるとその病は心より肺に伝わり、肺より肝に伝わり、肝より脾に伝わり、脾より腎に伝わり、腎より心に伝わる。一つの臓は病邪を二度受けることはできないので、次伝の予後は不良であるというのである。

もし心が病気となって〔それが〕脾に伝わり、脾から肺に、肺から腎に、腎から肝に、肝から心に伝わると、これは子母相伝であり、ひとめぐりしてまた始まり、円環に端がないのと同様である。それで予後は良好だというのである。

【解説】

これは五行の相生相剋の規律によって、疾病の発展動向と伝変状況を説明し、それによってその予後の良し悪しを予測するものである。

一、相乗伝変

語釈中で述べたように、「七伝」は「次伝」とするのが妥当である。「次伝」はつまり相剋の規律による相乗伝変であり、ある臓に伝わり及ぶとその臓気は必ず損傷する。もし久しく治らないと引き続いて伝変し、正気は益々衰え邪気は益々盛んとなり、疾病はさらに重くなる。同時に、臓器はもはや邪を受け入れる力はなく、（二）邪を受けた後、病変はさらに重篤となる。それゆえ予後は多くは不良である。

二、相生伝変

「間臓」伝は相生の順序である。一つの臓器を間においての伝変であり、これは五行の相生規律の順序に符号する。つまり母病が子に伝わるのである。「竟《おわ》りて復《また》始まる」とは、円環に端のないようなものという意味である。この種の病変の予後は一般に次伝に比べて良好である。

本文中の「生」と「死」の二字は、予後の「良」「悪」と理解してよい。次伝と間臓伝は、予後のうえからこのように区別がある理由について、『素問』玉機真臓論でも、「病んでまさに死のうとするときは、必ずこれに先立って病邪が己を剋する臓に伝わり、それから病人は死ぬのである。これを邪気の逆行というのである」と述べ、病邪が己を剋する臓器から本臓に伝わり及ぶと、その病が重篤になると強調している。これと反対に、もし相生の順序で伝変すれば、病は比較的軽症である。この二つの状況を比べたうえで、一般的にいうならば、予後の良い悪いの区別は、当然のことながら、やはり疾病の具体的証状をも勘案して決めるべきである。

【訳注】

（一）相剋関係の臓に伝わるため、損傷が著しく、後の相生の場合のように幾度も病邪を受け入れるわけにはいかないわけである。なおこの再度邪を受ける臓器について「七伝」を取る説（滑伯仁など）では「肺」とし、「次伝」を取る説（葉霖など）では「心」とする。

【本難の要点】

本難では、疾病の伝変状況をもとにして、五行の相生相剋の規律によって、五臓の疾病の予後の良し悪しを説明している。一般に、相乗の順序の伝変は予後が悪く、相生の順序の伝変は予後がよい。これは臨床診断と治療のうえで、一定の参考になる。

第五十四難

◎臓病と腑病の治療の難易を論ずる。

【原文】

五十四難曰、蔵病難治、府病易治、何謂也。

然。蔵病所以難治者、伝其所勝也。府病易治者、伝其子也。与七伝間蔵同法也。

【書き下し】

五十四難に曰く、蔵病は治し難く、府病は治し易しとは、何の謂ぞや。

然り。蔵病の治し難き所以は、その勝つ所に伝うればなり。府病の治し易きは、その子に伝うればなり。七伝・間蔵と同法なり。

【現代語訳】

五臓の病は治し難く、六腑の病は治しやすいが、これはどういうわけか。

答え。臓病が治し難い理由は、その剋つ臓へ伝わる関係だからであり、腑病が治しやすい理由は、その生んだ子へ伝わる関係だからである。これは次伝・間臓の意味と同様である。

【解説】

本難で述べている「臓病難治」「腑病易治」の基本的な考え方は、第五十三難の次伝・間臓の予後の良し悪しと一致している。それで原文の最後に「七（次）伝・間臓の意味と同様である」と述べているのであり、要は疾病の伝変の際の、相乗と相生の区別を強調しているのである。一般に相乗伝変では、その病が比較的重く、治療もやや困難であり、このため予後も不良である。相生伝変では、その病が比較的軽く、治療も容易であり、予後も良好である。ここでいう軽量、難易、良悪は、相対的なものである。

臓病、腑病の問題に対して、我々は機械的に理解してはいけない。ちょうど滑伯仁が、「臓病が治し難いのは、その勝つ所に伝わるからであり、腑病が治しやすいのは、その生む所へ伝わるからである。とはいえ、これは特にその一面をあげていっているだけのことで、もし臓病がその生む所へ伝われば治しやすいし、腑病もその勝つ所へ伝われば治し難いのである」と述べているように、我々が問題を理解するときにも、滑伯仁が述べているように挙一反三（一つのことから他の多くのことに思い至る）式に了解すべきである。

【本難の要点】

臓病は治し難く腑病は治しやすいことの原理を説明している。基本的には疾病が伝変するときの相乗と相生の区別によるものであり、一般に相乗により伝わるものは治し難く、相生により伝わるものは治しやすいとしている。

第五十五難

◎積聚の証状と鑑別を論ずる。

【原文】

五十五難曰、病有積、有聚、何以別之。

然。積者、陰気也、聚者、陽気也。故陰沈而伏、陽浮而動。気之所積名曰積、気之所聚名曰聚。故積者五蔵所生、聚者六府所成也。積者、陰気也、其始発有常処、其痛不離其部、上下有所終始、左右有所窮処。聚者、陽気也、其始発無根本、上下無所留止、其痛無常処、謂之聚。故以是別知積聚也。


【書き下し】

五十五難に曰く、病に積①あり、聚②あり、何を以ってこれを別つや。

然り。積は陰気なり、聚は陽気なり。故に陰は沈みて伏し、陽は浮かびて動く。気の積む所 名づけて積と曰い、気の聚る所 名づけて聚と曰う。故に積は五蔵の生む所、聚は六府の成す所なり。積は陰気なり、その始めて発するに常の処あり、その痛み その部を離れず、上下に終始する所あり、左右に窮まる処③あり。聚は陽気なり、その始めて発するに根本なし、上下 留止する所なし、その痛みに常の処なし、これを聚と謂う。故にこれを以って積・聚を別ち知るなり。

【語釈】

① 積――「蓄《あつ》める」の意味。ここでは病名であり、積り蓄まってできる疾病を指す。
② 聚――「合わせる」の意味。ここでは病名であり、合わさり聚まってできる疾病を指す。
③ 窮処――すなわち「境界」の意味。

【現代語訳】

疾病に積と聚があるが、これはどのように鑑別するのか。

答え。積は陰に属し、聚は陽に属し、陰性のものは沈みかくれ、陽性のものは浮いて動いている。有形の気が積り蓄まってできた病が積であり、無形の気が合わさり聚まってできた病が聚である。したがって積は五臓が生みだしたものであり、聚は六腑がつくりだしたものである。積は陰に属していて、一定の場所に発生し、痛む場所も〔五臓の〕本の部位から遠くなく、上下左右の境界がはっきりしている。聚は陽に属し、その証状の発生に根本がなく、上下左右に移動して一定の場所に止まらず、痛む場所もきまっていない。それで聚と名づけたのである。これらの証状から積と聚を鑑別することができる。

【解説】

「積・聚」は後世で痞・塊・癥・瘕と呼んでいるものと同類の疾病の属している。本文では積・聚の証状に重点をおき、また、臓腑の陰陽の属性によって積・聚の属性を区別している。六腑は陽に属し、陽の性は浮動的なので、その気は滞ってもひどくはない。その特徴は一定の形跡がなく、痛む場所もきまっていないことで、つまり無形の気の聚りである。五臓は陰に属し、陰の性は沈み伏しかくれることなので、その気滞は六腑よりも甚だしい。その特徴は一定の形跡があって、痛む場所もきまっていることであり、つまり有形の積滞である。積・聚と、第五十二難でいっている「臓病は静止していて移動せず、その病の部位は、初めの所から離れない。腑病は、無形の気が奔走して音を発し、上下に流動して、部位が定まらない」という疾病とは同じ意味である。本難と互いに参照するとよい。

【本難の要点】

本難では積聚病の鑑別を提示し、要点は証状の違いであるとしている。それが臓に属しているとか腑に属するとかいっているのは、その陰陽の属性を区別しているにすぎない。

第五十六難

◎五臓の積病を論ずる。

【原文】

五十六難曰、五蔵積、各有名乎。以何月何日得之。

然。肝之積名曰肥気、在左脇下、如覆杯、有頭足、久不愈、令人発咳逆、瘤瘧、連歳不已。以季夏戊己日得之。何以言之。肺病伝於肝。肝当伝脾。脾季夏適王。王者不受邪。肝復欲還肺、肺不肯受、故留結為積。故知肥気以季夏戊己日得之。

心之積、名曰伏梁。起斉上、大如臂、上至心下。久不愈、令人病煩心。以秋庚辛日得之。何以言之。腎病伝心。心当伝肺。肺以秋適王。王者不受邪。心復欲還腎。腎不肯受、故留結為積。故知伏梁以秋庚辛日得之。

脾之積、名曰痞気。在胃脘、覆大如盤、久不愈、令人四肢不収、発黄疸、飲食不為肌膚。以冬壬癸日得之。何以言之。肝病伝脾。脾当伝腎。腎以冬適王。王者不受邪。脾復欲還肝。肝不肯受、故留結為積、故知痞気以冬壬癸日得之。

肺之積、名曰息賁。在右脇下、覆大如杯、久不已、令人洒淅寒熱、喘咳発肺壅。以春甲乙日得之。

何以言之。心病伝肺。肺当伝肝。肝以春適王。王者不受邪。肺復欲還心。心不肯受、故留結為積。故知息賁以春甲乙日得之。

腎之積、名曰賁豚。発於少腹、上至心下、若豚状、或上或下無時。久不已、令人喘逆、骨痿少気。以夏丙丁日得之。何以言之。脾病伝腎、腎当伝心、心以夏適王。王者不受邪。腎復欲還脾。脾不肯受、故留結為積。故知賁豚以夏丙丁日得之。此五積之要法也。

【書き下し】

五十六難に曰く、五蔵の積、各《おのおの》の名有りや。何れの月何れの日を以ってこれを得ん。

然り。肝の積は名づけて肥気①と曰い、左脇下に在り、覆杯の如く、頭足有り。久しく愈えざれば、人をして咳逆、瘖瘧《かいぎゃく》②を発し、歳を連ねて已まざらしむ。季夏　戊己の日を以ってこれを得《う》。何を以ってこれを言うや。肺病みて肝に伝う。肝当に脾に伝うべし。脾　季夏もて適《まさ》に王③たり。王たる者は邪を受けず。肝復た肺に還さんと欲す、肺受くるを肯《がえ》んぜず、故に留結して積となる。故に肥気は季夏戊己の日を以ってこれを得ることを知る。

心の積は、名づけて伏梁《ふくりょう》④と曰う。斉上に起こり、大　臂の如く、上りて心下に至る。久しく愈えざれば、人をして煩心を病ましむ。秋　庚辛の日を以ってこれを得。何を以ってこれを言うや。腎病みて心に伝う。心当に肺に伝うべし。肺　秋を以って適に王たり。王たる者は邪を受けず。心復た腎に還さんと欲す。腎　受くるを肯んぜず、故に留結して積となる。故に伏梁秋は庚辛の日を以ってこれを得ることを知る。

脾の積は、名づけて痞《ひ》気⑤と曰う。胃脘に在り、覆して大　盤の如く、久しく愈えざれば、人をして四肢収まらず、黄疸を発し、飲食するも肌膚となさざらしむ。冬　壬癸の日を以ってこれを得。何を以ってこれを言うや。肝病みて脾に伝う。脾当に腎に伝うべし。腎は冬を以って適に王たり。王たる者は邪を受けず。脾復た肝に還さんと欲す。肝受くるを肯んぜず、故に留結して積となる。故に痞気は冬　壬癸の日を以ってこれを得ることを知る。

肺の積は、名づけて息賁《そくほん》⑧と曰う。右脇下に在り、覆して大　杯の如く、久しく已まざれば、人をして酒淅として寒熱し、喘咳し肺壅⑦を発せしむ。春　甲乙の日を以ってこれを得。何を以ってこれを言うや。心病みて肺に伝う。肺当に肝に伝うべし。肝は春を以って適に王たり。王たる者は邪を受けず。肺復た心に還さんと欲す。心受くるを肯んぜず、故に留結して積となる。故に息賁は春　甲乙の日を以ってこれを得ることを知る。

腎の積は、名づけて賁豚《ほんとん》⑧と曰う。少腹に発し、上りて心下に至り、豚状の若く或いは上り或いは下りて時無し。久しく已まざれば、人をして喘逆し、骨痿え少気せしむ。夏　丙丁の日を以ってこれを得。何を以ってこれを言うや。脾病みて腎に伝う。腎当に心に伝うべし。心は夏を以って適に王たり。王たる者は邪を受けず。腎復た脾に還さんと欲す。脾受くるを肯んぜず、故に留結して積となる。故に賁豚は夏　丙丁の日を以ってこれを得ることを知る。これ五積の要法なり。

【語釈】

①肥気――五積の一つ。肉が肥えて盛り上がったような状態なので、この名がある。

②痞瘧――痞は痎《かい》と同じ〔痎は隔日に発熱する瘧病（おこり）のことで、マラリアと見られている〕。『説文』に、「二日の瘧」とある。

③王――「旺」に同じ。「当令」〔その季節を支配する〕の意。

④伏梁――五積の一つ。伏して動かず、大きさは臂のようで、家屋の梁《はり》や棟《むね》のような状態から、この名がある。

⑤痞気――五積の一つ。痞《つか》え塞がって通じないために起こるので、この名がある。

⑥息賁――五積の一つ。この証状では、呼吸がせきたてられるようになるのでこの名がある。

⑦瘂――古くは癰に通じた。

⑧賁豚――五積の一つ。その証状は豚が奔走するようなのでこの名がある。

【現代語訳】

五臓の積病は、それぞれ名称があるか。また何月何日に発生するか。

答え。肝の積病は肥気といい、左脇下にあり、ふせた杯のようで、上下の境界がはっきりしている。いつまでも治らないと、咳嗽、気逆、瘧疾が続発し、何年も苦しむようになる。この病は季夏〔陰暦六月〕の戊・己〔つちのえ・つちのと〕の日に発生する。

それはどうしてか。

答え。肺が病んで邪を肝に伝え、肝はこれを脾に伝えようとする。ところが時はまさに脾土の気の旺んな季夏であり、抵抗力が強くて病邪を受けつけない。そこで肝はやむなく邪を肺にもどそうとするが、肺も邪を受けとらない。その結果、邪は肝に留結して肝の積となるのである。このようなわけで、肥気は季夏の戊・己の日に発生することがわかるのである。

心の積病は伏梁といい、臍の上部から起こり、大きさは手の臂《ひじ》のようで、上は心下に達している。いつまでも治らないと、心臓に胸苦しさを感じる症状を起こすようになる。この病は秋の庚・辛〔かのえ・かのと〕の日に発生する。

それはどうしてか。

答え。腎が病んで邪を心に伝え、心はこれを肺に伝えようとする。ところが時はまさに肺金の気の旺んな秋であって、抵抗力が強くて病邪を受けつけない。そこで心はやむなく邪を腎にもどそうとするが、腎も邪を受けとらない。その結果、邪は心に留結して心の積となるのである。このようなわけで、伏梁は秋の庚・辛の日に発生することがわかるのである。

脾の積病は痞気といい、胃部にあって、大きさはふせた盤のようである。いつまでも治らないと、四肢の運動が不自由になり、黄疸を発病したり、飲食しても栄養とならないので肌肉が痩せてくる。この病は冬の壬・癸〔みずのえ・みずのと〕の日に発生する。

それはどうしてか。

答え。肝が病んで邪を脾に伝え、脾はこれを腎に伝えようとする。ところが時はまさに腎水の気が旺んな冬であって、抵抗力が強くて邪を受けつけない。そこで脾は邪を肝にもどそうとするが、肝も邪を受けとらない。その結果、邪は脾に留結して脾の積となるのである。このようなわけで、痞気は冬の壬・癸の日に発生することがわかるのである。

肺の積病は息賁といい、右の脇下にあり、大きさはふせた杯のようである。いつまでも治らないと、悪寒発熱し、喘咳がでて、肺癰になったりする。この病は春の甲・乙〔きのえ・きのと〕の日に発生する。

それはどうしてか。

答え。心が病んで邪を肺に伝え、肺はこれを肝に伝えようとする。ところが時はまさに肝木の気が旺んな春であって、抵抗力が強くて邪を受けつけない。そこで肺は邪を心にもどそうとするが、心も邪を受けとらない。その結果、邪は肺に留結して肺の積となるのである。このようなわけで、息賁は春の甲・乙の日に発生することがわかるのである。

腎の積病は賁豚といい、下腹に発して、上がって心下に達し、奔走する豚のように、上がったり下がったり、時をきめずに動く。いつまでも治らないと、喘息や咳嗽が引き起こされ、骨は萎《な》え弱り、呼吸微弱となる。この病は夏の丙・丁〔ひのえ・ひのと〕の日に発生する。

それはどうしてか。

答え。脾が病んで邪を腎に伝え、腎はこれを心に伝えようとする。ところが時はまさに心火の気が旺んな夏であって、抵抗力が強くて邪を受けつけない。そこで腎は邪を脾にもどそうとするが、脾も邪を受けとらない。その結果、邪は腎に留結して腎の積となるのである。このようなわけで、賁豚は夏の丙・丁の日の発生することがわかるのである。

【解説】

本難の重点は、五臓積病の証状と、それがこじれて引き起こす続発病変を述べ、同時に、五行相剋の法則による五臓疾病伝変の理論をもとにして、五臓の積病が形成される病理を説明していることである。

読者が一目で対照できるように、原文内容をもとにして、「五臓積病分類表」を作成して次に示す。

本文中の五臓積病の名称、証状、続発病変などは、いずれも理解しやすい。ただ病理メカニズムについては、融通性をもって理解しなくてはならない。というのは、これは一種の叙述方法であって、五行相乗の法則で五臓疾病の伝変を説明したものであり、実際にはこれらの疾病の発生は、別にすべてが伝変に由来するわけではないからである。また文中でいっている「季夏の戊・己の日に発生する」「秋の庚・辛の日に発生する」などは、すべて〔あくまで〕五行理論によって、ある臓器はある時日に旺んになり、旺んなものは邪の伝変を受けつけないので、邪は勝たざる所の臓に留まって発病すると説明しているのである。

五臓積病分類表

五臓	積病名称	病理のメカニズム	証状	続発病変
肝	肥気	肺が病んで邪を肝に伝え、肝はこれを脾に伝えようとする。ところが時はまさに脾土の気が旺んな季夏であり、抵抗力が強くて病邪を受けつけない。そこで肝はやむなく邪を肺にもどそうとするが、肺も邪を受けとらない。その結果、邪は肝に留結して肝の積となる。このようなわけで、肥気は季夏の戊・己の日に発生することがわかる。	左脇下にあり、ふせた杯のようで、頭と足がある。	咳嗽、気逆、瘧疾が続発し、何年も治らない。
心	伏梁	腎が病んで邪を心に伝え、心はこれを肺に伝えようとする。ところが時はまさに肺金の気の旺んな秋であって、抵抗力が強くて病邪を受けつけない。そこで心はやむなく邪を腎にもどそうとするが、腎も邪を受けとらない。その結果、邪は心に留結して心の積となる。このようなわけで、伏梁は秋の庚・辛の日に発生する。	臍の上部から起こり、大きさは手の臂のようで、上は心下に達する。	心臓に胸苦しさを感じる症状となる。
脾	痞気	脾が病んで邪を脾に伝え、脾はこれを腎に伝えようとする。ところが時はまさに腎水の気が旺んな冬であって、抵抗力が強くて邪を受けつけない。そこで脾はやむなく邪を肝にもどそうとするが、肝も邪を受けとらない。その結果、邪は脾に留結して　脾の積となる。このようなわけで、痞気は冬の壬・癸の日に発生することがわかる。	胃部にあって、大きさはふせた盤のようである。	四肢の運動が不自由となり、黄疸を発し、飲食物が栄養とならず、痩せる。
肺	息賁	心が病んで邪を肺に伝え、肺はこれを肝に伝えようとする。ところが時はまさに肝木の気が旺んな春であって、抵抗力が強くて邪を受けつけない。そこで肺は邪を心にもどそうとす	右の脇下にあり、大きさはふせた杯のようで	悪寒発熱し、喘咳がでて肺癰となる。

		るが、心も邪を受けとらない。その結果、邪は肺に留結して肺の積となる。このようなわけで、息賁は春の甲・乙の日に発生することがわかる。	ある。	
腎	賁豚	脾が病んで邪を腎に伝え、腎はこれを心に伝えようとする。ところが、時はまさに心火の気が旺んな夏であって、抵抗力が強くて邪を受けつけない。そこで腎は邪を脾にもどそうとするが、脾も邪を受けとらない。その結果、邪は留結して腎の積となる。このようなわけで、賁豚は夏の丙・丁の日に発生することがわかる。	下腹に発して心下に達し、奔走する豚のように上がったり、下がったり、時をきめずに動く。	喘息が起こり、骨が痿え、呼吸微弱となる。

五行	五臓	四時	日干
木	肝	春	甲乙
火	心	夏	丙丁
土	脾	季夏㈠	戊己
金	肺	秋	庚辛
水	腎	冬	壬癸

前表の配合規律によって、五臓と時日の盛衰の関係を見出すことができるし、それによって五臓積病が形成されるメカニズムを分析し、適当な治療法を得ることができる。

【訳注】

（一）原文は「長夏」に作る。いずれも陰暦六月のことであるが、誤解を避けるために本難の経文に合わせて「季夏」と改めた。

【本難の要点】

一、五臓積病の証状を列挙し、それぞれが鑑別できるようにしてある。

二、五臓積病がいつまでも治らないために、続いて引き起こる続発病変をも分析している。

三、五行相乗の規律によって、五臓積病の伝変状況を説明し、同時に時日と結び合わせて、五臓積病形成のメカニズムを説明している。

第五十七難

◎五泄の証状と名称を論ずる。

【原文】

五十七難曰、泄凡有幾。皆有名不。

然。泄凡有五、其名不同。有胃泄、有脾泄、有大腸泄、有小腸泄、有大瘕泄、名曰後重。胃泄者、飲食不化、色黄。脾泄者、腹脹満、泄注、食即嘔吐逆。大腸泄者、食已窘迫、大便色白、腸鳴切痛。小腸泄者、溲而便膿血、少腹痛。大瘕泄者、裏急後重、数至圊而不能便、茎中痛。此五泄之要法也。

【書き下し】

五十七難に曰く、泄①は凡て幾ばくかある。皆名有りやいなや。

然り。泄は凡て五有り、その名同じからず。胃泄有り、脾泄有り、大腸泄有り、小腸泄有り、大瘕泄②有り、名づけて後重と曰う。胃泄は、飲食化せず、色黄なり。脾泄は、腹脹満し、泄注③し、食らえば即ち嘔吐し逆す。大腸泄は、食已めば窘迫《きんはく》④し、大便の色白く、腸鳴切痛す。小腸泄は、溲して膿血を便し、少腹痛む。大瘕泄は、裏急後重⑤し数々圊《せい》に至るも便する能わず、茎中痛む。これ五泄の要法なり。

【語釈】

① 泄――腹瀉に同じ。下痢のこと。

② 大瘕泄――楊玄操は、「瘕は結である。下腹部に結〔しこり〕があって、同時に下痢するのがこれである」とし、陳瑞孫は、「大瘕泄はすなわち腸澼である」としている。つまり後世にいうところの痢疾〔赤痢のような下痢症状を伴う伝染病〕である。

③ 注――下痢が激しく、水を注ぐようであるという意味。

④ 窘迫――急迫〔あわただしくせまる〕

⑤ 後重――滑伯仁は、「後重は、肛門下墜を謂う」としている。

【現代語訳】

泄瀉は何種類あるか。いずれにも名称があるか。

答え。泄瀉は五種類に分かれていて、その名称は各々の異なっている。胃泄、脾泄、大腸泄、小腸泄、大瘕泄があり、これはまたの名を後重という。胃泄の証状は、飲食物が消化しないで排泄され、その色は黄色である。脾泄の証状は、腹が脹満し、水を注ぐように突然に下り、飲食物がのどを過ぎると即座に嘔吐し、胃気が嘔逆して下がらない。大腸泄の証状は、食べた後で腹が急にさしこむように痛んで便意をもよおし、排泄された大便の色は白い。腸がゴロゴロと鳴り、刀で切られたようにキリキリと痛む。小腸泄の証状は、大便の中に膿血がまじり、下腹が痛む。大瘕泄《だいかせつ》の証状は、腹中がひきつれて痛み、肛門が下がるような感じがして、何度も便所に行くが便は出そうで出ない。そのため陰茎の中まで痛くなる。これが五泄の証状の大要である。

【解説】

一般に下痢証状がある場合にはすべて「泄」と呼んでいて、『素問』には飧泄、濡泄、洞泄などの名称がある。『難経』でもそれぞれの証状をもとにして、さらに分析して五泄に分類している。実際上では、証状の性質によって、大きく二つの類型、すなわち腹瀉と痢疾に分けているので、ここではそれぞれを分けて述べよう。

一、腹瀉

本難で述べている胃泄、脾泄、大腸泄はすべてこの類型に属する。大便が稀薄なのが特徴で、同時に消化不良の証状が見られたり、軽度の裏急後重があるが、一般に便に膿血が混じることは稀である。病理上は、すべて脾胃の運化と消化機能の減弱によるものであり、脾胃の機能を減弱させる原因としては、寒湿の邪や暴飲暴食などがある。

二、痢疾

「痢疾」の古称は「腸澼」であり、激しい裏急後重や便意をもよおすが出そうで出ない証状から、「滞下」とも呼ばれている。本難の小腸泄、大瘕泄はこの類型に属する。その証状の特徴は、下痢してもすっきりと出ないで、裏急後重し、大便中に赤白色の膿血が混じり、甚だしい場合には発熱し、小便が黄赤色になるなどの証状が見られる。その原因は多くは湿熱の積滞によるものである。

第五十八難

◎広義の傷寒を論ずる。

【本難の要点】

本難では五泄の証状と内臓の連係を説明し、同時に証状によって鑑別している。実際上は腹瀉と痢疾の二種の類型の疾病を包括している。

【原文】

五十八難曰、傷寒有幾。其脈有変不。

然。傷寒有五、有中風、有傷寒、有湿温、有熱病、有温病、其所苦各不同。中風之脈、陽浮而滑、陰濡而弱。湿温之脈、陽浮而弱、陰小而急。傷寒之脈、陰陽倶盛而緊濇。熱病之脈、陰陽倶浮、浮之而滑、沈之散濇。温病之脈、行在諸経、不知何経之動也、各随其経所在而取之。

【書き下し】

五十八難に曰く、傷寒に幾ばくか有る。その脈　変有りやいなや。

然り。傷寒に五有り、中①風有り、傷寒有り、湿温有り、熱病有り、温病有り、その苦しむ所　各《おのお》の同じからず。中風の脈は、陽②　浮にして滑、陰②　濡にして弱。湿温の脈は、陽　浮にして弱、陰　小にして急。傷寒の脈は、陰陽倶に盛にして緊・濇。熱病の脈は、陰陽倶に浮、これを浮して滑、これを沈して散・濇。温病の脈は、行《めぐ》りて諸経に在れば、何れの経の動たるかを知らざるなり、各のその経の在る所に随いてこれを取る。

【語釈】

① 中——傷〔傷つける〕の意味。

② 陽、陰——切脈部位の寸部と尺部を指す。

【現代語訳】

傷寒には幾種類あるのか。またその脈象にはそれぞれ変化があるのか。

答え。傷寒には中風、傷寒、湿温、熱病、温病の五種類があり、これらの疾病の証状はそれぞれ異なっている。中風の脈象は寸部が浮で滑、尺部が濡で弱であり、湿温の脈象は寸部が浮で弱、尺部は細小で急であり、傷寒の脈象は尺寸ともに強く盛んで緊・濇である。熱病の脈象は尺寸ともに浮であり、指を浮かせて取ると滑を伴っており、指を沈めて取ると散・濇を伴っている。温病の脈象は、不正常な気が各経に散じて流れているので、どの経の脈が動いているのかを区別することは難しい。この場合はまずその病がどの経に属しているのかを明らかにしてから、その脈象を取る。

【解説】

傷寒には、広義のものと狭義のものがある。広義の傷寒とは、『素問』熱論に、「熱病はすべて傷寒の類である」といわれているもので、外感時病の総称であり、また本文で、「傷寒に五つあり」といっている傷寒のことである。

狭義の傷寒は、外から身体をおそう寒邪のみを指し、本文で「傷寒の脈」といっている傷寒のことである。

「その苦しむ所各の同じからず」とは、この五種類の病の証状と苦痛は、それぞれ異なることをいったものであり、五種類の疾病の脈象について述べると、それぞれ次のようになる。

一、中風の脈象——中風は、風邪が直接肌腠を傷つけた病候である。風は陽邪であり、動きが速く、しばしば変ずるという特徴がある。寒に偏すると、寒より変化して風寒の邪となり、熱に偏すると、熱より変化して風熱の邪となる。本節で述べている「中風」は、じつは『傷寒論』中の太陽桂枝湯証であるので、脈は「寸部が浮にして滑、尺部が陰濡にして弱」となるのである。

『傷寒論』太陽篇では、「太陽中風、陽浮にして陰弱、陽浮なる者は、熱自ら発し、陰弱なる者は、汗自ら出ず」と述べている。これは風邪が衛を傷ると、寸脈が浮で滑となり、衛が虚して陰を固めることができず、汗が出て営も虚となるので、尺脈は濡で弱になることを説明したものである。

二、湿温の脈象——湿温は、湿邪と暑邪が相い合わさって起こる疾患である。湿は陰邪であり、陽気を抑止するが、また表に属しているので、陽脈は浮・弱となる。暑熱は陽邪であり、それが滞って内蒸すると、陰脈は小急となる。葉霖は、「まず暑を受けてからその後に湿を受けると、熱は湿によって抑えられて、この脈は寸部が濡で弱、尺部が小で急となる。濡・弱が寸部に現れるのは、湿気が暑と相い争うからであり、小・急が尺部に現れるのは、暑気が湿を蒸しているからである」と述べている。

三、傷寒の脈象——傷寒は、寒邪が太陽の表にやってきて肌膚をおそったものであり、頭項部の強直痛、肢体の痛み、嘔逆、悪風悪寒、無汗といった症状が現れ、その脈は尺・寸ともに盛んで緊・濇となる。これは寒邪が営気を抑えこむために、表が実して無汗となり、脈は陰陽ともに緊となるのである。またこのために気血の流れがスムーズでなくなるので、脈には濇象が現れる。これはまさに『傷寒論』で述べている麻黄湯証に相当する。

四、熱病の脈象――熱病は、温熱の邪を感受して起こる疾病を指しており、これは夏季によく見られる一種の暑熱病である。その脈象は尺・寸ともに浮で、指を浮かせて取ると滑、指を沈めて取ると散・濇である。これはまさに葉霖が、次のようにいっているとおりである。「脈が尺・寸ともに浮であるのは『金匱要略』に、〈浮脈であれば、熱であり、これは陽気が盛んであるからである〉というとおりである。指を浮かせて取ると滑、指を沈めて取ると散・濇であるのは、滑は陽が外側で盛んであるためであり、濇は陰が内側で衰弱しているからである」。

五、温病の脈象――温病とは、春にみられる温熱病のことを指している。その脈象については原文では、「温病の脈は諸経に行き、どの経の脈が動いているのか区別するのが難しい。この場合はまずその病がどの経に属しているのかを明らかにしてから、その脈象を取る」と説明している。これは本病の範囲が非常にひろく、脈象も必ず病因、病位にもとづいて求めなければならないことを述べたものである。

【原文】

傷寒有汗出而愈、下之而死者、有汗出而死、下之而愈者、何也。然。陽虚陰盛、汗出而愈、下之即死。陽盛陰虚、汗出而死、下之而愈。

【書き下し】

傷寒に汗出でて愈え、これを下して死する者有り、汗出でて死し、これを下して愈ゆる者有るは、何ぞや。

然り。陽虚陰盛ならば、汗出でて愈え、これを下さば即ち死す。陽盛陰虚なれば、汗出でて死し、これを下さば即ち愈ゆ。

【現代語訳】

傷寒病の治療においては、発汗法を用いて発汗させれば治癒するのに、これに瀉下法を用いると死亡するものがある。また発汗法を用いたら死亡することがあるのに、瀉下法を用いたら治癒するものもある。これはどうしてか。

答え。陽虚陰盛の病であれば汗が出れば治癒するが、これを下すと死亡することがある。また陰虚陽盛のものに対しては、発汗法を用いると死亡することがあるが、瀉下法を用いると治癒する。

【解説】

広義の傷寒は外感時病の総称であり、その治療原則は病が表にあれば発汗させ、裏にあれば下す。使用法が適切であれば非常によく効くが、不適切であれば速やかに災いに転ずる。

「陽虚陰盛」とは太陽表実証を指しており、邪は表にあるので発汗させるのがよい。かえってこれを下すと裏が気虚となり、邪が内に進むので予後は不良となる。「陽盛陰虚」とは、陽明の腑実証類の疾患を指しており、邪が裏にあるので急いでこれを下すとよい。かえってこれを発汗させると、津液を枯竭させるので、死に至らしめることがある。

【原文】

寒熱之病、候之如何也。

然。皮寒熱者、皮不可近席、毛髪焦、鼻槁、不得汗。肌寒熱者、皮膚痛、唇舌槁、無汗。骨寒熱者、病無所安、汗注不休、歯本槁痛。

【書き下し】

寒熱の病、これを候うこと如何。

然り。皮 寒熱する者は、皮 席に近づくべからず、毛髪焦《やっ》れ、鼻槁《か》①れ、汗するを得ず。肌 寒熱する者は、皮膚痛み、唇舌槁れ、汗無し。骨 寒熱する者は、病みて安んずる所なく、汗注いで休《や》まず、歯本稾れ痛む。

【語釈】

① 稾――槁と同じで、「ひからびる」の意味。

【現代語訳】

寒熱の疾病における証状はどのようなものか。

答え。寒熱が肌表にあれば、皮膚は灼熱して、しとねにつくことができない。毛髪は熱のために枯れてうるおいがなく、鼻がかわき、汗が出ない。寒熱が肌肉にあれば、皮膚は熱くて痛み、唇や舌はかわき、汗が出ない。寒熱が骨にあれば、全身安らかなところがなく、汗は流れ出てやまず、歯の根がかわいて痛む。

【解説】

この段落では、寒熱病を寒熱証状の違いから、皮膚にあるのか、肌肉にあるのか、それとも骨にあるのかという三つのタイプに区別している。これには軽重深浅の意味が含まれている。最も浅いものは皮毛にあり、その次は肌肉にあり、最も深いものは骨にあるので、その病理と証状もそれぞれ異なっている。

外邪が、人体の最も浅い層である皮毛を傷ると、肺は皮毛を主っており鼻に開竅《きょう》しているので、皮膚が熱してしとねにつくことができず、毛髪はうるおいがなく、鼻がかわき、汗が出ないなどの症状が現れる。外感の邪が肌肉を傷ると、邪が皮毛を傷った場合よりも病位は深く病状は重くなる。肌肉は陽明が主っており、陽明経脈は口を挟み唇をめぐっているので、この病の多くは、皮膚あるいは肌肉に疼痛が起こり、唇、舌はかわき、この場合にもまた汗が出ないなどの症状が現れる。病邪がさらに深く入って骨を傷ると、骨は腎が主っており、腎はまた精を蔵し液を主っているので、寒熱が骨にあるとその病はさらに深く、不安状態が現れ腎液を泄して多汗となり、歯はひからびたように乾燥し痛むなどの症状が現れる。

寒熱を三種類の類型に分けることについて丁錦は、『傷寒論』を引用して次のように注釈しており、いっそう具体的である。

「皮毛に寒熱があるとは、すなわち張仲景が、〈邪が、太陽の表にある場合、風には桂枝湯を用い、寒には麻黄湯を用いて、これを発汗させれば愈える〉としているものである。肌に寒熱があるとは、張仲景が、〈邪が半表半裏にある場合、小柴胡湯を用いて和解させれば愈える〉としているものである。骨に寒熱があるとは、裏において寒熱を発するものであり、張仲景が、〈正陽・陽明の裏証と称しているもので、承気湯を用いてこれを下せば、愈える〉としているものである」。この見解は参考にすることができよう。

【本難の要点】

一、広義の傷寒には、中風、傷寒、湿温、熱病、温病等の疾患が含まれていることを説明している。

二、前述の五種類の疾病の脈象を詳細に分析し、臨床鑑別の便宜をはかっている。

三、傷寒の治療方法を例としてあげ、その陰陽表裏の盛衰に従って適切に汗法あるいは下法を用いて治療を行うことを説明している。

四、外感の寒熱証には、皮毛、肌肉、骨の三つの層の違いがあることを説明しており、またそれぞれの証状をあげることによって、鑑別にたいしていっそうの便宜をはかっている。

第五十九難

◎狂病と癲病の鑑別を論ずる。

【原文】

五十九難曰、狂癲之病、何以別之。

然。狂疾之始発、少臥而不飢、自高賢也、自弁智也、自倨貴也、妄笑好歌楽、妄行不休是也。癲疾始発、意不楽、僵仆直視。其脈三部陰陽倶盛是也。

【書き下し】

五十九難に曰く、狂癲の病、何を以ってこれを別つや。

然り。狂疾の始めて発するや、少しく臥して飢えず、自ら高賢なりとし、自ら弁智なりとし、自ら貴しと倨《おご》①り、妄りに笑い歌楽を好み、妄りに行きて休まざる、是なり。癲疾の始めて発するや、意《こころ》楽しまず、僵仆②して直視す。その脈三部陰陽倶に盛んなる③、是なり。

【語釈】

① 倨——傲慢であって謙虚でないこと。

② 僵仆——立っていることができず、倒れて動かない状態。

③ 三部陰陽倶に盛ん——三部とは寸、関、尺を指している。陰陽の陰は尺部を、陽は寸部を指している。倶に盛んとは、左右両手の脈がともに強く盛んであることである。

【現代語訳】

狂病と癲病とは、どのように鑑別するのか。

答え。狂病の発作時には、睡眠が少なく、飢えた感じがしない、自分は賢者で理智に富んでおり高貴な人物であるという、傲慢で謙虚さがない、妄りに笑う、よく歌をうたう、休むことなく歩きまわるなどの症状が起こる。これは陽気が盛んなためである。癲病の発作時には、不快な気分になり、眼は直視し、つまずき倒れて動かず、脈は左右の三部ともに強く盛んとなる。

【解説】

狂、癲は陰陽が偏盛することによって起こる二種類の疾病である。陽気が偏盛すると狂疾が起こる。陽は動を主っているので、発病時には、妄りに笑い、歌をうたったり、休むことなく歩きまわるなどの特徴が見られる。陰気が偏盛すると癲疾が起こる。陰は静を主っているので、発病時には、目は直視し、立っていることができず、倒れて動かないなどの特徴が見られる。その病理は第二十難で述べているように、「尺寸ともに陽脈の者は狂となり、尺寸ともに陰脈の者は癲となる」である。

その脈が三部の陰陽ともに盛んであるとは、癲、狂という二種類の疾病についてまとめて述べたものである。寸は陽に属し、尺は陰に属している。滑伯仁が、「その脈　三部陰陽ともに盛んなるとは、陽に発すれば狂となり、その陽脈はともに盛んとなり、陰に発すれば癲となり、その陰脈はともに盛んとなることをいう」と述べているように、狂病の脈象は、左右の寸部がともに盛んとなり、癲病の脈象は、左右の尺部がともに盛んとなる。癲と狂は、二種類のよく見られる精神障害の疾患である。癲は俗に「文痴」と称されており、狂は「武痴」と称されている。本文で述べられている症状を見ると、狂病については比較的詳しく述べているが、癲病については簡単に述べている。

「不快な気分になり」は、癲病の症状の一つであるが、「眼は直視し、つまずき倒れて動かない」は、癲病ではなく、じつは「癇」病の症状である。「癇」は俗に羊癇風、あるいは猪癇風と称されているもので、その症状には、とつぜん気絶し倒れて人事不省となり、手足は痙攣し、両目は上視するなどがあるが、一定の時間が経過すると気がつき、正常となる。これと本難の本文との記載はほぼ同じである。

【本難の要点】

本難は、証状から癲病と狂病を区別している。癲病は静を好むので陰に属しており、狂病は動を好むので陽に属している。しかしながらここで述べている癲病の証状は、おおむね癇病に属しており、これは癲、癇が、当時ある場合には一つの疾病とされていたため、明確に区別がなかったからである。

第六十難

◎頭痛および心痛における二つの類型について論ずる。

【原文】

六十難曰、頭心之病、有厥痛、有真痛、何謂也。

然。手三陽之脈、受風寒、伏留而不去者、則名厥頭痛、入連在脳者、名真頭痛。其五蔵気相干、名厥心痛、其痛甚、但在心、手足青者、即名真心痛。其真心痛者、旦発夕死、夕発旦死。

【書き下し】

六十難に曰く、頭心の病に、厥①痛有り、真痛ありとは、何の謂ぞや。然り。手三陽の脈、風寒を受け、伏留して去らざる者は、則ち厥頭痛と名づけ、入りて脳に連なり在る者は、真頭痛と名づく。その五蔵の気　相い干《おか》②すは、厥心痛と名づく。その痛み甚だしく、但だ心に在りて、手足青き者は、即ち真心痛と名づく。その真心痛の者は、旦に発すれば夕に死し、夕に発すれば旦に死す。

【語釈】

① 厥——逆のこと。
② 干——犯すの意味。

【現代語訳】

頭と心の疾病には、経気が厥逆して起こる疼痛と、局部の病変によって起こる真痛があるが、これらはどのように区別するのか。

答え。手三陽の経脈が風寒の邪を感受して、邪気が経脈中にひそんで去らなければ、厥逆頭痛が起こる。また邪が深く入って脳中に久しく留まることによって起こるものを、真頭痛という。五臓が邪を受けて互いに犯し合う結果起こるものを、厥逆心痛という。その痛みが非常にはげしく、ただ心部しく、朝発病すれば夕に死亡し、夕方発病すれば翌朝には死亡する。のみに限定しており、手足ともに冷えるものを、真心痛と名づけている。真心痛の病状は非常に甚だ

【解説】

本難は頭痛と心痛という二種類の疾病を、さらにそれぞれ二種類のタイプに分類している。経脈あるいは五臓が先に病み、頭あるいは心臓に影響したものは、厥頭痛あるいは厥心痛と称されている。手三陽経が、外因である風寒によって犯され、邪気が経脈に留まって去らなければ、経気を異常にさせて厥頭痛が起こる。その証状は『霊枢』厥病篇では、「厥頭痛を患うと顔面にむくみを生じ、胸苦しい」と述べている。また五臓が邪を受けて、その気が混乱・逆行して心臓にまで影響が及ぶと、厥心痛が起こる。その証状は『霊枢』厥病篇では、「厥心痛は、心臓部の痛みが背にまでひびき、よく胸背がひきつれて、背から心臓部をつくように痛む」と述べている。

頭の局部、あるいは心臓自身に発生した病変によって起こるものを、それぞれ真頭痛、あるいは真心痛と称している。寒邪が脳中に久しく留まることによって起こる頭痛を、真頭痛と名づけている。脳は髄の海であり、真気が集まるところであるので、邪を受けるとその病は重く不治である。例えば『霊枢』厥病篇では、「真頭痛は、頭痛がひどく、脳がいたるところ痛み、手足の冷えが肘や膝の関節に至る。これは死証であり治療できない」と述べている。病邪が直接心臓を損傷して起こる疼痛は、真心痛といわれており、その痛みの程度は多くはひどく、予後も不良である。『霊枢』厥病篇では、「真

心痛を患うと、手足の冷えが肘や膝に及ぶ。心臓の痛みは甚だしく、朝に発病したものは夕方に死に、夕方に発病したものは翌朝には死亡する」と述べている。

【本難の要点】

発病の原因と証状の軽重から、頭痛・心痛について、それぞれ二種類のタイプに分類している。すなわち頭痛を厥頭痛と真頭痛に、心痛を厥心痛と真心痛に分類している。これらは発病時の証状の違いがあるだけでなく、その予後についても区別がある。

第六十一難

◎四診（望・聞・問・切）を論ずる。

【原文】

六十一難曰、経言望而知之謂之神、聞而知之謂之聖、問而知之謂之工、切脈而知之謂之巧、何謂也。然。望而知之者、望見其五色以知其病。聞而知之者、聞其五音以別其病。問而知之者、問其所欲五味、以知其病所起所在也。切脈而知之者、診其寸口、視其虚実、以知其病、病在何蔵府也。経言以外知之曰聖、以内知之曰神、此之謂也。

【書き下し】

六十一難に曰く、経に言う、望んで之を知る、これを神と謂い、聞きてこれを知る、これを聖と謂い、問いてこれを知る、これを工と謂い、脈を切してこれを知る、これを巧と謂う、とは何の謂ぞや。

然り。望んでこれを知る者は、その五色を望み見て、以ってその病を知る。聞きてこれを知る者は、その五音を聞きて、以ってその病を別つ。問いてこれを知る者は、その欲する所の五味を問いて、以ってその病の起こる所・在る所を知るなり。脈を切してこれを知る者は、その寸口を診《み》、その虚実を視、以ってその病、病みて何れの蔵府に在るかを知るなり。経に、外を以ってこれを知るを聖と曰い、内を以ってこれを知るを神と曰うと言えるは、これをこれ謂うなり。

【現代語訳】

医学経典では、望診を通じて疾病を知るものを神と称し、聞診を通じて疾病を知るものを聖と称し、問診を通じて疾病を知るものを工と称し、切脈を通じて疾病を知るものを巧と称している。これはどういう意味なのか。

答え。望んでこれを知るとは、身体の外面に現れた青・赤・黄・白・黒の五色を望み見ることによって、疾病の状況を知ることである。聞いてこれを知るとは、その呼・言・歌・哭・呻の五音を聞いて、疾病を弁別することである。訊ねてこれを知るとは、その嗜好する酸・苦・甘・辛・鹹の五味を訊ねて、疾病の起始と所在部位を知ることである。また脈を切してこれを知るとは、寸口の脈を按じてその虚実を弁別し、その病変がどの臓腑にあるかを知ることである。
医学経典ではまた、証状の外に現れたものから、その疾病を察知するものを聖人と称し、内に病があるが証状がまだ外に現れていないときに、その疾病を診断できるものを神明と称しているが、これも前述の意味と同じことを述べたものである。

【解説】

望・聞・問・切を総称したものを四診といい、これは臨床上疾病を診察する主要な方法である。これを利用して患者の各方面の証状を総合したのちに、さらに八綱――陰陽・表裏・虚実・寒熱を運用して帰納・分析を行い、診断と治療を確定する。したがってこれは、疾病を診察治療するうえで、かなめとなるものであり、すべての治療家が、必ず把握しておかなければならないことである。次に四診のそれぞれについて述べよう。

一、**望診**――望とは、病人の外面に現れている証状を観察することで、この種の診察方法を望診という。望診の内容には、五色・神気・形態・舌苔等を望み見ることが包括されているが、とりわけ五色が主となっている。ゆえに原文では、「その五色を望み見て、以ってその病を知る」と述べているのである。しかし神気・形態・舌苔等もまた望診にあっては軽視できない内容である。

二、聞診――聞の内容には、耳で聞くものと、鼻で嗅ぐものの二つがある。そのなかでも、とりわけ病人の発する声（音）を聞くことが主となっている。原文では、「その五音を聞きて、以ってその病を別つ」とある。患者の発する咳嗽・呼吸・言語等の音を、聴覚を通じて弁別し、診断の助けとするのである。

三、問診――「その欲する所の五味を問う」、これは問診の内容の一部を述べたものである。「欲する所」とは病人の好むものであり、例えば冷たいものを好むのか、熱いものを好むのか、動くことを好むのか、静かにしていることを好むのか、酸味を好むのか、甘味を好むのかなどの内容である。「五味」とは、酸・苦・甘・辛・鹹の五種類の味のことである。問診から得られた資料を診断に生かして、疾病の発生原因を知ることができる。問診の範囲は広く、後世の医家も問診を非常に重視していた。例えば張景岳は、「第一に寒熱を問い、第二に汗を問う。第三に頭身を問い、第四に便を問う。第五に飲食を問い、第六に胸を問う。第七に聾を、第八に渇を問うて、これらについて分析する、第九に脈・色から陰陽を察し、第十に薬の気味によって最良の診断に至る。診断が定まり難なく治せるときも、身の処し方を心得て、怨みを招くことのないようにすべきである」という十問歌（一）を編纂している。これは問診の内容を拡大したにとどまらず、さらに具体化したものである。

四、切診――切とは按じることである。手で病人の体表を按じ触れてみて、その異なった反応から疾病を弁別することを切診という。その内容には切脈と触診がある。本難では原文で、「脈を切してこれを知る者は、その寸口を診る」と明確に示唆しており、寸口の脈を切することについてのみ述べている。

以上の四種類の診法は、また神・聖・工・巧等に区別され、その四者の技術面における水準の高低とそれぞれの特徴および内容が説明されている。これら四診のなかでは、望診と切診がとりわけ重視されている。ゆえに後世に『内経』の編纂を行った者は、常に「脈色」、「色診」、「脈診」等を篇名としている。

最後にいわゆる、「外を以ってこれを知るを聖と曰い、内を以ってこれを知るを神と曰う」とはどういうことか。これは外に現れている証状の状況から、疾病を診断できる者を「聖」と称し、人体内部に病はあるが証状がまだ外に現れていない段階で、疾病を診断できる者を「神」と称しているのである。これは聖と神を対比させることによって、両者の技術面における高低を説明したものであり、深い啓発的な意義がある。

【訳注】

（一）この詳しい内容については、『景岳全書』巻一「伝忠録」上の「十問篇」を参照されたい。

【本難の要点】

一、神・聖・工・巧の四者を用いて、診断における四診の技術の高低を述べている。

二、四診に包括されている内容および診断価値を簡潔に述べている。

第五章　腧　穴

第六十二難

◎臟腑の井・滎の区別を論ずる。

【原文】

六十二難曰、藏井滎有五、府独有六者、何謂也。

然。府者陽也。三焦行於諸陽。故置一腧、名曰原。所以府有六者、亦三焦共一気也。

【書き下し】

六十二難に曰く、蔵に井滎[1]の五有り、府に独り六有るは、何の謂ぞや。

然り。府は陽なり。三焦は諸陽に行く。故に一兪を置きて、名づけて原[2]と曰う。府に六有る所以の者は、また三焦と共に一気なればなり。

【語釈】

① 井榮――ここでは井・榮・兪・経・合の総称として使っている。

② 原――元の意味で、ここでは原穴を指している。

【現代語訳】

五臓にはそれぞれ井・榮・兪・経・合の五穴があるが、六腑にはそれぞれ六穴ある。これはどうしてか。

答え。六腑は陽に属しており、三焦の気が陽経の間を運行しているので、一つ腧穴が多くなっており、その名を原穴という。したがって六腑にはそれぞれ六穴がある。これは三焦という一腑とその他の五腑とが、その陽に属する気を共通のものとするからである。

【解説】

一、**臓には五腧穴があり、腑には六腧穴がある。**

五臓の経脈にはすべて井・榮・兪・経・合の五穴があり、それらはそれぞれの本経の循行経路上に分布している。六腑の経脈には井・榮・兪・経・合の五穴のほかに、さらに一穴が加わり、原穴と呼ばれている。本難はこの問題を概括的に説明している。

『霊枢』九針十二原篇では、「五臓にはそれぞれ五つの腧穴があり、あわせて二十五腧穴となり、六腑にはそれぞれ六つの腧穴があり、あわせて三十六腧穴となる」と述べており、本輸篇では、「五臓六腑には、それぞれ二十五（五×五）、三十六（六×六）の腧穴がある」と述べている。これは臓腑の井・滎・兪・経・合・原の数を計算したものである。井・滎・兪・経・合の意義については、第六十四難で述べているので、ここではその注釈を引用して、参考に供しよう。

楊玄操は、「五臓の脈はすべて出るところを井、流れるところを滎、注ぐところを兪、行くところを経、入るところを合としてこれを五腧と称しており、それぞれ木・火・土・金・水に相応させている。六腑でも出るところを井、流れるところを滎、注ぐところを兪、過ぎるところを原、行くところを経、入るところを合としており、この五腧も五行と相応しているが、ただ原穴だけが五行と相応していない。原とは元のことであり、元気とは三焦の気のことである」と述べている。

二、原穴

本難では、六腑には原穴が別に加わり、各経にはそれぞれこれらの六穴があると述べている。実際は五臓の五穴の中にも原穴がある。つまり「兪」を「原」とするわけで、第六十六難で述べている、「肺の原は太淵に出、心の原は太（大）陵に出る」などからわかるように、五臓においては、兪穴が原穴のかわりをしているのである。六腑にだけ原穴を加えているのは、三焦の気化作用と関係があるためで、これを「過ぎる所を原とする」と称している。

五臓と六腑にはそれぞれ表裏関係があるが、三焦にだけはその相手がいないので、孤腑と称されている。しかしながら三焦の人体における作用は非常に大きい。人体を上、中、下に分けた三つの部位からいうと、三焦はいくつかの臓器の機能を概括しており、水液の運化、輸布および排泄を主っている。この気化過程は非常に複雑である。五臓六腑の気化と三焦の気化とは密接に関連しており、したがって六腑の原穴は、また気化を疏通させる重要な通路となっている。

「ともに一気」の解釈については、歴代の注釈家たちの意見が一致していない。原穴が「過ぎる所」であるからと考えているものや、三焦の気に属するものであるからと考えているものもある。徐霊胎は、「『霊枢』本輸篇は、過ぎるところの穴を原としている。おもうに三焦は遠くにまで及んでおり、その気の流れて集まるところは五穴では不足なので、別に一穴を置いて原穴としているのである。ともに一気とは、やはり諸陽の経に行くということであって、その気がすべて三焦から出ているということではない」と述べている。また黄元御は、「腑に六腧あるのは、五腑のほかにまた三焦という一腑があるからであり、ゆえにさらに原穴を一穴加えて配しているのである。これはまた三焦と（五腑とが）一つの気をともにするからである」と述べている。両者の精神は同じものであり、ともに参考にすることができる。

【本難の要点】

一、臓の五腧穴、腑の六腧穴の区別を論じており、また腑には原穴がさらに加わっている理由を論じている。

二、腑における原穴と三焦の気との関係を説明している。

第六十三難

◎井穴を以って始めとする意義を論ずる。

【原文】

六十三難曰、十変言、五蔵六府滎合、皆以井為始者、何也。

然。井者、東方春也。万物之始生、諸蚑行喘息、蜎飛蠕動。当生之物、莫不以春生。故歳数始於春、日数始於甲、故以井為始也。

【書き下し】

六十三難に曰く、十変に言う、五蔵六府の滎合、皆井を以って始となすは、何ぞや。

然り。井は、東方・春なり。万物始めて生じ、諸々蚑行喘息《きこうぜんそく》①し蜎飛蠕動《けんひぜんどう》②す。当に生ずべきの物、春を以って生ぜるはなし。故に歳の数は春に始まり、日の数は甲に始まる、故に井を以って始となすなり。

【語釈】

① 蚑行喘息――『説文解字』では、蚑とは虫が這う様子をいうと述べている。行とは頭をもたげて這うこと、喘息は呼吸があらいこと。要するに春になって生物が活発に活動しはじめることを述べたものである。

② 蜎飛蠕動――蜎とは虫が飛んでいる状態をいう。蠕とは虫が這っている状態をいう。蜎飛蠕動とは、虫が飛んで活動しているさまをいったものである。

【現代語訳】

古い医学経典である『十変』には、五臓六腑の井・滎・兪・経・合等の腧穴はすべて井穴から始まると述べているが、これはどうしてか。

答え。井穴は木に属しており、東方と春を象徴している。春になると万物が芽ばえはじめ、生物は首をもたげて息あらく動きだし、虫類も活動しはじめる。すべての生物は新しい生活をふたたび始めるのである。したがって春は一年の頭とされ、甲は日数の始めとされており、経穴も木に属する井穴をその起始としているのである。

【解説】

「井穴から始まる」の解釈に対して、歴代の注釈家には、本難の意見に同意した見解を述べているものも、反対する意見を述べているものもいる。例えば楊玄操は、「臓腑はすべて井をもって始まる。井とは谷の泉のことであり、掘ってつくった井戸のことではない。谷間で泉水が流れ始めるところを井と名づけている。井には出るという意味がある」と述べ、滑伯仁は、「十二経の出るところの穴をすべて井といっている。滎・兪等の起始としているのは、井は東方・木を主っており、木は春であり、万物発生の始めであるからである」と述べている。これらは本難の解釈に沿ったものである。

また徐霊胎は、「『霊枢』本輸篇では、臓の井はすべて木に属し、腑の井はすべて金に属すと述べ、下文でもこれを明確に述べている。今ここで五臓六腑の井はすべて木に属すと解釈するならば、これは医学経典の語に反するものであり、また〔難経の〕下文とも互いに矛盾する。もしもただ臓の井だけが木に属し、腑の井は木に属さないとすると、腑もまたその始めは井であるが、木には属していないということになろう。その道理はどこにあるのか。下文はおろそかの至りである」と述べている。近代の張山雷もまた、「この答えは、結局狭い見識の人が無理にこじつけを行ったものであり、その一を知ってその二を知らないために、いくら説いても説明しきれない。もし秦越人が強いてこの論を述べたのだとする人がいれば、私は才のないものであるが、秦越人のために大声で論じて屈せしめよう。徐霊胎がおろそかだというのはまったく正しい」と考えている。

原文にもとづいて見ると、井穴を五腧穴の起始とするのは、主として腧穴の配列順序の問題を説明したものである。井穴は各経の最前端あるいは最末端にあるので、順に井・滎・兪・経・合となっているのである。また臨床治療上、井穴に刺針すると、非常によい効果を得ることがあり、これはまさに万物が春を迎えて回生しうるのに似ているので、東方・春にたとえたのである。春が大地に帰ってくると万物は活気あふれて栄え、生物は活発に動きだすことにたとえて描写したのである。季節の順序のうえで春は一年の始まりであり、甲は天干の開始であって、月建の最初の日数である。つまりこれらはすべて腧穴の起始である井穴を象徴して、春や甲の日がめぐってくるすばらしい時のようなものだ、とするものであり、さらにまた井穴は治療のうえで、病を去って回春させる作用をもっている腧穴をいうのである。

【本難の要点】

本難は比喩によって、人体の井穴が五腧穴の始まりであることを説明している。そこで井穴を一年の初めである春にたとえているのである。

第六十四難

◎井・滎・兪・経・合穴の陰陽五行の属性を論ずる。

【原文】

六十四難曰、十変又言、陰井木、陽井金、陰滎火、陽滎水、陰兪土、陽兪木、陰経金、陽経火、陰合水、陽合土。陰陽皆不同、其意何也。

然。是剛柔之事也。陰井乙木、陽井庚金、陽井庚、庚者、乙之剛也、陰井乙、乙者、庚之柔也、乙為木、故言陰井木也、庚為金、故言陽井金也、余皆仿此。

【書き下し】

六十四難に曰く、十変に又いう、陰井は木、陽井は金、陰滎①は火、陽滎は水、陰兪②は土、陽兪は木、陰経③は金、陽経は火、陰合④は水、陽合は土。陰陽皆同じからずと。その意何ぞや。

然り。これ剛柔の事なり。陰井は乙木、陽井は庚金、陽井は庚、庚なる者は乙の剛なり、陰井は乙、乙なる者は庚の柔なり、乙は木となす、故に陰井は木というなり、庚は金となす、故に陽井は金というなり、余は皆これにならう。

【語釈】

① 滎――『説文解字』には、「滎はごく小さな」水と解している。楊玄操は、「泉水が生じているのだが、その近くに停留しており、それがまだ流れだして大流を形成していないので、これを名づけて滎という。滎とは小水の状態をいう」と述べている。

② 兪――腧、輸と同じである。『説文解字』には、「輸とは貨物を運ぶことである」としている。葉霖は、「流れ運ばれて注ぐところである」と述べている。

③　経――径と通じる。『爾雅《じが》』釈水では、「まっすぐな波を径という」としている。滑伯仁は、兪から出てここを経過するので径という」と述べている。

④　合――楊玄操は、「通過して海に達し会合する。ゆえにこれを名づけて合という。合とは会することである」と述べている。

【現代語訳】

古い医学経典である『十変』にはまた、「陰経の井穴は木に属し、陽経の井穴は金に属する。陰経の滎穴は火に属し、陽経の滎穴は水に属する。陰経の兪穴は土に属し、陽経の兪穴は木に属する。陰経の経穴は金に属し、陽経の経穴は火に属する。陰経の合穴は水に属し、陽経の合穴は土に属する」とも述べているが、これはどういう意味か。

答え。陽の性質は剛であり、陰の性質は柔である。これは剛柔相互の配合関係を述べたものである。例えば、陰に属する井穴は乙木であり、陽に属する井穴は庚金である。陽の井穴である庚金は、陰の井穴である乙木の剛であり、陰の井穴である乙木は陽の井穴である庚金の柔である。乙の天干は陰木であるので、陰経の井穴は木に属すると述べているのである。また庚の天干は陽金であるので、陽経の井穴は金に属すると述べているのである。その他の腧穴の陰陽配合についても、すべてこれから類推できる。

【解説】

本難は、井・滎・兪・経・合の五種の腧穴について、それぞれに陰陽五行を配合し、また十の天干と結びつけてその相互関係を説明している。「陰」は陰経を指し、「陽」は陽経を指している。いわゆる「剛」「柔」とは、五腧穴の陰経、陽経上における区別であり、陽経を剛、陰経を柔としている。またここでは井穴を例としてあげ、陽の井穴は庚金で剛であり、陰の井穴は乙木で柔であるとしている。これは十の天干の陰陽属性によるものである。次の表を参考にされたい。

井・滎・兪・経・合という五種類の腧穴は、陰陽に配合され、それぞれがその類に従って、剛柔相互に助けあっている。したがって陰経の井穴は木から始まり、陽経の井穴は金から始まるということになるのであって、これは一つの理論的方法である。臨床治療上では、これらの腧穴における五行の属性のうちの制約関係を使って、五腧穴を選択して針刺すれば、五臓の疾病を治療することができる。

十の天干の陰陽属性表

陽	甲	丙	戊	庚	壬
陰	乙	丁	己	辛	癸

【本難の要点】

本難では陰陽剛柔に五行を組み合わせて、井・滎・兪・経・合穴の属性を区別している。また陰経と陽経の井穴を例としてあげ、陰経の井穴は木に属し、陽経の井穴は金に属するとしてそのなかに陰陽剛柔の道理があるとする。

第六十五難

◎井穴・合穴の出入の意義を論ずる。

【原文】

六十五難曰、経言、所出為井、所入為合、其法奈何。然。所出為井、井者、東方春也、万物之始生、故言所出為井也。所入為合、合者、北方冬也、陽気入蔵、故言所入為合也。


【書き下し】

六十五難に曰く、経に言う、出ずる所を井となし、入る所を合となすとは、その法いかん。然り。出ずる所を井となすとは、井は、東方　春なり、万物の始めて生ずる、故に出ずる所を井と言うなり。入る所を合となすとは、合は、北方　冬なり、陽気入蔵す、故に入る所を合となすと言うなり。

【現代語訳】

医学経典では、出る所を井とし、入る所を合とする、と述べているが、その理論的な根拠はなにか。

答え。出る所を井としているのは、春に万物が発生しはじめるように、経絡の気が井穴から発生し始めることをたとえたものである。入る所を合としているのは、冬には陽気が収斂して内蔵されることにたとえたものである。

【解説】

十二経脈の起源は、すべて井穴から始まる。井という字の意味については、すでに前に解説があったが、本難では原意に従って、春に万物が出る、あるいは発生し始めることにたとえている。人体の経絡の気は、止むことなく全身をめぐっているが、井穴は各経絡の起始穴あるいは終点穴であり、気血がここにめぐってくると、あたかもここから出たかのように再出発し、その後に他穴あるいは他経にめぐるので、「出る所を井とする」と称しているのである。合穴は井穴とは反対に、五腧穴の最後の一穴であり、部位はどれも肘、膝関節に位置している。気血がここにめぐってくるのが、あたかも外から内に入るようであるので、「入る所を合とする」と称している。陽気が潜伏して内に蔵されていることを、冬にたとえていう。丁錦は、「これは井・榮・兪・経・合において、春夏秋冬がめぐるように気血がたえず循環し、東西南北と循環してたえることがないようなものである」と述べている。

【本難の要点】

本難では、経絡中の経気の運行が井穴から流れ始め、合穴に至った後に内に入ることを説明している。また季節の移りかわりの順序にもとづき、春と冬にたとえて、経気が五穴の範囲を循行する状況を説明している。

第六十六難

◎十二経の原穴を論ずる。

【原文】

六十六難曰、経言肺之原出於太淵、心之原出於太(大)陵、肝之原出於太衝、脾之原出於太白、腎之原出於太谿、少陰之原出於兌骨、胆之原出於丘墟、胃之原出於衝陽、三焦之原出於陽池、膀胱之原出於京骨、大腸之原出於合谷、小腸之原出於腕骨。十二経皆以兪為原者何也。然。五蔵兪者、三焦之所行、気之所留止也。

三焦所行之兪原者、何也。

然。斉下腎間動気者、人之生命也、十二経之根本也、故名曰原。三焦者、原気之別使也、主通行三気、経歴於五蔵六府。原者、三焦之尊号也、故所止輒為原、五蔵六府之有病者、皆取其原也。


【書き下し】


六十六難に曰く、経に言う、肺の原は太淵に出で、心の原は太（大）陵に出で、肝の原は太衝に出で、脾の原は太白に出で、腎の原は太谿に出で、少陰の原は兌骨①に出で、胆の原は丘墟に出で、胃の原は衝陽に出で、三焦の原は陽池に出で、膀胱の原は京骨に出で、大腸の原は合谷に出で、小腸の原は腕骨に出ず。十二経皆兪を以って原となす②は何ぞや。

然り。五蔵の兪は、三焦③の行く所、気の留止する所なり。

三焦の行く所の兪を原となすは、何ぞや。

然り。斉下の腎間の動気④は人の生命なり、十二経の根本なり、故に名づけて原と曰う。三焦は、原気の別使なり、三気⑤を通行し、五蔵六府に経歴するを主る。原とは、三焦の尊号なり、故に止る所を即ち原となし、五蔵六府の病ある者は、皆その原を取るなり。


【語釈】

① 兌骨――掌側の尺骨頭。黄元御は、「少陰の原穴は兌骨より出る。これは神門穴である」としている。

② 十二経皆兪を以って原となす——これはおおまかないいかたである。実際は十二経のうちの五臓の陰経だけが、兪を以って原としているのであって、六腑の陽経には、兪穴と原穴が別々にある。

③ 三焦——ここでは三焦の気を指している。

④ 腎間の動気——楊玄操は、「臍下の腎間の動気とは、丹田のことである。丹田は人の根本である」と述べている。また、「丹田は性命の本である」とも述べている。いわゆる「腎間の動気」、「丹田」の気とは、命門の真陽の気を指しており、これは人体の真気の根本である。

⑤ 三気——上、中、下の三焦の気を指している。

【現代語訳】

医学経典では手太陰肺経の原穴は太淵、心（実際は手厥陰心包経）の原穴は大陵、足厥陰肝経の原穴は太衝、足太陰脾経の原穴は太白、足少陰腎経の原穴は太谿、手少陰心経の原穴は神門、足少陽胆経の原穴は丘墟、足陽明胃経の原穴は衝陽、手少陽三焦経の原穴は陽池、足太陽膀胱経の原穴は京骨、手陽明大腸経の原穴は合谷、手太陽小腸経の原穴は腕骨であると述べている。十二経はすべて兪穴を以って原穴とするとはどういうことか。

答え。五臓の経脈の兪穴は、三焦の気が運行して、出たり入ったり留止する場所でもある。

それではなぜ三焦の気が運行して出たり入ったり留止する所を原と称しているのか。

答え。下焦の腎間の動気は人の生命力であり、十二経脈の根本であるので原気と称されている。三焦は原気の流れる別府であり、その主な機能は、上・中・下三焦の気をめぐらせて、五臓六腑の間にはこぶことである。いわゆる「原」とは、三焦に与えられた尊号であるので、三焦の気が留止する兪穴を原と称しているのである。五臓六腑に病があれば、その所属する経脈の原穴を取るとは、根本において治療する方法の一つである。

【解説】

一、十二経原穴の名称とその部位

手太陰肺経の原穴は「太淵」であり、掌の後の内側の横紋の頭〔手根横紋橈側頭〕にある。（図1）

手厥陰心包経の原穴は「大陵」であり、掌の後の横紋〔手関節掌側横紋〕の両筋腱間にある（原文では心の原と称している）。（図2）

足厥陰肝経の原穴は「太衝」であり、足の親指外側で関節の後半の浅い陥没部〔足背の第一、第二中足骨後端の間〕にある。（図3）

足太陰脾経の原穴は「太白」であり、足の内側の核骨〔第一中足指節関節〕の後方陥没部にある。（図4）

足少陰腎経の原穴は「太谿」であり、足の内踝後方で踵骨上方の陥没部にある。（図5）

手少陰心経の原穴は「神門」であり、〔手根横紋尺側端の尺骨頭際〕の陥没部にある。（図6）

足少陽胆経の原穴は「丘墟」であり、外踝前下方の陥没部にある。（図7）

足陽明胃経の原穴は「衝陽」であり、足の上方五寸で、骨の間〔第二、第三中足骨接合部の少し前方〕の動脈が手に触れるところにある。（図8）

手少陽三焦経の原穴は「陽池」であり、手の甲と腕との境〔手関節背側の約中央で〕陥没部にある。（図9）

足太陽膀胱経の原穴は「京骨」であり、足の小指の外側で本節の後方赤白肉のそば〔第五中足骨の後端隆起の後方〕陥没部にある。（図10）

手陽明大腸経の原穴は「合谷」であり、母指と示指の間で〔第一中手骨と第二中手骨の〕骨間陥没部にある。（図11）

手太陽小腸経の原穴は「腕骨」にあり、手背の尺側の前腕陥没部〔三角骨の前方〕にある。（図12）

二、大陵をなぜ「心原」と称するのか。

大陵穴を「心原」と称するのは、心包が心臓の外を包んでいる脂膜であり、心臓を保護する機能があるからである。『霊枢』邪客篇には、「心は五臓六腑のなかの大いなる主であり、精神の宿るところである。その臓は堅固であり、邪気が侵入することができないようになっている。万一ここに邪気が侵入すると、心は傷つき、心が傷つくと神気が去る。神気が去ると死に至る。そこでたとえ邪気が心に侵入しようとしても〔心には入れず、外城である〕心包経に入るのである」と述べている。一方心包が邪を受けると、心臓の機能に影響を及ぼして発病することがあり、したがって心臓の病症のなかには、心包の病変から起こっているものもある。治療は心包経の原穴である「大陵」を取って行うことができるので、『霊枢』九針十二原篇では、「陽の中の太陽は心であり、その原穴は大陵である」ともいっているのである。

三、**五臓六腑に病がある場合、なぜ原穴を用いるのか。**

原文では最後に、「五臓六腑に病のある者は、すべてその原穴を取る」と述べている。これは十二経脈の原穴が三焦の原気の留止する部位であるからであり、この三焦の原気―腎間の動気は人の生命力であり、十二経脈の根本であり、また真気の根本でもある。原穴に針治療を行うと、三焦の原気を通じさせることができるが、これは正気を守って病邪に対抗する根本的な措置であるといえる。徐霊胎は、「三焦は原気の別使〔使者〕であるから、三焦のある所はすなわち原気のある所である。……病の深い者には、これを取るべきである」と述べている。また『霊枢』九針十二原篇でも、「五臓に病があれば、十二原穴から取穴すべきである。十二原穴は、全身の三百六十五節をめぐる気味〔から生じた津液〕を五臓が受ける腧穴である」と述べている。

【本難の要点】

一、十二経の原穴の名称をそれぞれ述べている。

二、「五臓六腑に病のある者は、すべてその原穴を取る」道理を説明している。

図1　手太陰肺経の井滎兪経合穴

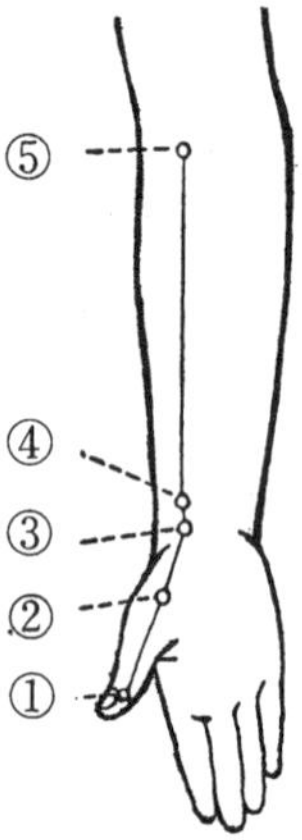

①出る所を井木となす――少商穴
②流れる所を滎火となす―魚際穴
③注ぐ所を兪土となし、
　また肺の原となす――太淵穴
④行く所を経金となす――経渠穴
⑤入る所を合水となす――尺沢穴

図2　手厥陰心包経の井滎兪経合穴

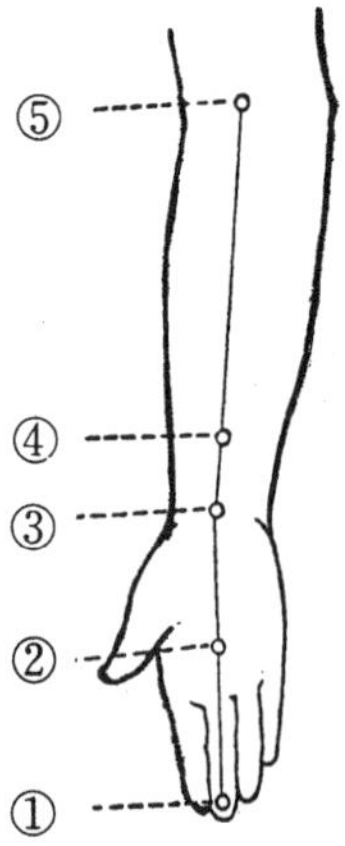

①出る所を井木となす――中衝穴
②流れる所を滎火となす―労宮穴
③注ぐ所を兪土となし、
　また心包絡の原となす―大陵穴
④行く所を経金となす――間使穴
⑤入る所を合水となす――曲沢穴

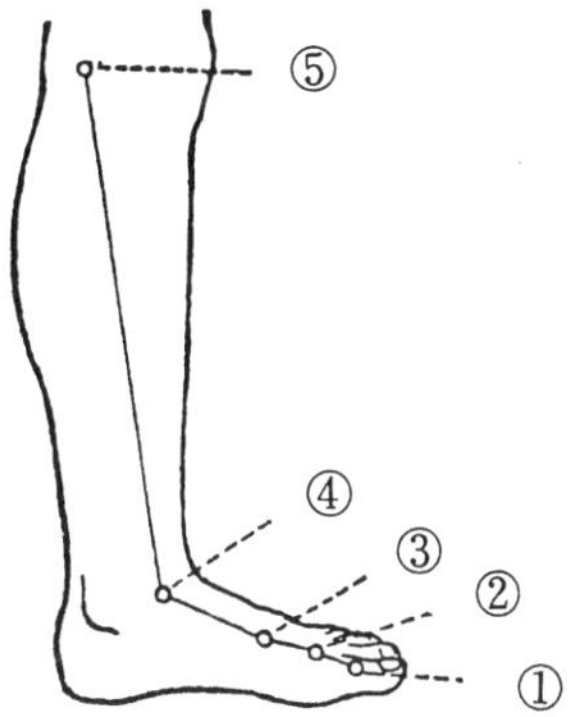

図3　足厥陰肝経の井滎兪経合穴

①出る所を井木となす――大敦穴
②流れる所を滎火となす―行間穴
③注ぐ所を兪土となし、
　また肝の原となす――太衝穴
④行く所を経金となす――中封穴
⑤入る所を合水となす――曲泉穴

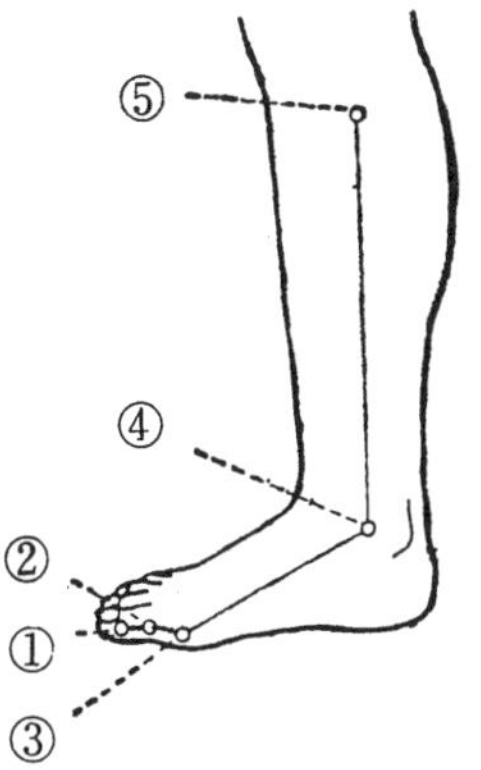

図4　足太陰脾経の井滎兪経合穴

①出る所を井木となす――隠白穴
②流れる所を滎火となす―大都穴
③注ぐ所を兪土となし、
　また脾の原となす――太白穴
④行く所を経金となす――商丘穴
⑤入る所を合水となす―陰陵泉穴

図5　足少陰腎経の井榮兪経合穴

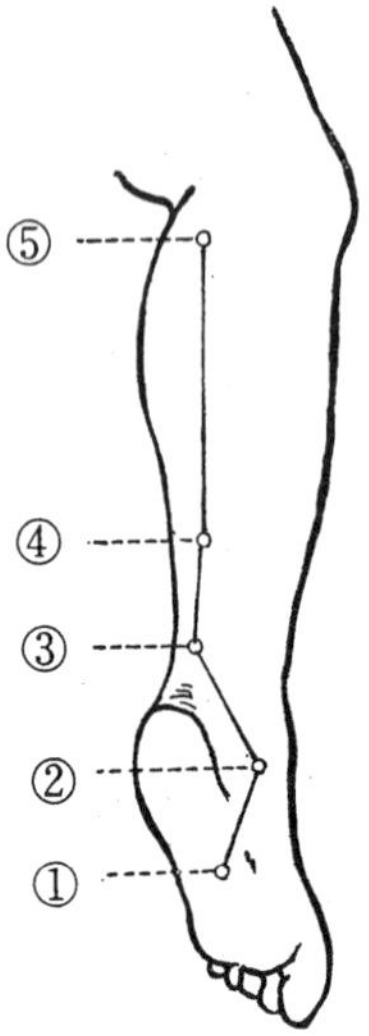

①出る所を井木となす——湧泉穴
②流れる所を榮火となす—然谷穴
③注ぐ所を兪土となし、
　また腎の原となす———太谿穴
④行く所を経金となす——復溜穴
⑤入る所を合水となす——陰谷穴

図6　手少陰心経の井榮兪経合穴

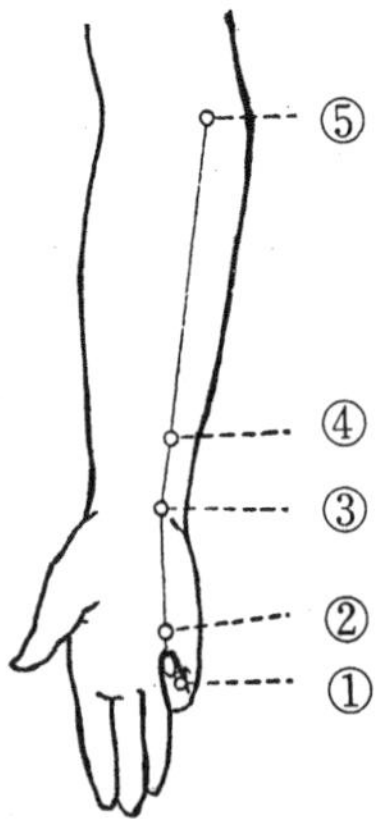

①出る所を井木となす——少衝穴
②流れる所を榮火となす—少府穴
③注ぐ所を兪土となし、
　また心の原となす———神門穴
④行く所を経金となす——霊道穴
⑤入る所を合水となす——少海穴

図7　足少陽胆経の井滎兪原経合穴

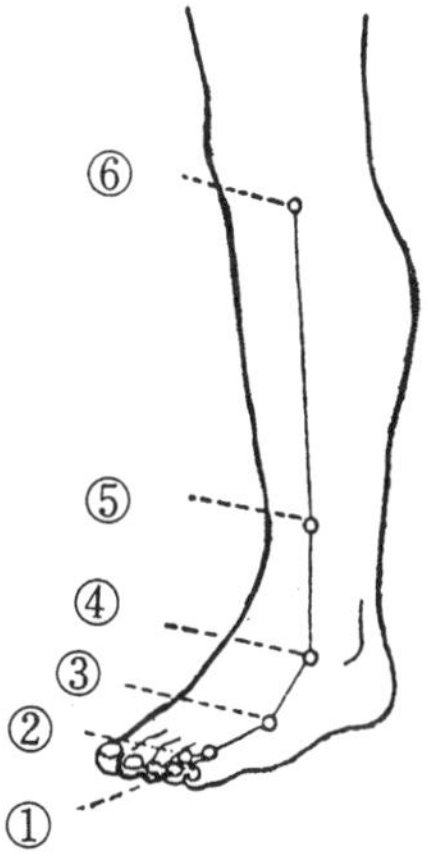

①出る所を井金となす—足竅陰穴
②流れる所を滎水となす—俠谿穴
③注ぐ所を兪木となす—足臨泣穴
④過ぎる所を原となす——丘墟穴
⑤行く所を経火となす——陽輔穴
⑥入る所を合土となす—陽陵泉穴

図8　足陽明胃経の井滎兪原経合穴

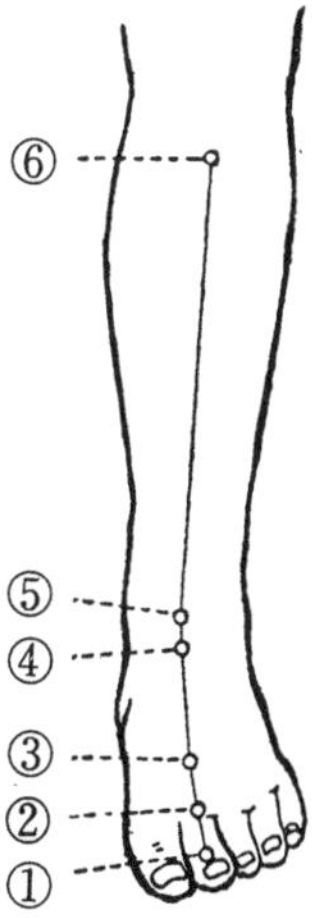

①出る所を井金となす——厲兌穴
②流れる所を滎水となす—内庭穴
③注ぐ所を兪木となす——陥谷穴
④過ぎる所を原となす——衝陽穴
⑤行く所を経火となす——解谿穴
⑥入る所を合土となす—足三里穴

図9　手少陽三焦経の井滎兪原経合穴

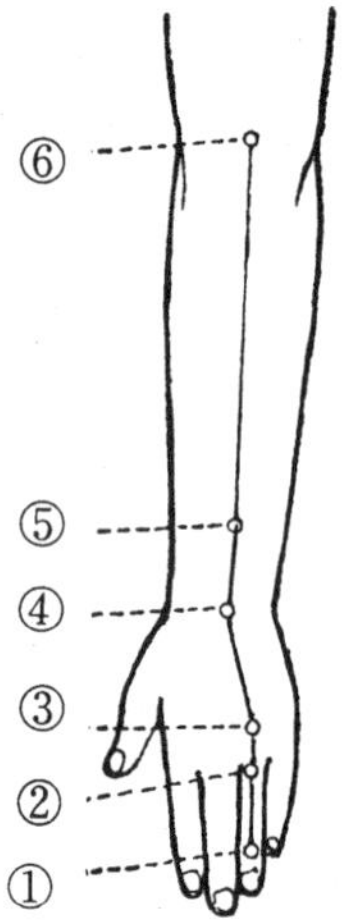

①出る所を井金となす——関衝穴
②流れる所を滎水となす——液門穴
③注ぐ所を兪木となす——中渚穴
④過ぎる所を原となす——陽池穴
⑤行く所を経火となす——支溝穴
⑥入る所を合土となす——天井穴

図10　足太陽膀胱経の井滎兪原経合穴

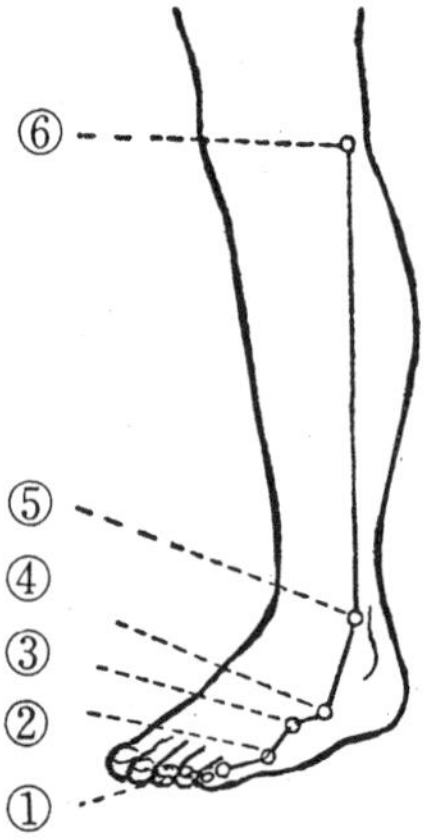

①出る所を井金となす——至陰穴
②流れる所を滎水となす——通谷穴
③注ぐ所を兪木となす——束骨穴
④過ぎる所を原となす——京骨穴
⑤行く所を経火となす——崑崙穴
⑥入る所を合土となす——委中穴

図11　手陽明大腸経の井滎兪原経合穴

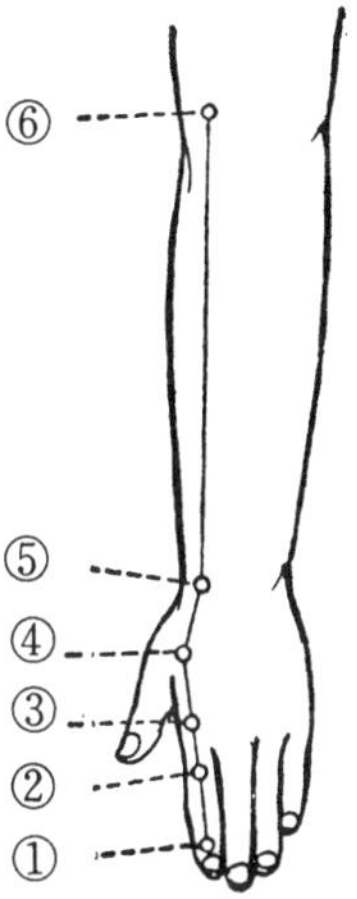

①出る所を井金となす――商陽穴
②流れる所を滎水となす――二間穴
③注ぐ所を兪木となす――三間穴
④過ぎる所を原となす――合谷穴
⑤行く所を経火となす――陽谿穴
⑥入る所を合土となす――曲池穴

図12　手太陽小腸経の井滎兪原経合穴

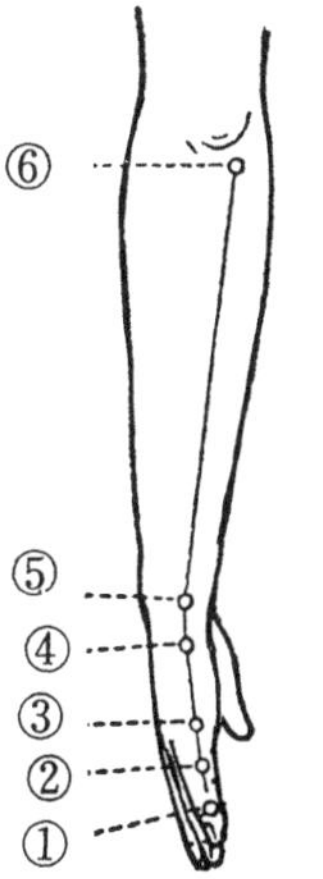

①出る所を井金となす――少沢穴
②流れる所を滎水となす――前谷穴
③注ぐ所を兪木となす――後谿穴
④過ぎる所を原となす――腕骨穴
⑤行く所を経火となす――陽谷穴
⑥入る所を合土となす――小海穴

第六十七難

◎五臓の募穴が陰であり、兪穴が陽であることの意義を論ずる。

【原文】

六十七難曰、五蔵募皆在陰、而兪在陽者、何謂也。

然。陰病行陽、陽病行陰。故令募在陰、兪在陽。

【書き下し】

六十七難に曰く、五蔵の募①皆陰に在りて、兪②陽に在るは、何の謂ぞや。

然り。陰病は陽に行き、陽病は陰に行く。故に募をして陰に在らしめ、兪をして陽に在らしむ。

【語釈】

① 五蔵の募——募は膜に通じ、「経気が集まるところ」という意味である。募穴はすべて胸腹部にある。五臓の募穴は、肺募が中府、心募が巨闕、脾募が章門、肝募が期門、腎募が京門である。

② 兪——ここでは五臓経脈の背部における兪穴を指している。すなわち肺兪、心兪、肝兪、脾兪、腎兪

のことである。

【現代語訳】

五臓の募穴は陰に属する胸腹部にあり、五臓の兪穴は陽に属する腰背部にあるが、これはどうしてか。

答え。陰性の病証では、その病の気が陽分の兪穴に行き、陽性の病証では、その病の気が陰分の募穴に行く。したがって募穴はすべて陰分にあって陽病を主治し、兪穴はすべて陽分にあって陰病を主治するのである。

【解説】

内臓の経気が結集している主要な腧穴を、募穴と称している。例えば肺の募穴である中府や肝の募穴である期門等は、すべて胸腹部にあり、胸腹は陰に属している。内臓の経気が輸送され表に現れている主要なツボを、兪穴と称する。五臓の兪穴はすべて腰背部にあり、腰背は陽に属している。『素問』には、「背は陽であり、腹は陰である」と述べている。また滑伯仁は、「募と兪は五臓空穴の総称であり、腹にあるものは陰であり、これを募といい、背にあるものは陽であり、これを兪という。募とは募集の募というような意味があり、経気がここに集まることをいっている。兪とは、『史記』扁鵲伝では輸に作っており、委輸〔貨物を運ぶこと〕の〈輸〉のようなものであり、経気がここから他に輸送されることをいっている」と述べている。この解釈は募・兪穴の基本的な意義をさらに明確にしたものである。

募・兪穴は気血がめぐるうえでの重要な要穴であり、病邪も多くはここから出入りする。「陽病は陰に行き、陰病は陽に行く」ということを明確にしておけば、五臓の疾病を針で治療する際に、「陽によって陰を引き、陰によって陽を引く」という法則の応用ができて便利である。

本難で述べている陽病・陰病には、じつは邪気の陰陽の属性および病証の寒熱・虚実の意味も含まれている。陰病には、背部の兪穴を刺して経気を調整し、邪を外に引き出すことができるが、これが「陽によって陰を引く」ということである。また陽病には、腹部の募穴を刺して経気を調整し、邪を外に引き出すことができ、これが「陰によって陽を引く」ということである。

本難では五臓の募・兪穴についてのみ述べており、六腑の募・兪穴については言及していないが、六腑の募兪穴についても同様のことがいえる。ゆえに徐霊胎は、「六腑の募もまた陰にあり、兪もまた陽にある。五臓にかぎったものではない。また下節では陰陽をともにあわせて述べており、五臓の下に六腑という二字がなければならないのではないか」と述べているのである。この意見に従えば、五臓の募・兪から、同様に六腑の募・兪についても類推することができる。

【本難の要点】

一、五臓の募穴は、胸腹部にあって陰に属しており、五臓の兪穴は、腰背部にあって陽に属していることを説明している。

二、陰病は陽に行き、陽病は陰に行くとは、病の気に陰に行くものと陽に行くものとの区別があることを、説明したものである。したがって募穴への刺針は陽病を、兪穴への刺針は陰病をそれぞれ治療することができる。このようにして邪をとり除いて正気を回復させ、陰陽を調整して、その平衡を回復させるのである。

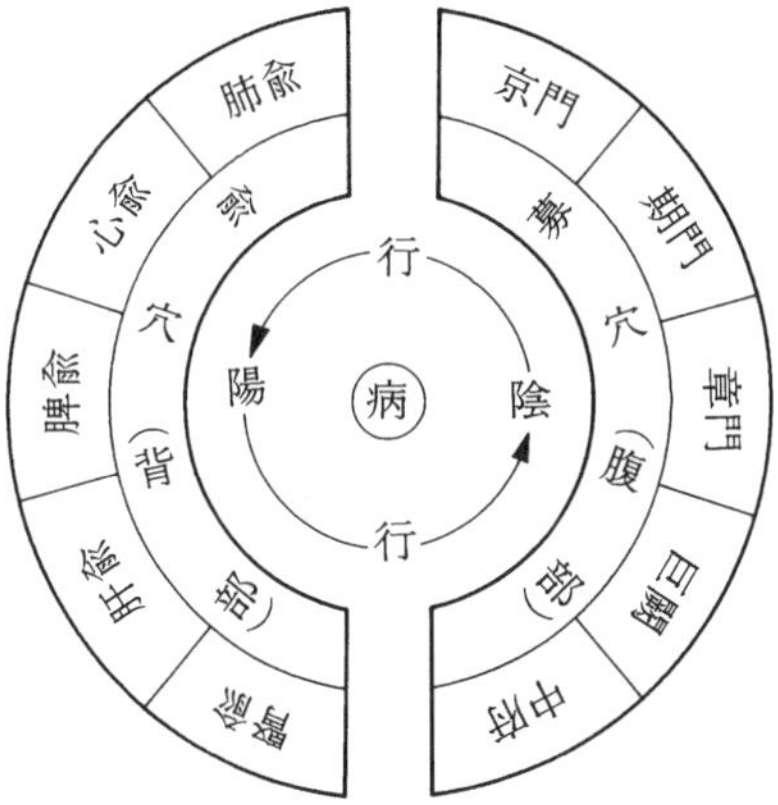

五臓の陰募穴と陽兪穴の図解

注1　外側の円は、背部の五臓の兪穴と腹部の五臓の募穴を示している。

注2　内側の円は、陰病は陽に行き、陽病は陰に行くという、相互の影響関係を図解したものである。

第六十八難

◎井滎兪経合五穴の意義とその主治疾病を論ずる。

【原文】

六十八難曰、五蔵六府、皆有井滎兪経合、皆何所主。然。経言所出為井、所流為滎、所注為兪、所行為経、所入為合。井主心下満、滎主身熱、兪主体重節痛、経主喘咳寒熱、合主逆気而泄、此五蔵六府井滎兪経合所主病也。

【書き下し】

六十八難に曰く、五蔵六府に、皆井・滎・兪・経・合有り、皆何の主る所ぞ。然り。経に言う、出づる所を井となし、流るる所を滎となし、注ぐ所を兪となし、行く所を経となし、入る所を合となす。井は心下満を主り、滎は身熱を主り、兪は体重節痛を主り、経は喘咳寒熱を主り、合は逆気して泄するを主る、これ五蔵六府の井・滎・兪・経・合の主る所の病なり。

【現代語訳】

五臓六腑にはすべて井・滎・兪・経・合穴があるが、これらはどのような病を主治するのか。

答え。医学経典では、出るところを井とし、流れるところを滎とし、注ぐところを兪とし、行くところを経とし、入るところを合とすると述べている。井穴は心下満を、滎穴は身熱を、兪穴は身痛を、経穴は喘咳寒熱を、合穴は気逆下泄をそれぞれ治療することができる。これがすなわち五臓六腑の井・滎・兪・経・合五穴の主治する疾病である。

【解説】

五臓六腑の十二経脈は、各経にそれぞれ井・滎・兪・経・合の五穴（六腑の陽経にはそれぞれ原穴が加わり、各経に六穴ある）があり、この五つの文字をあててその名称としているが、これは水の流れにたとえて、人体の営衛・気血が経脈中をどのように流れているかという状況を形容し、各穴の状況を説明したものである。

五腧穴は、治療上独得の作用をもっており、本文はその主治疾病を述べている。これは五行理論を使って説明したものであり、しばしば弁証取穴の根拠とされている。例えば呂広は、「井は木、木は肝であり、肝は満を主っている。滎は火、火は心であり、心は身熱を主っている。兪は土、土は脾であり、脾は体重を主っている。経は金、金は肺であり、肺は寒熱を主っている。合は水、水は腎であり、腎は泄を主っている」と述べている。本難ではただ例をあげて説明しているにすぎないが、以上のことから、じつは五行を配合して井・滎・兪・経・合五穴と内臓の関係を説明したものであることがわかる。例えば心下満症は肝臓病の証状であるので、足厥陰肝経の井穴である大敦を取って針治療を行うと、かなりよい効果を得ることができる。その他についてもこれから類推することができる。

【本難の要点】

一、井・滎・兪・経・合五穴のそれぞれの意義を説明している。

二、例をあげて五穴と五臓の病証との関係を述べている。

第六章　針　法

第六十九難

◎母を補し子を瀉す治療原則を論ずる。

【原文】

六十九難曰、経言虚者補之、実者瀉之、不実不虚、以経取之、何謂也。然。虚者補其母、実者瀉其子、当先補之、然後瀉之。不実不虚、以経取之者、是正経自生病、不中他邪也、当自取其経、故言以経取之。

【書き下し】

六十九難に曰く、経に言う、虚する者はこれを補い、実する者はこれを瀉し、実せず虚せざれば経を以ってこれを取るとは、何の謂ぞや。

然り、虚する者はその母を補い[1]、実する者はその子を瀉す[2]、当に先ずこれを補い、然る後にこれを瀉す。実せず虚せざれば経を以ってこれを取るとは、これ正経自ら病を生じ[3]、他邪に中らざればなり、当に自らその経を取るべし、故に経を以ってこれを取ると言う。

【語釈】

① 虚する者はその母を補う――徐霊胎は、「母とは我を生じる経である。例えば肝虚であれば腎経を補す。母の気が実すれば生じる力は強くなる」と述べている。

② 実する者はその子を瀉す――徐霊胎は、「子とは我が生む経である。例えば肝実であれば心経を瀉す。子の気が弱まれば、その母をいっそう強く食することになる」と述べている。

③ 正経自ら病を生ず――徐霊胎は、「四十九難で述べている類のもので、これは正経の自病である。自らその経を取るとは、すなわち本経の刺すべきツボを刺せばよく、母を補うとか子を瀉する必要はない」と述べている。

【現代語訳】

医学経典では、虚証の治療には補法を用い、実証の治療には瀉法を用い、虚でもなく実でもないものには、本経の腧穴で治療を行うと述べているが、これはどういう意味か。

答え。経脈の気は互いに関連しているので、五行の相生法則と結びつけて、治療を行わなければならない。つまり虚の場合はその母を補い、実の場合はその子を瀉す。治療の手順からいうと、補を先に行い瀉を後で行う。実でも虚でもない場合は、その本経において治療を行う。これは正経自らが生じた病であり、他経の邪を受けたものではなく、したがって本経からその治療穴をもとめなければならないので、経を以ってこれを取るといっているのである。

【解説】

人体における経脈の気は、相互にそれぞれ密接な関係をもっており、とりわけ発病後および治療効果にその関係を見ることができる。経気が虚に偏していようが実に偏していようが、いずれも相互に影響を及ぼす。したがって治療を行う場合は、その虚実をつくりだした原因をさがしだし、五行学説にある「母はよく子を実にすることができ、子は母をよく虚にすることができる」という理論や、「虚の者はその母を補い、実の者はその子を瀉す」という方法を使うことによって、はじめて平衡状態を調節して治癒させることができるのである。「不実不虚」という正経の自病であれば、本経の腧穴を取っただけで治癒させることができる。

次に「母を補い子を瀉す」、および「本経において治療を行う」という方法について、簡単に述べることにする。

一、子母補瀉法

針灸における、「虚の者はその母を補い、実の者はその子を瀉す」という治療方法の運用には、以下の二つの内容がある。すなわち本経の井・滎・兪・経・合から取穴するものと、十二経という全体から考えて取穴するものがある。

一、本経の井・滎・兪・経・合による補瀉法

例えば肺経の気虚の場合には、肺経の兪穴である太淵穴を取る。太淵は土に属しており、土は金を生じるので、これは、虚の者はその母を補うということになる。また、もし肺経の気が実している場合には、実の者はその子を瀉すという方法を応用して、本経の合穴である尺沢穴（水に属する）を取って治療を行う。

二、十二経の五腧穴による補瀉法

人を全体からみると、十二経がその基礎となっているので、十二経の所属する臓腑の五行関係から補瀉を行うものである。例えば肺経の気虚の場合には、肺は金に属しており、土は金の母であるから、虚の者はその母を補うという法則にもとづいて、足太陰脾経の腧穴を取ることになる。また同時に足太陰脾経の兪穴である太白穴（土に属している）を取ることもできる。これとは逆に肺経の気が実している場合には、実の者はその子を瀉すという法則にもとづいて、腎経の腧穴を取ることになる。ま

た同時に腎経の合穴である陰谷穴を取って治療を行うこともできる。肺の子は腎であり、腎は水に属しており、陰谷穴もまた水に属しているので、水を瀉して肺実の治療を行うのである。これは子はよく母を虚にするという道理によるものである。

二、不実不虚および本経において治療を行うということについて

いわゆる不実不虚における虚とか実というのは、前述した虚実に対して述べたものである。前述のものは、疾病には虚や実があり、かつその病が他経から伝わってきたものであることを、説明したものである。不実不虚とは、本経の自病ということであって、他経から伝わってきたものではないということである。したがって病証における不実不虚ではないことが理解されよう。本当に不実不虚であって均衡がとれているならば、病象は存在するはずもなく、また本経において治療を行う必要などあるはずもない。それゆえ不実不虚というのは、本経の自病ということであり、その病変にはやはり虚実の区別がある。その治療は本経の虚実の状況にもとづいて、補瀉法を使用すべきであり、そうすれば他の場合と同様に治療目的を達することができよう。

母を補い子を瀉すという治療方法の応用に際しては、疾病の具体的な状況を見て決定しなければならない。後世においてこの法則は針灸においてだけではなく、薬物治療においてもしばしば指導原則として運用されている。例えば肺虚の治療に培土生金法〔土を培って金を生じさせる法〕を用い、肝実の治療に瀉火平木法〔火を瀉して亢じた木を平定する法〕を用いるが、これらはすべて同様の意義

をもっている。

徐霊胎は、「内経の補瀉法には本経を取るもの、いろいろ他経を取るもの、先に瀉して後に補するもの、補だけを行うもの、瀉だけを行うもの、一経だけを取るもの、三、四経を取るものなど、その内容は枚挙にいとまのないほどであり、補母瀉子の法はそのなかの一つにすぎない。もしこれだけで補瀉の方法が全部であるとするならば、間違いである」と述べている。徐氏の意見は正しく、これは相生法則と、母子の虚実を結合させた、一つの治療方法を把握しているにすぎない。そのほかに相剋法則にもとづく方法、陰陽と結合させたもの、隔二隔三にもとづく方法などを使って治療を行うものがある。相生関係による母子補瀉だけに治療を限局していては、優れた治療は行えない。

【本難の要点】

本難は、『内経』における、虚は補い実は瀉すという原則に、五行の相生法則を結合させて、「虚の者はその母を補い、実の者はその子を瀉す」という治療法則を提起したものである。この観点から主として、一、虚すればその母を補う、二、実すればその子を瀉す、三、本経の自病は本経を取る、という三つの治療方法を述べている。

第七十難

◎四時によって刺針方法を分けることの原理を論ずる。

【原文】

七十難曰、春夏刺浅、秋冬刺深者、何謂也。

然。春夏者、陽気在上、人気亦在上、故当浅取之、秋冬者、陽気在下、人気亦在下、故当深取之。

春夏各致一陰、秋冬各致一陽者、何謂也。

然。春夏温、必致一陰者、初下針、沈之至腎肝之部、得気引持之陰也、秋冬寒、必致一陽者、初内針、浅而浮之至心肺之部、得気推内之陽也。是謂春夏必致一陰、秋冬必致一陽。

【書き下し】

七十難に曰く、春夏は刺すこと浅く、秋冬は刺すこと深きとは、何の謂ぞや。

然り。春夏は、陽気上に在り、人の気も亦た上に在り、故に当に浅くこれを取るべし、秋冬は、陽気下に在り、人の気も亦た下に在り、故に当に深くこれを取るべし。

春夏は各《おのお》の一陰に致《いた》り、秋冬は各の一陽に致るとは、何の謂ぞや。

然り。春夏は温、必ず一陰に致るとは、初めて針を下すに、これを沈めて腎肝の部に至り、気を得て引いてこれを陰に持するなり、秋冬は寒、必ず一陽に致るとは、初めて針を内《い》るるに、浅くしてこれを浮べ心肺の部に至り、気を得て推してこれを陽に内るるなり。これ春夏は必ず一陰に致り、秋冬は必ず一陽に致るを謂うなり。

【現代語訳】

春夏には浅く刺し、秋冬には深く刺すとはどのような道理によるのか。

答え。春夏には陽気は上にあり、人身の陽気も皮肉の表層にあるので、気が上にあるときには、刺針は浅く行うのである。秋冬には陽気は下にあり、人身の陽気も肌肉の深い部位にあるので、気が下にあるときには刺針は深く行うのである。

春夏は一陰の気に至り、秋冬は一陽の気に至るとは、どのような道理なのか。

答え。春夏の気候は温暖であるので、刺針は肝・腎の筋骨の部位まで深く行い、針下に得気があるのを待ってから針を引き上げる。秋冬の気候は寒冷であるので、刺針は心・肺の皮膚の部位に浅く行い、針下に得気があるのを待ってから再び針を推し入れる。これがいわゆる春夏には必ず一陰に至り、秋冬には必ず一陽に至るという意味である。

【解説】

経脈の営衛の気には、外界の自然気候の変化に伴って内外出入の変化がある。この全体観から見ると、正常な生理状況下のみならず、異常な病理変化中においても同様のことがいえる。したがって治療にあたっては、四季の気候にもとづいて、刺針の深浅の手技を把握しなければならない。『霊枢』終始篇には、「春の気は皮毛にあり、夏の気は皮膚にある。秋の気は肌肉にあり、冬の気は筋骨にある。それぞれの季節において病人に針を刺す場合には、その季節に合った深さに針を刺さなければならない」と述べている。これは人体の経脈の気と、気候の変化との適応状況を説明したものである。丁徳用は、「四季のそれぞれの気の所在に従って、針を刺す」と述べている。

春夏の気候は温暖であって、人体の陽気は外に浮越しており、陰気は内に潜伏している。このときの刺針手技は、まず陰気の所在している筋骨部位まで深く刺し、得気の後にそれを外に向かって引き上げるべきである。秋冬の気候は寒涼であり、人体の陽気は外では緻密になっており、陰気は内にしっかり蔵されている。このときの刺針手技は、まず陽気がある皮毛部位に浅く刺し、得気の後にそれを内に推し入れるべきである。これは「取陰養陽」（陰を取って陽を養う）、「取陽養陰」（陽を取って陰を養う）という時候に適応した刺針手技である。この道理について虞庶は、「医学経典では、春夏は陽を養うといい、一陰の気を取って陽を養うといっているが、これは孤陽となることを心配したものである。致るとは至る、及ぶということである。つまり肝・腎に至って一陰の気を引き上げるということで、肝腎はすなわち陰である。また医学経典には、秋冬に陰を養うというが、これは至陰がその季節を支配しており、陰気を養うべき陽気がまったくないので、一陽の気を取って陰を養い孤陰になることを避けるのである。心・肺は陽であるので、心・肺の部位といっているのである」と述べている。肝・腎の気は外にあっては筋骨に現れ、心・肺の気は皮脈に現れる。これは針を浅く皮膚に刺すのか、深く筋骨まで刺すのかという手技を指して述べたものである。

【本難の要点】

一、刺針の際の手技を説明して、春夏には浅く刺し、秋冬には深く刺す道理を述べている。

二、春夏には浅く刺し、秋冬には深く刺すという基礎のもとに、さらに「春夏はそれぞれ一陰に致り、秋冬はそれぞれ一陽に致る」という具体的な手技を説明している。

第七十一難

◎栄衛への刺針の深浅について論ずる。

【原文】

七十一難曰、経言刺栄無傷衛、刺衛無傷栄、何謂也。

然。針陽者、臥針而刺之、刺陰者、先以左手摂按所針滎兪之処、気散乃内針、是謂刺栄無傷衛、刺衛無傷栄也。

【書き下し】

七十一難に曰く、経に言う、栄を刺すに衛を傷ること無①かれ、衛を刺すに栄を傷ることなかれとは、何の謂ぞや。

然り。陽に針する者は、針を臥せてこれを刺し、陰を刺す者は、先ず左手を以って針する所の榮・兪の処を摂②按して、気散ずれば乃ち針を内《い》る、これを栄を刺すに衛を傷ることなかれ、衛を刺すに栄を傷ることなかれと謂うなり。

【語釈】

① 無――毋と同意。してはならない。禁止の意味。

② 摂――引っ張ること。

【現代語訳】

医学経典では、営を刺すときには衛を傷つけてはならず、衛を刺すときには営を傷つけてはならないと述べているが、これはどのような意味なのか。

答え。営気は陰に属しており、衛気は陽に属している。陽分に刺すときに針をねかして刺入しなければならないのは、営気を損傷する恐れがあるためである。陰分を刺すときには、まず左手で針を刺す滎穴・兪穴などの部位を摂按し、衛気を散じてから刺入するが、これは衛気を損傷する恐れがあるためである。これが営を刺して衛を傷つけず、衛を刺して営を傷つけない方法である。

【解説】

営衛はその源を水穀に発し、経脈の内外を循行している。営は陰に属して脈中を走り、衛は陽に属して脈外を走っており、これらには部位における深浅の違いがある。衛分に刺す場合には針をねかせて刺入しなければならず、これは針を浅く刺すことによってまだ病んでいない営分の損傷をさけるためである。営分を刺す場合には、刺針部位をまず摂按して局部の衛気を散じてから刺入するが、これはまだ病んでいない衛分の損傷をさけるためである。このような手技を把握しておけば、不必要な医療過誤をさけえるだけでなく、また治療効果を向上させることができる。『素問』刺斉論で、「骨を刺すときには筋を傷つけてはならず、筋を刺すときには肉を傷つけてはならない。肉を刺すときには脈を傷つけてはならず、脈を刺すときには皮を傷つけてはならない」と述べているのも、この道理によるものである。

【本難の要点】

本難は営、衛の病に対する刺針の手技を説明したものである。刺針の深浅は、疾病の具体的な状況にもとづいて決定されることを説明しており、また同時に「営を刺して衛を傷つけず、衛を刺して営を傷つけない」ことにより、不必要な医療過誤をさけるよう強調している。

第七十二難

◎迎随補瀉の刺針方法を論ずる。

【原文】

七十二難曰、経言能知迎随之気、可令調之、調気之方、必在陰陽、何謂也。然。所謂迎随者、知栄衛之流行、経脈之往来也。随其逆順而取之、故曰迎随。調気之方、必在陰陽者、知其内外表裏、随其陰陽而調之、故曰調気之方、必在陰陽。

【書き下し】

七十二難に曰く、経に言う、能く迎随の気を知りて、これを調えしむべく、気を調うるの方[①]、必ず陰陽に在りとは、何の謂ぞや。

然り。いわゆる迎随とは、栄衛の流行、経脈の往来を知るなり。その逆順に随いてこれを取る、故に迎随と曰う。気を調うるの方は、必ず陰陽に在りとは、その内外表裏を知りて、その陰陽に随いてこれを調う、故に調気の方は、必ず陰陽に在りと曰う。

【語釈】

① 方――方法のこと。

【現代語訳】

医学経典では、刺針の手技においては経脈の気の迎随を知っていれば、不協調による病変を調整することができると述べ、調気の方法の根本は陰陽にあると述べているが、これはどのような道理によるのか。

答え。いわゆる迎随とは、営衛の気が経脈中をどのように往来して流れているのかを明確にし、それらの循行方向にもとづいて、逆に取るのか順に取るのかを決定することであり、それゆえに迎随(「むかう」と「したがう」)と呼ばれている。調気の方法の根本は陰陽にあるとは、病変には内外表裏があることを理解し、その陰陽の偏りの所在にもとづいて治療・調整を行うことである。それゆえ調気の方法の根本は、陰陽を区別することにあるといっているのである。

【解説】

「迎」、「随」とは逆《むか》える、順がうの意味である。主として針刺方法において用いられ、「随」は補法であり、「迎」は瀉法である。本難ではまた、補にしろ瀉にしろその根本方法は陰陽を調節することにあると強調している。したがって楊玄操も、「陰虚陽実であれば陰を補し陽を瀉す。陽虚陰実であれば陽を補し陰を瀉す。また陽が陰に合併したもの、陰が陽に合併したもの、陰陽ともに虚しているもの、陰陽ともに実しているものなどにおいては、病の行く所に順って、その陰陽を調節すれば、どんな病も治る」と述べている。迎随順逆は、主として手足の三陰三陽経の循行方向を、その目じるしとしている。したがって本難では、営衛の流れの問題について次のように述べているのである。

営は脈中を流れ、衛は脈外を流れて全身に行きわたっている。十二経脈の循行方向は、手足の三陽経は手から頭に走り、さらに頭から足に走っており、手足の三陰経は足から胸に走り、さらに胸から手に走っており、これらは休むことなく絶えず循環している。そこで十二経脈は必ず調和し、陰陽のバランスを維持していなければならない。もしこの調和が失われると、疾病が発生するので、その治療方法として迎随補瀉を運用することができるのである。例えば肺経の実証には、迎えて（瀉）これを奪う法を用い、尺沢穴を瀉すが、流注方向と逆になるように、針尖を上腕の方向に向けて刺す。これとは反対に、肺経の虚証には、随って（補）これを救う法を用い、針はその流注の方向に随って刺入する。こうしたわけで、針治療を行う場合は、まず十二経の陰陽表裏の道理を明確にしてから、臨床の具体的な状況に照し合わせて、臨機応変に運用しなければならないというのである。調気の方法の根本は陰陽にあるとする説は、『素問』の「調気の方法は、必ず陰陽を区別し、その中であるか外であるかを定め、それぞれの発病部位をさがして行わなければならない」などの意義と類似しており、参考にすべきである。

【本難の要点】

一、迎随補瀉法の使用に際しては、まず経脈における営衛の循行方向を知っておかなければならず、その後に疾病の状況にもとづいて随補・迎瀉という異なった方法を運用することについて説明している。

二、迎随は調気の方法であるが、その要は陰陽を区別し、病状の内外虚実等の状況を把握することにあり、調節方法を運用して平衡を回復させるのである。

第七十三難

◎滎穴を瀉すことによって井穴を刺すことに代える方法の運用について論ずる。

【原文】

七十三難曰、諸井者、肌肉浅薄、気少不足使也、刺之奈何。然。諸井者、木也、滎者、火也。火者、木之子、当刺井者、以滎瀉之、故経言補者不可以為瀉、瀉者不可以為補、此之謂也。

【書き下し】

七十三難に曰く、諸々の井は、肌肉浅薄、気少なくして使うに足らざるなり、これを刺すこと如何。

然り。諸々の井は、木なり。滎は、火なり。火は、木の子、当に井を刺すべきものは、滎を以ってこれを瀉す。故に経に言う、補う者は以って瀉をなすべからず、瀉する者は以って補をなすべからずとは、これをこれ謂うなり。

【現代語訳】

井穴はすべて肌肉の薄い部位にあり、気が少ないが、これに瀉法を用いる場合にはどのように刺せばよいのか。

答え。井穴は木に属しており、滎穴は火に属している。火は木の子であるので、井穴を刺す場合は滎穴を取ってこれを瀉すことができる。古い医学経典に、補すべきものに瀉法を用いてはならず、瀉すべきものに補法を用いてはならないと述べられているが、まさにこの意味によるのである。

【解説】

滎穴を瀉すことによって井穴を刺すことに代える方法は、五行の母子相生関係をその選穴の根拠としている。この理論は中国医学の特徴の一つであり、実際の治療においてその一定の作用が証明されている。十二経の井穴はすべて手足の指端にあり、肌肉は非常に薄く、経気もその他の腧穴とくらべると少ないので、井穴を刺さなければならない病例に対して、「使用するには不十分である」といっているのである。その病気にとって井穴の刺針が必要な場合には、井穴が使えないことから、五行の相生関係にもとづいて滎穴をかわりに選穴して、これを瀉することができる。井は木に属しており、木は滎火を生じる。火は木の子であり、子は母をして虚させるので、滎を瀉せばすなわち井を瀉すことになるからである。『素問』刺瘧篇では、「諸々の陰経脈の井穴を刺すときは、出血させてはならない」と述べている。また徐霊胎も、「各経の井穴は、すべて手足の指端にあるので肌肉が薄いといっているのである。気は肌肉の内に蔵されており、肌肉が少なければ気も少ないということになる。使用するに不十分であるとは、補瀉をしてもそれに対応しないということである」と考えている。

本難では井穴の刺針をいましめており、実であればその子を瀉する方法を用いて、滎穴を井穴のかわりに用いている。このことからさらに、虚の場合はその母を補うという方法に想い至ることができよう。丁徳用は、「井は木であり火の母である。滎は火であり、木の子である。したがって肝木が実であれば、その滎を瀉す。また肝木の気が虚して足らなければ、その合穴を補う。瀉す場合は補法を用いてはならない。したがって〈以って補をなすべからず〉といっているのである」と述べている。これは経文の意義をいっそう明確に述べたものである。井穴を刺すのに滎穴を瀉す方法、子母補瀉法および合穴を補すなどの方法は、慢性病に適用されることが多い。もし急性熱病であれば、十二井穴を刺して出血させ、邪熱を泄するという方法もあるので、本難の説に機械的に盲従してはいけない。

【本難の要点】

一、各経の井穴は、すべて手足の指端にあるが、その部位の肌肉は薄いので気は少なく、瀉法の使用には不十分であることを説明し、さらに肝病を例としてあげてその取穴方法を説明している。

二、補法を使って疾病を治療する場合には、誤って瀉法を使ってはならず、また瀉法で治療する場合には、誤って補法を使ってはならないことを指摘している。臨床にあっては必ず補瀉をはっきり区別しておかなければならない。

第七十四難

◎四季における五臓の刺針方法を論ずる。

【原文】

七十四難曰、経言春刺井、夏刺滎、季夏刺兪、秋刺経、冬刺合者、何謂也。

然。春刺井者、邪在肝、夏刺滎者、邪在心、季夏刺兪者、邪在脾、秋刺経者、邪在肺、冬刺合者、邪在腎。

其肝心脾肺腎而繫於春夏秋冬者、何也。

然。五蔵一病、輒有五也（一）、仮令肝病、色青者肝也、臊臭者肝也、喜酸者肝也、喜呼者肝也、喜泣者肝也、其病衆多、不可尽言也。四時有数、而並繫於春夏秋冬者也。針之要妙、在於秋毫者也。

【訳注】

（一）「也」――原文は「色」であるが、現代語訳は『難経集注』に従って「也」としているので改めた。

【書き下し】

七十四難に曰く、経に言う、春は井を刺し、夏は滎を刺し、季夏は兪を刺し、秋は経を刺し、冬は合を刺すとは、何の謂ぞや。

然り。春井を刺すは、邪　肝に在り、夏滎を刺すは、邪　心に在り、季夏兪を刺すは、邪　脾に在り、秋経を刺すは、邪　肺に在り、冬合を刺すは、邪　腎に在り。

その肝・心・脾・肺・腎にしても春夏秋冬に繫る者は、何ぞや。

然り。五蔵の一病に、輒ち五有るなり、たとえば肝病は、色青き者は肝なり、臊臭は肝なり、酸を喜《この》む者は肝なり、呼《よばわ》ることを喜む者は肝なり、泣を喜む者は肝なり、その病衆多にして、尽く言うべからざるなり。四時に数有りて、春夏秋冬に並繫する者なり。針の要妙　秋毫《しゅうごう》に在るものなり。

【現代語訳】

医学経典では春には井穴を刺し、夏には滎穴を刺し、季夏〔陰暦六月〕には兪穴を刺し、秋には経穴を刺し、冬には合穴を刺すといっているが、これはどういう理由によるか。

答え。春に井穴を刺すのは病邪が肝にあるからであり、夏に滎穴を刺すのは病邪が心にあるからである。季夏に兪穴を刺すのは病邪が脾に、秋に経穴を刺すのは病邪が肺に、冬に合穴を刺すのは病邪が腎にそれぞれあるからである。

それでは、肝・心・脾・肺・腎が春夏秋冬と相い応じているとは、どういうことか。

答え。五臓のうちの一臓に病変が起こると、声・色・臭・味・液の五つの面にそれが反映する。例えば肝病を例にとると、色は青となり、臭は臊、味は酸を好み、声は呼〔さけぶ〕を好み、液は泣〔なみだ〕を好むなどの証が起こる。一臓の病ではこのような変化が生じるが、五臓病となればさらに複雑になる。四時には一定の法則があり、井・滎・兪・経・合の穴は、春夏秋冬の四時と関連している。したがって針法を臨機応変に運用することは非常に複雑微妙なことである。


【解説】

肝・心・脾・肺・腎は井・滎・兪・経・合に相い応じているが、概括的にいえば、ここでは臨床上時に応じて刺すことを説明しており、春に井を刺し、夏に滎を刺すなどにとらわれる必要はない。邪のある臓に対してその臓に対応する腧穴に刺せばよいのであって、弁証施治の原則でその運用を把握すればよいのである。徐霊胎は、「五臓の病と四時の気とは相い応じているので、刺穴もまた時に従うべきである」と考えている。その時節に発するはずの五臓の病については、それぞれの主る声・色・

臭・味・液等の証状を見て、その臓の虚実から適切な治療を行わなければならない。
本難では肝病を例としてあげ、一臓に病があれば、その臓と関連のある声・色・臭・味・液の五つの方面にその変化が現れるとして、その臓の疾病の証状を要約して指摘している。このことは他の四臓に対しても同様に類推できるので、「五臓の一病に病変が起こると、声・色・臭・味・液の五つの面にそれが反映する」といっているのである。『素問』陰陽応象大論には、五臓が主っている声・色・臭・味・液について、五臓に病変があるときには、よくこれらの証候が出現することを述べている。しかしながら五臓となれば、「その病はさらに複雑になる」〔本難〕ので、この五つの面だけではすべてを概括することはできない。主としてはやはりその当時の証状にもとづき、四時の気候と関連させて、井・滎・兪・経・合と組み合わせ、臨機応変に運用しなければならない。こうしたわけで、針法の要点は非常に精細であると述べているのである。

【本難の要点】

井・滎・兪・経・合の五穴と、一年の四季とを関連させている。また五臓の病それぞれが一定の時期に発病するという法則、および各臓の主っている声・色・臭・味・液などの異なった証状から、治療方法を考えうることを述べている。

第七十五難

◎肝実肺虚に補水瀉火法を応用する原理を論ずる。

【原文】

七十五難曰、経言東方実、西方虚、瀉南方、補北方、何謂也。然。金木水火土、当更相平。東方木也、西方金也。木欲実、金当平之、火欲実、水当平之、土欲実、木当平之、金欲実、火当平之、水欲実、土当平之。東方肝也、則知肝実、西方肺也、則知肺虚。瀉南方火、補北方水。南方火、火者、木之子也、北方水、水者、木之母也、水勝火、子能令母実、母能令子虚、故瀉火補水、欲令金不得平木也。経曰、不能治其虚、何問其余、此之謂也。

【書き下し】

七十五難に曰く、経に言う、東方実し、西方虚せば、南方を瀉し、北方を補うとは、何の謂ぞや。然り。金・木・水・火・土、当に更相《こもごも》平らぐべし。①東方は木なり、西方は金なり。木実せんと欲せば、金当にこれを平らぐべし、火実せんと欲せば、水当にこれを平らぐべし、土実せんと欲せば、木当にこれを平らぐべし、金実せんと欲せば、火当にこれを平らぐべし、水実せんと欲せば、土当にこれを平らぐべし。東方は肝なり、則ち肝実を知る、西方は肺なり、則ち肺虚を知る。南方の火を瀉し、北方の水を補う。南方は火、火は、木の子なり、北方は水、水は、木の母なり、水は火に勝つ、子能く母をして実せしめ、母能く子をして虚せしむ、故に火を瀉し水を補い、金をして木を平らぐることを得ざらしめんと欲するなり。経に曰く、その虚を治すること能わずんば、何ぞその余を問わんとは、これをこれ謂うなり。

【語釈】

① 更相平らぐ――張世賢は、「更とは、互いにという意味である。平らぐとは、その有余を去ることである。金・木・水・火・土は、互いに平衡関係に在るべきであって、そうでなくなると虚実が現れる」と述べている。すなわち金・木・水・火・土の相互間に制約関係があって、平衡状態を維持しているのである。

【現代語訳】

医学経典では、東方が有余〔実〕で西方が不足〔虚〕であれば、南方を瀉して北方を補するという方法を応用して治療すると述べているが、これはどういうことか。

答え。金・木・水・火・土の五行の間には、相互に制約関係があって平衡状態を維持している。東方は木に属し、西方は金に属しており、木が有余の状態になろうとすると、金の制約を受けて平常となる。〔同様に、火が有余の状態になろうとすると、水の制約を受けて平常となる。土が有余の状態になろうとすると、木の制約を受けて平常となる。金が有余の状態になろうとすると、火の制約を受けて平常となる。水が有余の状態になろうとすると、土の制約を受けて平常となる〕(一)。東方は肝に属し、西方は肺に属しており、東方が有余、西方が不足すると、すなわち肝実肺虚の病証となり、その治療には南方の火を瀉して北方の水を補する方法を採用する。これは南方が火に属して、火は木の子であり、北方は水に属して水は木の母であり、水は火に勝るからである。子は母に有余にし、母は子を不足にするので、瀉火補水〔火を瀉して水を補う〕すると金は木の反侮を受けなくなり平常となる。医学経典には虚を治療する要領を知らないで、どうしてその他の疾病の治療ができるだろうかと述べているが、これはすなわちこの道理によるのである。

【訳注】

(一) この部分、原文には現代訳が欠けているので補った。

【解説】

「東方実し、……北方を補う」という段落の経文は、肝実肺虚の病証に対する補水瀉火という治療方法の応用を提示したもので、これは本文の主題であり、以下はこの問題に対する解答である。

「金・木・水・火・土……水実せんと欲せば、土当にこれを平らぐべし」という段落は、五行間に相互制約の関係があることを述べたものである。例えばある一行〈五行のうちの一行〉が勝ると、別の一行が必ずこれを剋して相互間の平衡関係を維持しようとする。これが五行の相剋法則である。この原文では相生問題を提起していないが、正常な状況下では、もちろん相剋中に必ず相生が内包されているのである。そうでなければ万物には生成変化がありえなくなる。

「東方は肝なり、……水は、木の母なり」、この段落ではまず「東方実、西方虚」の六字の解釈をしている。東方は木に属し、五臓では肝のことであるので、「東方実」とはすなわち肝実のことである。西方は金に属し、五臓では肺に属しているので、「西方虚」とはすなわち肺虚のことである。次に「南方を瀉し、北方を補う」という治法の説明を行っている。南方は火に属し、五臓では心のことであるので、「南方を瀉す」とは心火を瀉すことになる。また北方は水に属し、五臓では腎のことであるので、「北方を補う」とは腎水を補すことになる。ここでは肝実肺虚の証候に、心火を瀉して腎水を補うという方法で、治療を行うことを提示しているのである。

「水は火に勝つ……金をして木を平らぐることを得ざらしめんと欲するなり」、この段落では南を瀉し北を補うことについて、一歩進めた解釈を加えている。これはまた本難の経文の要点となるものであって、心火を瀉して腎水を補する道理を論述している。第六十九難では、「虚すればその母を補い、実すればその子を瀉す」と述べており、いま肝木が実しているのであるから、その子である心火〈南〉を瀉すことは当然のことといえる。土は金を生じるので、肺金が虚していれば、その脾土を補すのが理にかなっているはずなのに、脾土を補さずに腎水を補すとは、どのように理解すればよいのであろうか。じつはこれは二つの異なった病状を扱ったものである。この病は心・肝の火が有余の状態にあって、肺・腎の陰が不足しているものであるので、瀉南補北という治法は、「有余を損じ、不足を益す」ことによって、陰陽の平衡を調整するという治療原則に符合している。肺虚にして脾弱の現象があるものには、補土生金の法を用いなければならない。「子は母を有余にし、母は子を不足にする」ということは、疾病の病理機序を指しているだけではなく、治療機序の説明もしているのである。しかしこれは一方面を強調したものであり、他方面では、子はまた母を虚にし、母はまた子を実にするということもあるのである。したがって治療においては、「虚すればその母を補い、実すればその子を瀉す」ということだけではなく、疾病の状況にもとづいて「虚すればその子を補い、実すればその母を瀉す」という方法も使うことができるのである。これは主として疾病の根本的所在および伝変の状況を見て決定する。

臨床的に見ても、この治法は実際的な意義がある。例えば木〔肝〕の火が金〔肺〕に影響したために起こった咳嗽吐血は、じつは水〔腎〕が虚したために木〔肝〕が旺盛になって肺金に影響を及ぼしたのであるから、治療にはしばしば瀉火補水の法を採用して良好な効果を得ることができる。この場合に土を補って金を生じる方法〔補土生金法〕を採用しても、問題を解決することはできない。なぜならばその病因と病理的な機序が異なるからである。

五行の相生における「我を生む」「我が生む」という母子関係は、正常な状況のもとで相互に影響しあうだけではなく、病変時においても相互に伝変する。虚実の異なった状況においては、「母が実であれば子も実となり、母が虚であれば子も虚となり、子が実であれば母も実となり、子が虚であれば母も虚となる」ことが当然あるわけであり、こうしてはじめて「我を生む」「我が生む」の関係がいっそう鮮明となるのである。ただ単純に、母病がその子に影響して「母が子を実にする」とか、子病が母の気を奪うことによって「子は母を虚にする」とか、あるいは本難のように「子は母を実にし、母は子を虚にする」ことだけを理解していても、それだけでは全面性に欠け、その一面を説明したものにすぎない。したがって本難と第六十九難の、母子伝変の問題に対処する場合には、全体的観点から出発してこれを認識しなければならず、治療もこれを機械的にあてはめて行ってはならない。徐霊胎が述べている、「病の治療は臨機応変に行い、瀉子補母の一法に拘泥する必要はない」という見解は正しい。

【本難の要点】

一、本難は五行の相生相剋法則によって、肝実肺虚の病証と瀉火補水の治法を説明しており、またその機序の分析を行っている。

二、五行の相剋の意義を説明している。五臓の間には必ず相生、相剋の関係が働いて平衡を維持している。その平衡が失われると病態となる。

第七十六難

◎補瀉の方法とその手順を論ずる。

【原文】

七十六難曰、何謂補瀉。当補之時、何所取気。当瀉之時、何所置気。然。当補之時、従衛取気、当瀉之時、従栄置気。其陽気不足、陰気有余、当先補其陽、而後瀉其陰。陰気不足、陽気有余、当先補其陰、而後瀉其陽。栄衛通行。此其要也。

【書き下し】

七十六難に曰く、何をか補瀉と謂う。当に補うべきの時、何れの所より気を取るや。当に瀉すべきの時、何れの所より気を置く①や。

然り。当に補うべきの時は、衛より気を取り、当に瀉するべきの時は、栄より気を置く。その陽気足らずして、陰気余あるは、当に先ずその陽を補いて、しかる後にその陰を瀉すべし。陰気足らずして、陽気余あるは、当に先ずその陰を補いて、しかる後にその陽を瀉すべし。栄衛をして通行せしむ。これその要なり。

【語釈】

① 置――すて置くこと。発散の意味。

【現代語訳】

補瀉とはなにか。補するときにはどのように気を取ればよいのか。また瀉するときにはどのように気を散じればよいのか。

答え。補は針を浅く横刺してその衛気を取り、瀉は針を深く直刺してその営気を散じる。陽気が不足し陰気が有余であれば、まず衛陽の気を補して、その後に営陰の気を瀉する。陰気が不足し、陽気が有余であれば、まず営陰の気を補して、その後に衛陽の気を瀉す。営・衛の気が協調して流れていくようにすることが、刺針においては重要な原則となる。

【解説】

人体の陰が平静で、陽が〔外に散乱せず〕しっかり存在するのは、正常な生理現象である。これに偏盛、偏衰という偏りが生じると病態となる。したがって疾病には虚実の区別があり、治法には補瀉の違いがあるのである。虚を補し実を瀉すのは治療上の原則であり、その手順は、先に虚を補して後に実を瀉すことである。

本難では補瀉における、気を取る、および気を散ずる問題を、重点的に述べている。補法は衛から気を取るが、これはすなわち浅く針を留め、得気の後に、針を内に入れて、流散している気を脈中に収めることをいう。「気を置く」〔置気〕とは針を深く留め、得気の後に、針を外に引き上げて、脈中の気を外に放散させることであり、これがすなわち瀉法となる。『霊枢』終始篇には、「陰が盛んで陽が虚しているものには、まずその陽を補い、後にその陰を瀉してこれを調和させる。陰が虚して陽が盛んなものには、まずその陰を補し、後にその陽を瀉してこれを調和させる」と述べている。盛んなものはこれを瀉し、虚しているものはこれを補すのである。例えば胆が不足して肝が有余のものには、まず足少陽を補し、その後に足厥陰を瀉すが、その目的は陰陽のバランスをととのえ、営衛の気が何の障害もなく自然に循行するようにして、正常に回復させることにある。

【本難の要点】

一、刺針補瀉法における取気と置気の手法を説明している。

二、虚を補し実を瀉す手順を述べている。例えば陽気が有余で陰気が不足していれば、先に陰気を補い、その後に陽気を瀉し、陽虚陰実であれば先に陽気を補して、その後に陰気を瀉す。

第七十七難

◎上工、中工の治療技術を論ずる。

【原文】

七十七難曰、経言上工治未病、中工治已病者、何謂也。

然。所謂治未病者、見肝之病、則知肝当伝之於脾、故先実其脾気、無令得受肝之邪。故曰治未病焉。中工者、見肝之病、不曉相伝、但一心治肝。故曰治已病也。

【書き下し】

七十七難に曰く、経に言う、上工は未病を治し、中工は已病を治すとは、何の謂ぞや。

然り。いわゆる未病を治すとは、肝の病を見て、則ち肝当にこれを脾に伝うべきことを知る、故に先ずその脾気を実して、肝の邪を受くることを得せしむることなし。故に未病を治すと曰う。中工は、肝の病を見て、相い伝うることを曉らず、但心を一にして肝を治す。故に已病を治すと曰う。

【現代語訳】

医学経典では、上工は疾病の先々における発展の状況を知って、事前に治療を行い、中工はすでに現在病んでいるところだけを見て治療すると述べているが、これはどういうことか。

答え。いわゆる未病を治すとは、例えば肝に病があるのを見たら、それが脾に伝わるであろうことを知って、あらかじめ脾土を充実させて、脾土が肝木によって剋されないようにすることであり、これがすなわち上工は未病を治すということである。中工は肝病を見ても肝病が脾に伝わる道理を知らないので、ひたすら肝だけを治そうとする。これを已病を治すといっているのである。

【解説】

古代における予防医学の精神は、発病前における予防（例えば『内経』における養生方法）にとどまらず、治療法則の面でもこの予防思想にみちびかれている。五行相剋の原理にもとづいて、疾病の伝変および発展の趨勢を予測し、早期に適切な処理を行えば疾病の伝変を防止し、疾病の経過を短縮することができる。本難の例でいえば、肝は木に属し、脾は土に属しており、木は土を剋すが、第五十三難で述べている七（次）伝にもとづくと、臓の病はその勝つところに伝わるので、肝病になると必ず脾に伝わる。この法則を把握しておれば、脾に伝わる前に、脾気を補すことによって脾土の防御力を強め、肝病が脾に伝わらないようにして、疾病の発展をおさえることができるのである。

丁徳用は、「人の五臓は有余（実）であればその勝るところに伝わるが、不足（虚）であれば邪を受ける。上工はまず不足を補って邪を受けないようにしてから、その有余を瀉す。これが未病を治すということである」と述べている。葉霖は、「病はすべて早期に予防したほうがよい。病が形成されてから治療して、後悔してもはじまらない。早く治療を行えば、少しの力で多くの成功を得ることができる。災害を未然に防げば、狼狽窮迫することもない」と述べている。本難は、肝病は脾に伝わるので、まず脾を補うということを例としてあげ、上工が未病を治す意義を説明している。『霊枢』逆順篇の、「上工は病がまだあらわでないうちに刺法を施し、その次のレベルの医者は邪気がまだ十分に勢力を得ていないうちに刺法を施す」、および『金匱要略』中の、「未病を治するものは、肝の病を見れば、肝病が脾に伝わることを知り、まず脾を充実したものにする」などと、本難の精神は基本的に同じものであり、このことからも中国医学における理論体系の一貫性をみいだすことができる。

【本難の要点】

上工、中工の疾病に対する処理方法について、上工は未病を治し中工は已病を治すという違いを指摘している。上工は病を見ると、その根本原因を知って症状が軽微であるうちに適切な処理を行い、それが微かな内に防止するという予見性をもっていることを主として説明している。また肝病が脾に伝わることを例としてあげ、上工、中工の医療技術における優劣の差異を明確に指摘している。

第七十八難

◎刺針における押手と補瀉方法について論ずる。

【原文】

七十八難曰、針有補瀉、何謂也。

然。補瀉之法、非必呼吸出内針也。知為針者、信其左、不知為針者、信其右、当刺之時、先以左手厭按所針榮兪之処、弾而努之、爪而下之、其気之来、如動脈之状、順針而刺之、得気因推而内之、是謂補、動而伸之、是謂瀉。不得気、乃与男外女内。不得気、是為十死不治也。

【書き下し】

七十八難に曰く、針に補瀉ありとは、何の謂ぞや。

然り。補瀉の法は、必ずしも呼吸出内の針にあらざるなり。針をなすことを知る者は、その左を信じ①、針をなすことを知らざる者は、その右を信ず、刺の時にあたりては、先ず左手を以って針する所の榮・兪の処を厭按②して、弾③いてこれを努④まし、爪してこれを下す⑤、その気の来ること、動脈の状の如く、針を順にしてこれを刺す、気を得て因って推してこれを内《い》る、これを補と謂う、動じてこれを伸す、⑥これを瀉と謂う。気を得ずんば、乃ちあたうるに男は外にし、女は内にす。⑦気を得ずんば、これを十死不治と謂うなり。

【語釈】

① その左を信ず――信とは上手に使うという意味である。「その左を信ず」とは刺針時に左手をうまく使うことである。左手を使う方法としては、下文の「手指で皮膚を弾いて肌肉を張りつめさせてから、さらに爪の甲を押しあてる」などがある。したがって徐霊胎は、「その左を信じるとは、その左手を上手に使うことをいう」と述べているのである。

② 厭按――圧すること。

③ 弾――刺針手法の一つであり、補法に属する。刺針の後に、手指で針柄を軽くはじくことである。また皮膚を指ではじいて、気を激しく動かす目的に使うこともある。ここでは後者を指している。

④ 努――怒張させること。

⑤ 爪してこれを下す――滑伯仁は、「爪でこれを下すとは、やや強く爪をたてることである」と述べている。爪の甲を刺針部位に立てると、刺入時の疼痛が軽減する。

⑥ 動じてこれを伸す――徐霊胎は、「針をゆらして気を引き出すことをいう」と述べている。

⑦ 男は外にし女は内にす――張世賢は、「男は外女は内とは、すなわち陽は外で陰は内であるということであり、男女ということではない。もし気が至らなければ、針を浮沈させてこれをうかがわなければならない」と述べている。これは針を雀啄させて候気する方法である。

【現代語訳】

刺針に補瀉があるが、その方法はどのようなものか。

答え。補瀉の方法は、必ずしも呼吸に合わせて針の出入を行うものだけではない。刺針を上手に行うものは、押手である左手を信じるが、上手でないものはただ刺手である右手だけにたよっている。刺針時には、まず左手で刺針部位を押し按じ、手指で皮膚をはじいて肌肉を張りつめさせてから、さらに爪の甲を押しあてる。気がこの部位に至ると、動脈の拍動のような形状となって現れるので、このときに爪痕にそって刺入を行う。針下に得気を得てから、針を内に推し入れると補法となり、針体をゆり動かして上に引き上げると、瀉法となる。刺入後に得気がなければ、男には針を浅く抜き、女にはさらに深く刺入する方法を用いる。それでも得気がなければ、これは病邪が深く侵入しているためであり、治療の難しい死証に属する。

【解説】

呼時に針を入れ、吸時に針を出すのが補法であり、吸時に針を入れ、呼時に針を出すのが瀉法である。これは補瀉法のふつうの方法であり、これと『素問』離合真邪論で述べられている補瀉法と、同一のものである。『素問』には、「息を吸いこんでいるときに針を刺入し、気を乱さないように注意し、静かに久しく留針し、邪気を蔓延させないようにする。また息を吸いこんでいるときに捻針し、気が至ればこれを限度とする。息を吐くのを待って抜針しはじめ、息を吐き終わったときに抜針し終わると、針下の気はすべて出る。ゆえにこの刺法を瀉という」と述べ、また「息を吐き終わったときに刺入して静かに久しく留針し、気が至ればこれを限度とする。これはちょうど貴人を待つようにおだやかに、また日の暮れたのも忘れたかのごとくのんびりと行う。気が至り自ら調和した状態になれば、慎重に病人を見守り、息を吸いこむのを見計らって抜針すると、真気が出ることはない。ただちにツボを按じて閉じ神気を温存すれば、針下にあった真気は内に留まる。ゆえにこの刺法を補という」と述べている。

これは『素問』で呼吸に合わせて針を出入する補瀉として常用されているものであり、後世ではこれを基礎として補瀉法を発展させている。本難の内容は、主として針の操作方法と、刺針後の候気方法を説明したものであり、これらによって補瀉を分けることは針の臨床運用における重要な技術方法の一つである。

針を上手に使う人は、刺針時にまずしっかりと取穴を行い、刺手だけではなく押手である左手をうまく用いる。まず左手で刺針部位を押し按じ、手指でその皮膚をはじいて肌肉を張りつめさせてから、刺針部位を爪甲で押して刺針を行う。得気後に針を内に推し入れると補法となり、得気後に針をゆり動かして引き上げると瀉法となる。押手と刺手の手技につき、『医宗金鑑』刺灸心法篇の注解には、「刺針時には、左手の母指の爪甲で、刺針部位を強く押して、気血を開き、患者の雑念を取り除いて精神を統一させてから刺入し、営衛を傷つけないところにその妙義がある」と述べ、また「刺針するものは、細心の気くばりをはかる一方、刺針は大胆に行う。右手で針を穴位の上に持ってゆき針柄をしっかりと持って、力を入れて直ちに止まるべき処まで至らせる。息を三回吸ってからゆっくりと抜針する。三才〔天地人〕の奥理を知って針にいかそうとするならば、このことを幾度となくおしはかってきわめれば、安心である」と述べており、本難の方法と合わせて参考にすることができる。

【本難の要点】

一、刺針手技を説明しており、得気後に針を内に推し入れるのが補であり、ゆり動かして針を引き上げるのが瀉であるとする。これは補瀉法の一種であり、呼吸と合わせて針を刺抜する補瀉法とは異なるものである。

二、押手を使った刺針の操作方法を述べている。

三、候気の重要性を説明している。針下に得気が現れるのはよい現象であり、刺入後に気が至らなければ、雀啄法を行って得気を得ることができる。一定時間が経過しても反応がまったく現れないのは、経気が内で絶えているためであり、これは死の徴候である。

第七十九難

◎迎随補瀉法を論ずる。

【原文】

七十九難曰、経言迎而奪之、安得無虚、随而済之、安得無実、虚之与実、若得若失、実之与虚、若有若無、何謂也。

然。迎而奪之者、瀉其子也、随而済之者、補其母也。仮令心病、瀉手心主兪、是謂迎而奪之者也、補手心主井、是謂随而済之者也。所謂実之与虚者、牢濡之意也、気来実牢者為得、濡虚者為失。故曰若得若失也。

【書き下し】

七十九難に曰く、経に言う、迎えてこれを奪わば、いづくんぞ虚なきことを得ん、随いてこれを済わば、いづくんぞ実なきことを得ん、虚と実とは、得るが若く失うが若し、実と虚とは、有るが若く無きが若し、とは、何の謂ぞや。

然り。迎えてこれを奪うとは、その子を瀉するなり、随いてこれを済うとは、その母を補うなり。

たとえば心病は、手の心主の兪を瀉す、これいわゆる迎えてこれを奪うものなり。手の心主の井を補う、これいわゆる随いてこれを済うものなり。いわゆる実と虚とは、牢・濡の意なり、気来たること実・牢なるものを得るとなす、濡・虚なるものを失うとなす。故に得るが若く失うが若しと曰うなり。

【現代語訳】

医学経典には、瀉法を用いれば、虚さないものがあろうか。補法を用いれば、実しないものはあろうか。虚証に補法を用いると必ず得たような感じがあり、実証に瀉法を用いると気が抜けて失ったような感じがある。実証には気があり、虚証には気がないと述べているが、どういうことか。

答え。瀉法はその子を瀉し、補法はその母を補う。例えば心病に瀉法を用いる場合には、手厥陰心包経の「兪」穴を取り、補法を用いる場合には、手厥陰心包経の「井」穴を取る。いわゆる気を得る（得気）とか気を失う（失気）とは、刺針時に針下が堅固に感じられるか、それとも脆弱に感じられるかということをいったものである。針下に気が至り、堅固で実しているものが得気であり、針下が脆弱で虚しているように感じられるのが失気である。それゆえ得たようだとか、失ったようだとかいっているのである。

【解説】

迎えてこれを奪うという瀉法は実邪を虚させ、随ってこれを済うという補法は正虚を実させることができる。迎・随の意義についてはすでに解説を行った。この種の補瀉方法は、『内経』のものと同じである。『霊枢』九針十二原篇では、「経脈の循行を迎える形で瀉すれば、どうして邪気を虚しくしえないということがあろうか。経脈の循行に随って補すれば、どうして正気の虚を実してやれないことがあろうか」と述べており、小針解篇では、「〈実、虚とは、有るようになったり無いようになったりするものである〉とは、補すれば正気が充ち、瀉すれば邪気がなくなることをいったものである。……〈虚と実とを行うと、得たようであったり失うようであったりする〉とは、補法を行うと必ず何物かを得たような感じがあり、瀉法を行うと必ず何物かを失ったような感じがあるということである」と述べている。迎随補瀉法の運用については、本難では心病を例にあげて、兪穴を瀉す、井穴を補すと説明しているが、これは子母補瀉法を使ったものである。心病に心経のツボを取らずに手厥陰心包経のツボを取っているのは、『霊枢』邪客篇の「諸邪が心を侵す場合には、すべて心包絡に入る。包絡は心の主る脈である。……その外部に連絡する経脈は病むが、心は病まない。そこで〔心の経脈が病んだ場合は〕、ただ掌の後ろの鋭骨の端〔にある心経の神門〕のみを取穴する」という考え方によるものである。心は火に属しており、心包絡もまた火に属している。その兪穴は大陵（土穴）であり、その井穴は中衝（木穴）である。これは実はその子（兪）を瀉し、虚はその母（井）を補うという方法をとったものである。本難は、第七十五難の他経による子母補瀉法とは、別のものである。ここでは本経上における迎随法による子母補瀉を論じており、このことについて楊玄操も、「これは臓の自病に対して使うものであって、五臓の相乗によるものではない」と述べている。

【本難の要点】

一、本経における子母補瀉法を提示しており、また心経疾病の治療に、心包経の井穴と兪穴を取ることを例としてあげて、補母瀉子（母を補い子を瀉す）による取穴を説明している。

二、刺針後に針下が堅固にして実していると感じられるものを得気といい、針下が脆弱で虚しているように感じられるものを失気という。ここではその意味について説明している。

第八十難

◎針の出入方法について論ずる。

【原文】

八十難曰、経言有見[1]如[2]入、有見如出者、何謂也。

然。所謂有見如入者、謂左手見気来至乃内針、針入見気尽乃出針、是謂有見如入、有見如出也。

【書き下し】

八十難に曰く、経に言う、見て[1][2]入るることあり、見て出だすことありとは、何の謂ぞや。

然り。いわゆる見て入るることありとは、左手にて気の来たり至るを見て乃ち針を内れ、針入りて気の尽くるを見て乃ち針を出だすを謂う。これいわゆる見て入ることあり見て出だすことあるなり。

【語釈】

① 見——現〔あらわれる〕と同じ意味。顔師古は、「見とは露顕することである」と述べている。

② 如——昔は「而」と通じて用いられていた。

【現代語訳】

医学経典には、「見て入ることあり、見て出だすことあり」と述べているが、これはどういうことか。

答え。いわゆる「見て入ることあり」とは、左手で腧穴を按じて、経気がきたのが明らかになってから、針を内に入れることをいったものである。また刺入後に経気がすでに散じているのが明らかになってから抜針することを、「見て出だすことあり」と述べている。

【解説】

本難は刺針における抜針と刺入の方法について述べており、一般には気が至る、および気が尽きることをその目じるしとして使っている。いわゆる「見て入ることあり、見て出だすことあり」とは、刺針を行う場合に、まず左手でツボを按じ、そのツボに気の至るのをうかがってから刺入し、刺入後は、気が尽きたときに抜針することをいったものである。これは、刺入、抜針は、気が至る、あるいは気が尽きるのをうかがって行う、という操作方法を説明しているのである。

【本難の要点】

気の至るのを待って刺入し、気の尽きるのを待って抜針するという方法を述べている。これは臨床において重視されるべき内容である。

第八十一難

◎虚証に瀉法を用い、実証に補法を用いるという医療過誤について論ずる。

【原文】

八十一難曰、経言無実実虚虚、損不足而益有余、是寸口脈耶。将病自有虚実耶。其損益奈何。
然。是病、非謂寸口脈也、謂病自有虚実也。仮令肝実而肺虚、肝者木也、肺者金也、金木当更相平、当知金平木。仮令肺実而肝虚、微少気、用針不補其肝、而反重実其肺。故曰実実虚虚、損不足而益有余。此者中工之所害也。

【書き下し】

八十一難に曰く、経に言う、実を実し虚を虚し、不足を損じて有余を益すことなかれとは、これ寸口の脈なりや。将《は》た病自ら虚実有りや。その損益如何。

然り。これ病にして、寸口の脈を謂うにあらざるなり、病に自ら虚実あるを謂うなり。たとえば肝実して肺虚す。肝は木なり、肺は金なり、金木当に更々《こもごも》相い平《たい》らぐべし、当に金の木を平らぐることを知るべし。たとえば肺実して肝虚し、微少の気なり。針を用いてその肝を補さず、しかして反って重ねてその肺を実す。故に実を実し虚を虚し、不足を損じて有余を益すと曰う。これ中工の害する所なり。

【現代語訳】

医学経典では、「実を補してはならず、虚を瀉してはならない」と述べ、「これは誤って不足を損じ有余を益しているのだ」と述べている。それではこの虚実とは寸口脈の虚実なのか、それとも病証の虚実なのか。補瀉の方法とは、結局どのようなものなのか。

答え。これは疾病を指して述べたものであり、寸口脈を指したものではない。これは五臓の間における虚実を述べたものである。例えば肝実肺虚であれば、肺は金に、肝は木にそれぞれ属しており、金と木とは互いに平衡関係にあるべきなので、金を助けて木を平定する法（佐金平木法）を用いる。肺実にして肝虚で気が不足しているものに、針を用いて補肝を行わず、かえって実している肺を補うことは、その実を補してその虚を瀉すことになり、これは誤って不足を損じ、有余を益したことになる。これは中程度の医療技術をもった中工の、粗雑な治療が引き起こした医療過誤である。

【解説】

虚のものに対してはこれを補し、実のものに対してはこれを瀉すということは、もともと一般的な治療原則である。もし実証に補法を用い、虚証に瀉法を用いるならば、これは「有余を益し、不足を損じる」ことになり、これは原則上の誤りである。したがって『内経』では特に、「虚のものを虚させてはならず、実のものを実してはならない」といましめているが、これは虚証のものを瀉してはならず、実証のものを補してはならないことをいったものである。

本難は、『内経』の精神にもとづいて、肝実肺虚、肺実肝虚を例としてあげ、この問題を説明している。肝実肺虚の病候に対しては、金を助けて木を平定しなければならない。また肺実肝虚の病候に対しては、肺を瀉して肝を補さなければならない。けれども粗雑な医者が誤ってこれに補肺の方法を用いると、肺気がいっそう盛んとなる。肺は金に、肝は木に属しており、金が盛んになると木に乗じるので、肺が実になると肝はいっそう虚することになり、これは治療上、実を実し虚を虚させるという誤ちを犯したことになる。したがって葉霖は、「病の治療法は、平衡状態を回復することをその目的とする。虚のものにはこれを補し実のものにはこれを瀉す。不足していればこれを益し、有余であればこれを損じる。実のものに対しては瀉すべきなのにかえってこれを補し、虚のものに対しては補すべきなのにかえってこれを瀉すと、不足のものをかえって損じさせ、有余のものをかえって益すことになる。これはいずれも誤治である。そこで〈実のものをさらに実し、虚のものをさらに虚してはならない。これは不足のものを損じ有余の者を益しているのだ〉といっているのである」と述べている。

【本難の要点】

一、治療にあたっては、まずその病の虚実をはっきりさせ、その後に虚であればこれを補し、実であればこれを瀉すという原則にもとづいて治療を行う。誤ってその実を補しその虚を瀉すことは、決してしてはならないことを説明している。

二、肝実肺虚、肺実肝虚を例としてあげている。肝実肺虚のものに対しては、肺を補して肝を瀉さなければならない。反対に肺実肝虚のものに対して肺を補し肝を瀉すならば、肺はいっそう盛んとなり肝はいっそう虚となる。これは虚をさらに虚させ、実をさらに実する、という誤りを犯したことになり、悪い結果を引き起こす。

訳者あとがき

石田秀実

新中国成立以降、古典研究の成果と臨床上の実践を踏まえて、何種類かの『難経』注解書が著わされた。それらの内で、私達がこの書を選んだのには、いくつかの理由がある。

そのひとつは、この書が最も早い時期に編まれたものでありながら、現代中国における標準的な『難経』の注解として版を重ねており、中国の医学関係者の間で、根強い支持を受けているからである。

もうひとつの理由として、この書がその後編まれた『難経』注解書に、多くの影響を与えていることがあげられる。底本の選択・構成などの点で、後に続く書のモデルとなりうる原則を提示しえたことが、本書の価値を不動のものにしているのである。

更にいまひとつの理由をあげるならば、本書の中庸性がある。本書に二年遅れて出版された、陳璧流編の『難経白話解』（人民衛生出版社刊　一九六三年）は、「白話解」の語が示すように、かなり思い切った意訳によって、ともかくも難解をもって鳴る『難経』の文を、解釈してしまおうという意欲的な試みであった。しかしながらその結果は、当然のごとく原文と訳文との間に、対応の不明瞭さを生み出した。注釈や解説も充分ではない。

一方、一九七九年に本書と同じ南京中医学院が、他の中医学院とも協力して著わした『難経校釈』（人民衛生出版社刊）は、基本的には本書の枠組に依りながら、校勘や語釈に、より文献学的成果を盛りこみ、訳もより直訳を優先するなど、古典研究のオーソドックスな道に即したものとなっている。その正確さは貴重であるが、一方で直接臨床に携わる人々にとって、やや煩瑣なものとなったことも否めない。

この二書の間に在って、本書は平易さと文献実証主義的厳密性を兼ね備えた良書として、かけがいのない価値を有している。出版後二十年以上を経て、もはや新しい古典としての価値を持ち始めたといってもよいだろう。

本書の特色は、伝統的な原文・注釈のスタイルに加うるに、口語訳・解説・各難ごとの要点の三項を増して、単なるコメンタリーの域を越えた、翻訳・研究書のスタイルを打ち樹てたことにまず求められる。『難経校釈』などにも承け継がれたこのスタイルを取ることによって、本書は『難経』の医学を総合的に解説・研究する書となったのである。とりわけ解説は、歴代の古典研究と臨床実践の成果を盛りこんだもので、臨床上啓発されることが多いはずである。

分章の上で、元の呉澄の六分類法を採用したのは、多紀元胤の『難経疏証』を承け継ぐものであるが、これによって『難経』全体が系統的に理解しうるようになったことは疑いがない。この成果も、『難経白話解』・『難経校釈』などに承け継がれている。

底本として、元の滑寿の『難経本義』を採用したのも、賢明な選択と言えよう。全書の構成を隋・唐の旧形である二巻本に戻し、錯簡や衍文の可能性を指摘すると共に、厳密な校正を施した書だからである。もちろんきわめて厳密に言えば歴代の『難経』注釈を彙集・復原して、原『難経』の姿に迫る仕事が、まず第一であるとも言えよう。だがそれとは別に、歴代重んじられ実際に使われてきた書という見地から考えれば、それ以前の諸注釈を顔色なからしめた『難経本義』に、第一の価値を認めることは、諸家の等しく認める所であるはずである。

近年、民族医学の重要性が認識されると共に、『難経』の研究は欧米でも盛んに行われている。西ドイツのPaul.U.Unshuldが、そのMedicine in Chinaの第三弾として、膨大な『難経』の注解書、Nan-ching：The Classic of Difficult Issues（Univ.of California Press）を出版したのは、つい去年のことである。中国伝統医学の基本理論を示す書として、この書の有する価値は量り知れない。ほぼ後漢代の医学理論をコンパクトに伝えているというその特性が、それ以前と以後の医学の変遷を解明する上で、決定的な重要性を帯びてくるのである。三焦や命門についての記述、奇経八脈についてのまとまった論述などは、同時期における中国の身体論や養生理論を解析する上で、大きな意味を持つ。中国の思想や文化に関心を寄せる人にとっても、『難経』は欠かせない書として、再認識されなければならないだろう。中国文化のこうした分野こそ、これからの開明を待つ未知の荒野であってみれば、その重要性は医学の域を越えて強調されねばならない。

漢方医学や中医学の価値が、これほどまでに再認識されはじめた日本にあって、本間祥白氏の『難経の研究』や小曽戸丈夫・浜田善利氏の『意釈八十一難経』以外に、近代的注解書がほとんどなかったという事実は驚くべきことであろう。中国歴代の古典研究と臨床実践の精華とも言うべき本書が、日本の医学の流れに、僅かなりとも変化を与えるものであることを、祈らずにはいられない。

一九八七年二月十日

東北大学中国哲学研究室にて

主要参考文献

『難経本義』　元・滑　寿著
『難経集注』　呉・呂　広等注
　明［宋］・王九思等輯
『図注難経』　明・張世賢注
『古本難経闡注』　清・丁　錦注
『難経経釈』　清・徐霊胎注
『難経懸解』　清・黄坤載著
『難経集義』　呉保身編纂
『中国医薬匯海』（経部・難経）
　蔡陸仙編輯
『難経疏証』　丹波元胤編著
『難経注疏』　名古屋玄医撰
『黄帝内経素問』　唐・王　冰注
『類経』　明・張介賓類注
『霊枢識』　丹波元簡著
『中国医学大辞典』　謝　観編纂

ラ

絡 ……168
絡に十五有り ……164
絡脈 ……146, 168
卵と舌とを引きて巻く ……154
闌門 ……249

リ

裏急後重 ……311
離経 ……68
留結 ……302
両心有るが如し ……236
両葉 ……236
淋溲 ……100

ル

累累として環の如し ……91

ロ

老人 ……255
牢 ……26
牢・濡 ……407
琅玕を循づるが如し ……91
漏水の下ること百刻 ……12
六十首 ……100
六蔵 ……229
六府 ……218, 223, 229, 306
六脈 ……26
六陽 ……158
六葉両耳 ……239

ワ

腕骨 ……349

ム

無魂 ……77
霧露に中る ……77
迎えてこれを奪う ……406
胸満ち短気 ……77

メ

目瞑し ……158
目眩む ……158
命絶 ……68
命門 ……215, 229
面 ……259
面色黒し ……158

モ

毛際 ……173
毛髪 ……320
木 ……86, 117, 127, 236
343, 383, 389, 412
木は水を得て浮ぶ ……200

ヤ

傷 ……377
病 ……90
病の虚実 ……264
病自ら虚実有り ……412
病まずして死す ……21
微や緩 ……50
微や急 ……50
微や渋 ……50
微や大 ……50
微や沈 ……50

ユ

兪 ……364, 401, 407
兪、陽に在り ……360
兪を以って原となす ……349
楡葉を循づるが如し ……90
幽門 ……249
憂愁思慮 ……269
夕に占えば旦に死す ……158
夕に発すれば旦に死す ……327

ヨ

陽維 ……168, 173, 178
陽維の病 ……178
陽、陰に乗ず ……131
陽緩にして陰急 ……178
陽気余あり ……395
陽気足らず ……395
陽気入蔵 ……347
陽気太だ盛ん ……221
陽蹻 ……168
陽虚陰盛 ……319
陽蹻の病 ……178
陽蹻の絡 ……164
陽蹻脈 ……173
陽経 ……343
陽滎 ……343
陽合 ……343
陽井 ……343
陽盛陰虚 ……34, 319
陽池 ……349
陽中に陰を伏す ……131
陽道 ……200
陽の乗ぜし脈 ……21
陽の動 ……21
陽は浮びて動く ……299
陽病 ……286, 360
陽脈 ……221
陽明 ……37, 117, 146, 173
陽兪 ……343
陽絡 ……164
陽陵泉 ……252
陽を重ぬるものは、狂 ……131
陽を脱せし者は、鬼を見る ……132
癰 ……218

浮・大にして牢 ……………………112
浮・短にして渋 ……………………112
浮にして短渋 ………………………26
浮・中・沈 …………………………120
風寒 …………………………………327
風池 …………………………………173
風府 …………………………………173
伏 ……………………………………123
伏匿 …………………………………131
伏留 …………………………………327
伏梁 …………………………………302
腹中痛む ……………………………77
腹脹満し ……………………………101
腹満つ ………………………………178
腹裏 …………………………………173
覆 ……………………………………21
覆溢 …………………………………223
渕 ……………………………………252
冬 …………………………303, 347
冬の脈 ………………………86, 154
冬は合を刺す ………………………386
賁門 …………………………………249

ヘ

平 ……………………42, 68, 77, 90
平人 …………………………………246
平脈 …………………………………37
平和 …………………………………92
別脈 …………………………………163
別絡 …………………………………146
変 ……………………………………90
砭 ……………………………………174
便難 …………………………………100

ホ

補瀉 …………………………………395
補瀉の法 ……………………………401
募皆陰に在り ………………………360
法 ……………………………………21
法を寸口に取るなり ………………12
胞に繫く ……………………215, 229
膀胱 …………………194, 210, 240
膀胱の原 ……………………………349
膀胱邪 ………………………………50
北方 ……………87, 232, 347, 389
骨 ……………………………………32
骨枯る ………………………………154
骨寒熱 ………………………………320
骨痿う ………………………………303
賁豚 …………………………………303

マ

先ずこれを補う ……………………375

ミ

巳 ……………………………………232
未病を治す …………………………398
右を信ず ……………………………401
水の下に漏するが如し ……………92
壬日 …………………………………158
壬癸の日 ……………………………303
癸日 …………………………………158
妄りに笑い歌楽を好む ……………324
見て出だす …………………………409
見て入る ……………………………409
耳は腎の候 …………………………232
脈会 …………………………………252
脈に軽重あり ………………………32
脈の紀 ………………………………150
脈の虚実 ……………………………264
脈の大会 ……………………………12
脈の大要会 …………………………17
脈病みて、形病まず ………………135
脈を切してこれを知る ……………330
脈を切す ……………………………123
脈を持する …………………………32

春 ……………………236, 303, 339, 346
春は井を刺す ……………………………386
春夏は各の一陰に致り ……………373
春夏は刺すこと浅し ………………373
春の脈 ……………………………………86
反 …………………………………………90
煩心 …………………………100, 302
煩満 ………………………………………77
万物の蔵さるる所 ………………………87
万物始めて生ず ……………86, 236

ヒ

皮寒熱 …………………………………320
皮節 ……………………………………158
皮膚 ……………………………62, 320
皮毛 ……………………32, 71, 158
脾 ………………25, 73, 204, 232, 239
269, 292, 302, 386
脾気 ……………………………………398
脾気口に通ず …………………………218
脾邪 ………………………………………50
脾泄 ……………………………………311
脾の原 …………………………………349
脾の大絡 ………………………………164
脾の府 …………………………………210
脾の部 ……………………………………32
脾は中州 …………………………………92
脾の脈 …………………………………100
痞気 ……………………………………303
肥気 ……………………………………302
飛門 ……………………………………249
微陰 ……………………………………200
微・弦 ……………………………………90
微・細にして渋 ………………………112
微邪 ……………………………………282
微少の気 ………………………………412
微・石 ……………………………………92
微・毛 ……………………………………91
微陽 ……………………………………200
臂 ………………………………………302
左三葉右四葉 …………………………239
左を信ず ………………………………401
人に法る ………………………………120
人の気 …………………………………373
人を見ることを欲す …………………286
人を見ることを欲せず ………112, 286
丙 ………………………………………200
丙日 ……………………………………158
丙丁の日 ………………………………303
丁日 ……………………………………158
百病 ……………………………………146
表裏 ……………………………………163
病脈 ……………………………37, 86

フ

不及 ……………………………21, 90
不浄 ……………………………………210
不足 ……………………………………127
不足を損し有余を益す ………58, 412
府 …………………47, 209, 286, 335
府会 ……………………………………252
府蔵の病 ………………………………289
府に五有り ……………………………229
府に六有り ……………………………226
府病 ………………………………290, 296
浮 ……………………21, 25, 123, 315
浮にして滑 ……………………………315
浮・滑にして長 ………………………131
浮にして渋 ………………………………26
浮・渋にして短 …………………………62
浮す ………………………………………34
浮・大 ……………………………………77
浮・大にして緩 ………………………270
浮・大にして弦 ………………………270
浮・大にして散 ……………62, 270
浮にして大散 ……………………………26
浮・大にして渋 ………………………271
浮・大にして短 …………………………37

頭痛目眩 ……………………………77
動気 ………………………………100
動じてこれを伸す ………………401
動脈 ……………………11, 401
督 …………………………………168
督の病 ……………………………178
督脈 ……………………143, 173
寅 …………………………………127
豚状の若し ………………………303

ナ

名有りて形無し ………163, 226
難治 ………………………………77
内踝 ………………………………173
内外 ………………………………100
内外の絶 …………………………57
内外表裏 …………………………379
内実外虚 …………………………264
内証 ………………………………100
流るる所を滎となす ……………364
夏 …………………………………303
夏の脈 ……………………………86
夏は滎を刺す ……………………386
七日にして死す …………………246
南方 …………………87, 232, 389

ニ

二十七気 …………………………168
臭 ……………204, 218, 232, 270, 386
肉 …………………………………123
肉先ず死す ………………………154
鶏の足を挙ぐるが如し …………91
任 …………………………………168
任の病 ……………………………178
任脈 ……………………143, 178

ネ

熱 …………………………………47
熱に傷られ ………………………77
熱病 ……………………252, 315

ノ

脳 ………………………173, 327
膿血を便す ………………………311
望んで之を知る …………………330

ハ

歯 ……………………154, 240, 249
肺 …………25, 73, 87, 158, 200
204, 232, 239, 269
292, 302, 386, 412
肺気鼻に通ず ……………………218
肺虚 ………………………………390
肺邪 ………………………………50
肺は水を得て浮ぶ ………………200
肺の原 ……………………………349
肺の府 ……………………………210
肺の脈 ……………………………101
肺脈 ……………………112, 123
肺壅 ………………………………303
肺の部 ……………………………32
入る所を合となす ………346, 364
吐かざるものは死す ……………83
魄 …………………………………207
白腸 ………………………………210
魄門 ………………………………249
魄を蔵す …………………………239
弾いてこれを努ます ……………401
肌寒熱 ……………………………320
八会 ………………………………252
八葉 ………………………………239
鼻 …………………………………320
鼻は肺の候 ………………………232
母能く子をして虚せしむ ………390
母を補う ………………368, 406
針に補瀉あり ……………………401
針に要妙、秋毫に在り …………386
針を臥せてこれを刺す …………377

魂を蔵す……239
短……26, 37
短葉……239
胆……210, 239
胆邪……50
胆の原……349
男子は寅に生ず……127
男脈……127
膻中……194
弾石の如し……92

チ

地に法る……120
智……207
遅……47
中脘……194
中・緩にして大……62
中極……173
中宮……117
中工……62, 412
中工は已病を治す……398
中湿……269
中焦……146, 194
中州……26
中部……117, 120
中風……269, 315
中を緩くす……73
長……26, 37
長竿を循づるが如し……90
長にして沈渋……26
朝使……150
調気の方……380
腸胃……239
腸鳴切痛……311
脹満……311
悵然として志を失う……178
沈……21, 26, 50
沈にして滑……26
沈・滑にして長……26
沈・細……77, 112
沈・細にして微……112
沈・渋にして短……26, 131
沈・渋にして微……112
沈・濡にして滑……62, 87
沈・濡にして大……271
沈す……34, 315
沈滞……123
沈・短にして敦……37
沈伏……123

ツ

戊己の日……302
戊日……154
己日……154
爪してこれを下す……401

テ

手の三陰……143
手の三陽……143
手三陽の脈……327
手の少陰……158
手の心主……407
手の太陰……12, 158
溺……240
天に法る……120
転筋……100
癲疾……324
伝瀉行道の府……210
伝導……194

ト

戸を閉ざして独り処る……286
問いてこれを知る……330
土……117, 343, 389
東方……86, 236, 339, 389
冬至……38
頭……259
頭心の病……327

積聚 ……123
赤腸 ……210
脊強くして厥す ……178
脊裏 ……173
泄 ……311
泄して下重し ……101
泄注 ……311
摂按 ……377
舌本 ……154
絶汗乃ち出づ ……158
絶骨 ……252
譫言妄語 ……112, 270
喘咳 ……101, 271
喘咳寒熱 ……364

ソ

其の虚を治すること能わず ……390
相勝の脈 ……62
相生の脈 ……62
腠理 ……158, 223
蔵 ……47, 286, 335
蔵会 ……252
蔵に六有り ……229
蔵病 ……290, 296
蔵府 ……223, 286, 330
蔵府の病 ……47, 286
息数の脈数に応ず ……135
息賁 ……303
賊邪 ……282
注ぐ所を兪となす ……364
外 ……58
外に絶ゆ ……58
外を実す ……57
外を以ってこれを知る ……330
洒淅 ……101
洒淅として寒熱す ……303
洒洒として悪寒あり ……271
損 ……68, 77
損益 ……412
損・至 ……68
損・小 ……34
損脈 ……68, 71

タ

兌骨 ……349
太陰 ……37, 117, 146, 236
太淵 ……349
太過 ……21, 90, 127
太谿 ……349
太衝 ……349
太倉 ……252
太倉下口 ……249
太白 ……349
太陽 ……37, 117, 146, 236
太（大）陵 ……349
体重節痛 ……364
帯 ……168
帯鈎を操るが如し ……91
帯の病 ……178
帯脈 ……173
大杼 ……252
大 ……37, 50, 77
大瘕泄 ……311
大腸 ……209
大腸小腸の会 ……249
大腸邪 ……50
大腸泄 ……311
大腸の原 ……349
大ならず小ならず ……77
大にして緩 ……62
大腹にして泄る ……112
大便 ……311
濁 ……190
工 ……330
巧 ……330
他邪 ……368
出すを主りて納れず ……194
奪精 ……68

心病 ……………………………………407
心脈 ……………………………50，100
唇舌 ……………………………………320
神 ……………………………207，330
神気 ……………………………………207
神精の舎る所 ………………………215
神を蔵す ……………………………239
真心痛 ………………………………327
真蔵 ……………………………………21
真痛 ……………………………………327
真頭痛 ………………………………327
身熱 ……………………………270，364
診の虚実 ……………………………264
津液 ……………………………158，246
津液の府 ……………………………210
人迎 ……………………………146，150
人頭 ……………………………………259
人面 ……………………………………259
腎 ………………………25，54，73，87
204，215，229，232
269，292，302，386
腎肝 ……………………………………58
腎肝の気 ………………………………58
腎間の動気 ……………………43，349
腎肝の部 ……………………………374
腎気 ……………………………………54
腎気耳に通ず ………………………218
腎邪 ……………………………………50
腎の原 ………………………………349
腎の府 ………………………………210
腎の部 …………………………………32
腎の脈 ………………………………101

ス

水 ……………87，117，232，343，389
水穀 ……………………………239，246
水穀の道路 …………………………194
水穀の府 ……………………………210
水穀の腐熟を主る …………………194
水中に坐するが如し ………………178
水道 ……………………………………168
髄会 ……………………………………252
少しく臥して飢えず ………………324
雀の喙の如し …………………………92
雀の啄む如し …………………………92
寸・関・尺 …………………………120
寸口 ………………………11，17，42，62
146，150，330
寸口の脈 ……………………………412
寸を分かちて尺となす ………………17

セ

是動病 ………………………………139
正経自ら病む ………………………269
正経自ら病を生ず …………………368
正邪 ……………………………………282
西方 ………………………87，232，389
井 ……………………335，364，383，407
井を以って始となす ………………339
生 ………………………………135，292
生気 ……………………………………43
生気の原 ………………………………42
生命 ……………………………………349
青腸 ……………………………………210
清 ………………………………………190
清浄の処 ……………………………210
清浄の府 ……………………………210
清濁の分別 …………………………194
精 ………………………………73，207
精汁 ……………………………………239
精神の舎る所 ………………………229
精を蔵す ………………………215，229
聖 ………………………………………330
聖人溝渠を図り設ける ………168，173
青 ………………………………246，311
石 ………………………………………86
積 ………………………………………298
積気 ……………………………………123

濡 ……………………………26, 264
濡・滑 ……………………………92
濡・虚 ……………………………407
濡・弱にして長 ……………………87
濡にして弱 ………………………315
収病 ………………………………71
終 …………………………………150
終始 ………………………………150
聚 …………………………………298
十死不治 …………………………402
十に九を全す ……………………62
十二経 ………11, 163, 168, 173, 349
十二経脈 …………………43, 143
十変 ……………………204, 339, 343
柔 …………………………………200
渋 ……………………26, 50, 62, 77
順 …………………………………127
暑 …………………………………282
諸陰 ………………………………47
諸陰の交 …………………………173
諸陰の脈 …………………………259
諸気 ………………………………226
諸経 ………………………………315
諸府 ………………………………210
諸陽 ………………………47, 335
諸陽の会 ………………173, 259
諸陽の脈 …………………………259
所生病 ……………………………139
女子は申に生ず …………………127
女脈 ………………………………127
小 …………………………37, 77
小陰の原 …………………………349
小にして滑 ………………………62
小にして急 ………………………315
小腸 ……………………50, 209, 239
小腸邪 ……………………………50
小腸泄 ……………………………311
小腸の原 …………………………349
小腹痛む …………………………271
小腹急痛 …………………………101
少陰 ………………37, 117, 146, 163
少気 ………………………………303
少壮 ………………………………256
少腹 ………………………………303
少腹痛む …………………………311
少陽 ………………37, 117, 146, 226
商 …………………………………200
傷寒 ……………………269, 315, 319
傷寒に五有り ……………………315
傷暑 ………………………………269
腫熱 ………………………………174
衝 …………………………………168
衝の病 ……………………………178
衝脈 ………………………………173
衝陽 ………………………………349
掌中熱くして啘す ………………100
上下の部 …………………………117
上工 ………………………………62
上工は未病を治し ………………398
上焦 ………………………………194
上大にして下兌 …………………92
上部 ……………………83, 117, 120
常数 ………………………………123
食消せず …………………………101
心 ………………25, 50, 73, 87, 204
232, 239, 270, 292
302, 327, 386
心下 ……………112, 194, 302, 364
心気舌に通ず ……………………218
心主 ……………………117, 146, 163
心邪 ………………………………50
心痛 ……………………100, 178, 270
心の原 ……………………………349
心の府 ……………………………210
心の部 ……………………………32
心肺 ……………………58, 197, 209
心肺の部 …………………………374
心肺の脈 …………………………58

三陰三陽 ……………………143, 150, 154
三気 …………………………………………349
三虚三実 ……………………………………263
三菽の重さの如し …………………………32
三焦 ………………163, 194, 226, 230
252, 336, 349
三焦の原 ……………………………43, 349
三焦の尊号 …………………………………349
三部 …………………………………………117
三部陰陽、倶に盛ん ………………………324
三部九候 ……………………………100, 120
三陽三陰 ……………………………………38
散膏 …………………………………………239
散・濇 ………………………………………315

シ

子母相伝う …………………………………292
四経 …………………………………………117
四肢 …………………………………………127
四肢収まらず ……………101, 270, 303
四時 …………………………………………386
四時の変病 …………………………………92
四時の脈 ……………………………………86
四肢満閉 ……………………………………100
至 ……………………………………………68
至脈 …………………………………………68
死 ………………68, 71, 90, 112, 135
150, 154, 221, 246
死生 …………………………………112, 146
死生吉凶の法 ………………………………11
死生の要会 …………………………………92
死病 …………………………………………124
死脈 …………………………………………77
志 ……………………………………158, 207
志を蔵す ……………………………………239
始 ……………………………………………150
枝葉 …………………………………………83
歯本 …………………………………………321
嗜臥 …………………………………………270
色沢 …………………………………………158
衄血 …………………………………………112
沈む …………………………………………374
舌 ……………………………………………240
舌巻き卵縮む ………………………………154
随いてこれを済う …………………………406
七孔三毛 ……………………………………239
七衝門 ………………………………………249
七神 …………………………………………207
七疝 …………………………………………178
七伝 …………………………………………296
七伝する者は死 ……………………………292
七葉 …………………………………………239
湿 ……………………………………271, 282
湿温 …………………………………………315
湿地 …………………………………………269
実 ……………………………………………26
実・強 ………………………………………91
実邪 …………………………………………282
実する者はこれを瀉す ……………………367
実せず虚せず ………………………………367
実・大 ………………………………………34
実にして強 …………………………………90
実にして滑 …………………………………90
実・牢 ………………………………………407
実を実し虚を虚す ……………………58, 412
車蓋の如し …………………………………91
瀉すべきのとき ……………………………395
瀉する者は以って補をなすべからず
……………………………………………383
邪 ……………………………139, 221, 386
邪気 …………………………………………173
尺 ……………………………………17, 83
尺寸 …………………………………………17
尺内 …………………………………………62
尺脈 …………………………………………127
尺を分かちて寸となす ……………………17
守邪の神 ……………………………………43
受盛の府 ……………………………………210

血を裹む ……………………………239
結 ……………………………123, 178
厥陰 ……………………37, 117, 146
厥逆 ……………………………112
厥心痛 ……………………………327
厥痛 ……………………………327
厥頭痛 ……………………………327
蜎飛蠕動 ……………………………339
元気 ……………………………83
原 ……………………………336
原気の繫る所 ……………………………215
原気の別 ……………………………226
原気の別使 ……………………………349
弦 ……………………………86
弦にして急 ……………………………62

コ

子に伝う ……………………292, 296
子能く母をして実せしむ ……………390
子を瀉す ……………………368, 406
呼吸 ……………………………25, 77
呼吸出内の針 ……………………………401
呼吸定息 ……………………………12
呼吸の門 ……………………………43
呼出 ……………………………25
戸門 ……………………………249
痼疾 ……………………………123
五音 ……………………………218, 330
五行子母 ……………………………117
五色 ……………………………62, 330
五邪 ……………………………50, 269
五十度 ……………………………12
五十動 ……………………………54
五十にして復び大会す ……………190
五積 ……………………………303
五蔵 ……………50, 62, 197, 204, 207
209, 218, 221, 223, 229
239, 299, 360, 386
五蔵の気、相干す ……………………327
五蔵の積 ……………………………302
五蔵の脈 ……………………………57
五蔵の兪 ……………………………349
五蔵六府 ………………11, 43, 71, 163
189, 349, 364
五蔵六府の滎合 ……………………339
五味 ……………………………218, 330
合 ……………………………364
口唇 ……………………………154
広腸 ……………………………239
肛門 ……………………………240
洪・大 ……………………………77, 112
洪・大にして長 ……………………37
黄腸 ……………………………210
溝渠 ……………………………173
後重 ……………………………311
喉咽 ……………………………173
喉嚨 ……………………………240
剛柔 ……………………………50, 343
合谷 ……………………………349
声 ……………………204, 232, 270
声・色・臭・味 ………………62, 204
黒腸 ……………………………210
骨 ……………………………71
骨会 ……………………………252
骨髄 ……………………………154
根本 ………………83, 289, 299, 349
魂 ……………………………207
跟中 ……………………………173

サ

左右表裏 ……………………………123
臍 ……………………100, 120, 240
臍下 ……………………………349
臍上 ……………………………302
臍旁 ……………………………194
数 ……………………………47, 62, 91
申 ……………………………127, 232
三陰 ……………………………158

乙日 ……154
乙木 ……343
逆 ……127
逆気 ……101
逆気して泄す ……364
逆気して裏に急 ……178
逆順 ……26, 379
九節 ……240
丘墟 ……349
吸入 ……25
吸門 ……249
急 ……50, 60, 264
九竅 ……218
虚実 ……264, 330
虚と実 ……406
虚邪 ……282
虚する者はこれを補う ……367
虚にして微 ……90
虚・微 ……91
魚 ……21
魚際 ……17
居処常無し ……290
蹻脈 ……143
狂疾 ……324
狂癲 ……324
強・急にして長 ……112
強力 ……269
胸中 ……173, 259
脇下満痛 ……270
僵仆して直視す ……324
行屍 ……77
玉堂 ……194
金 ……87, 117, 127, 200
232, 343, 389, 412
金は水を得て沈む ……200
筋 ……32, 71, 123
筋会 ……252
筋先ず死す ……154
筋縮む ……154
緊・濇 ……316
緊・細にして微 ……37
緊・実にして数 ……112
緊・大にして滑 ……112
緊・大にして長 ……37
緊牢 ……264

ク

下して愈ゆ ……319
下して死す ……319
口 ……240
唇 ……240, 249

ケ

毛 ……87
毛先ず死す ……158
下工 ……62
京骨 ……349
経 ……364
経の在る所に随いてこれを取る ……315
経脈 ……146
経脈の往来 ……379
経絡 ……197
経を以ってこれを取る ……367
軽虚にして浮 ……87
軽重 ……100
鶏羽を循づるが如し ……91
滎 ……335, 364, 383, 401
滎・兪 ……377
頸 ……259
形寒飲冷 ……269
茎中痛む ……311
迎随の気 ……379
血 ……221
血会 ……252
血気 ……77, 146, 256
血は、これを濡す ……139
血先ず死す ……158
血脈 ……32, 71

鈎 ……86
角 ……200
格 ……21, 221
鬲 ……194
膈 ……120
鬲上 ……197
鬲兪 ……252
風 ……282
風の毛を吹くが如し ……91
形・病みて脈病まず ……135
滑 ……26, 62, 77, 315
勝つ所に伝う ……292, 296
庚 ……200
庚辛の日 ……302
庚金 ……343
庚の柔 ……343
庚日 ……154
辛 ……200
辛日 ……154
髪 ……154
肝 ……54, 73, 200, 204, 232
236, 239, 269, 292, 302
386, 412
肝気目に通ず ……218
肝実 ……390
肝邪 ……50
肝の原 ……349
肝の邪 ……398
肝の府 ……210
肝の部 ……32
肝の病 ……398
肝は水を得て沈む ……200
肝脈 ……100, 112, 154
関 ……17, 21, 127, 221
関格 ……221
関元 ……173
寒 ……47, 259, 282, 374
寒温 ……73
寒熱 ……101, 173
寒熱の病 ……320
環の端無きが如し ……146, 150, 190
223, 292
環流灌漑 ……173
緩 ……50, 264
間蔵 ……296
間蔵する者は生く ……292
貫珠 ……158

キ

蚑行喘息 ……339
気 ……221
気会 ……252
気街 ……194
気穴 ……252
気散ず ……377
気衝 ……173
気道 ……256
気は、これを呴む ……139
気は、人の根本なり ……43
気先ず死す ……158
気を得 ……401
気を得て引く ……374
気を穀に受く ……189
気を調うるの方 ……379
季夏 ……302
季夏は兪を刺す ……386
季脇 ……173, 252
奇経 ……178
奇経八脈 ……168, 173
肌肉 ……32, 71, 154, 256, 383
聞きてこれを知る ……330
吉凶 ……154
甲 ……339
甲乙の日 ……303
甲子 ……39
甲日 ……154
乙 ……200
乙の剛 ……343

陰井 ……………………………………343
陰盛陽虚 ………………………………34
陰中に陽を伏す ………………………131
陰道 ……………………………………200
陰と陽と相い離る ……………………158
陰の乗ぜし脈 …………………………22
陰の動 …………………………………22
陰は沈みて伏す ………………………299
陰病 ……………………………286, 360
陰脈 ……………………………221, 223
咽門 ……………………………………240
陰愈 ……………………………………343
陰陽相い貫く …………………………190
陰陽虚実 ………………………………34
陰陽倶に盛ん …………………221, 315
陰、陽に乗ず …………………………131
陰陽の相乗 ……………………………21
陰陽の法 ………………………………26
陰絡 ……………………………………164
陰を重ぬるものは、癲 ………………131
陰を脱せし者は、目盲す ……………132

ウ

上ならず下ならず ……………………91
浮ぶ ……………………………………374
内 ………………………………………58
内に絶ゆ ………………………………58
内を実す ………………………………57
内を以ってこれを知る ………………330
温病 ……………………………………315

エ

衛 ……………………………197, 210, 395
衛気 ……………………………………189
衛は脈の外を行る ……………………190
衛を刺す ………………………………377
得 ………………………………………286
営（栄） ………………………197, 210, 395
営衛（栄衛） …………12, 73, 256, 395
営衛の流行 ……………………………379
栄気 ……………………………………189
栄は脈の中を行る ……………………190
栄を刺す ………………………………377
液 ………………………………………232
得るが若く失うが若し ………………406
厭按 ……………………………………401

オ

王 ………………………………………302
王たる者は邪を受けず ………………302
王脈 ……………………………38, 86
黄疸 ……………………………………303
補うべきとき …………………………395
補う者は以って瀉をなすべからず …383
推してこれを内る ……………………401
男は外にし、女は内にす ……………402
重く節痛む ……………………………101
終わりて復た始まる …………………223
竟りて復た始まる ……………………292
温 ………………………………286, 374

カ

火 ………………87, 117, 200, 232
343, 383, 389
下極 ……………………………173, 249
下焦 ……………………………194, 210
下部 ……………………………83, 120
瘕聚 ……………………………………178
臥を嗜む ………………………………101
会厭 ……………………………240, 249
回腸 ……………………………………239
解索の如し ……………………………92
瘖瘂 ……………………………………302
外踝 ……………………………………173
外実内虚 ………………………………264
外証 ……………………………………100
外府 ……………………………………226
咳逆 ……………………………………302

索　　引

ア

秋 ……302
秋の脈 ……87
秋は経を刺す ……386
秋冬は各の一陽に致る ……373
秋冬は刺すこと深き ……373
足 ……121
足の厥陰 ……154
足の三陰 ……145
足の三陽 ……144
足の少陰 ……154
足の太陰 ……154
味 ……204, 218, 232, 270
旦に占えば夕に死す ……158
旦に発すれば夕に死す ……327
汗出でて愈ゆ ……319
汗出でて死す ……319
新たに張れる弓弦の如し ……90
有るが若く無きが若し ……406

イ

医これを殺す ……58
胃 ……189, 194, 210, 239, 246, 249
胃脘 ……303
胃気 ……90
胃気無きを死と曰う ……90
胃気を以って本となす ……91
胃邪 ……50
胃泄 ……311
胃の原 ……349
胃は水穀の海 ……92
意 ……207
意を蔵す ……239
恚怒気逆 ……269
行く所を経となす ……364
一陰一陽 ……26
一陰二陽 ……26
一陰三陽 ……26
一気 ……335
一吸 ……12, 77
一呼 ……12, 68, 77
一蔵に気無し ……54
一万三千五百息 ……12
一脈変じて四時となる ……100
一脈変じて二病となす ……139
一脈を十変となす ……50
一陽一陰 ……26
一陽二陰 ……26
一陽三陰 ……26
溢 ……21
出づる所を井となす ……346, 364
命を尽すことを得ず ……221
内るるを主りて出さず ……194
色 ……204, 232, 270, 386
色を見るも，脈を得ず ……62
飲食 ……73, 311
飲食労倦 ……269, 282
陰維 ……168, 173, 178
陰維の病 ……178
陰緩にして陽急 ……178
陰器 ……154
陰気 ……299
陰気余あり ……395
陰気足らず ……395
陰蹻 ……168, 178, 186
陰蹻の絡 ……164
陰蹻脈 ……173
陰経 ……343
陰合 ……343

【訳者紹介】

浅川　要（あさかわ・かなめ）

1946年　東京都生まれ。
1971年　早稲田大学第一文学部東洋史学科卒。中国通信社勤務。
1975年　東京高等鍼灸学校卒。横山瑞生氏に師事。
1976年　鍼麻酔訪中団として医療訪中。富士見病院勤務。
1979年　浅川鍼灸治療院開院。
現　在　東京医療福祉専門学校教員養成科講師，東京中医鍼灸センター院長。
著訳書　『針灸学』『針灸配穴』（刊々堂・土屋書店復刊），『経絡反応帯療法』『吸玉療法』『針灸経穴辞典』『朱氏頭皮針』『中国気功学』『針師のお守り』（東洋学術出版社）他。

井垣清明（いがき・きよあき）

1944年　東京都生まれ。
1968年　早稲田大学第一文学部史学科卒。
1972年　東京都立大学文学部中国文学研究科修士課程中退。
1976年　跡見学園女子大学講師（至1989年３月）。
1984年　国学院大学講師（至現在）。
2005年　国士舘大学講師（至現在）。
現　在　書家。かたわら翻訳・評論活動。
訳　書　『針刺麻酔』（共訳・東方堂），『針灸学』（刊々堂・土屋書店復刊）他。

石田秀実（いしだ・ひでみ）

1950年　千葉県生まれ。
1972年　早稲田大学第一法学部卒。
1982年　東北大学大学院文学研究科博士課程単位取得退学。
元・九州国際大学教授。
著訳書　『気・流れる身体』（平河出版社），“Taoist Maditation and Longevity Techniques”（共著 Univ of Michigan Press），『死のレッスン』（岩波書店），『中国医学思想史』（東大出版会），『現代語訳黄帝内経素問』（監訳・東洋学術出版社）。

勝田正泰（かつた・まさやす）

1925年　小田原市生まれ。
1949年　日本医科大学卒。
勝田医院院長，日本東洋医学会名誉会員。
著訳書　『中国傷寒論解説』『金匱要略解説』（共訳・東洋学術出版社），『奇経八脈考』（翻訳・東洋学術出版社），『漢方保険診療の実際』（パンサイエンス社），『気をめぐる冒険』（柏樹社），『漢方の秘密』（講談社）他。

砂岡和子（すなおか・かずこ）

1946年　秋田県生まれ。
1972年　お茶の水女子大学史学科卒。
1974年　東京都立大学人文科学研究科中国文学専攻博士課程単位取得満期退学。
1993～1997年　駒沢女子大学人文学部国際学科助教授。
1998年　早稲田大学政治学部教授。
著訳書　『経絡反応帯療法』（共訳・東洋学術出版社），『現代中国語情報辞典』（共訳・小学館），『プログレッシブ中国語辞典』（共著・小学館），『廖承志文集』（共訳・徳間書店），『小学館中日辞典』『小学館日中辞典』（編纂・小学館），『南京棲霞山石窟芸術与敦煌学』（編纂・中国美術学院出版社）

兵頭　明（ひょうどう・あきら）

1954年　愛媛県生まれ。
1981年　関西大学経済学部卒。
1982年　北京中医学院卒。
1984年　明治鍼灸柔道整復専門学校卒。
現　在　学校法人・衛生学園中医学教育臨床支援センター・センター長，天津中医薬大学客員教授，（一社）老人病研究会常務理事，（一社）日本中医薬学会理事。
訳　書　『中国傷寒論解説』『針灸経穴辞典』『難経解説』『針灸学』［基礎編］［臨床篇］［経穴篇］［手技篇］（共著・監修），『中医鍼灸 臨床経穴学』『中医鍼灸臨床発揮』（東洋学術出版社）他。

【監訳者紹介】

戸川芳郎（とがわ・よしお）

1931年　大阪市生まれ。
1955年　東京大学中国文学科卒。
1963年　京都大学中国哲学史専攻博士課程修了。
1965 ～ 2003年　東京大学，東京学芸大学，二松学舎大学教授。
現　在　東京大学名誉教授。
専　攻　中国古典学。
著　書　『漢代の学術と文化』（研文出版）

難経解説

一九八七年四月二〇日　初版発行（上製本）
一九九〇年七月二十七日　第二版第一刷（〃）
二〇〇三年五月二十六日　第二版第三刷（並製本）
二〇二二年一月二〇日　第二版第七刷（〃）

著　書　南京中医学院医経教研組
監　訳　戸川芳郎
訳　者　浅川　要　井垣清明　石田秀実
　　　　勝田正泰　砂岡和子　兵頭　明
発行者　井ノ上匠
発行所　東洋学術出版社
〒二七二-〇〇二一　千葉県市川市八幡二-十六-十五-四〇五
販売部　電話（〇四七）三二一-四四二八
E-mail　hanbai@chuui.co.jp
編集部　電話（〇四七）三三五-六七八〇
E-mail　henshu@chuui.co.jp
ホームページ　http://www.chuui.co.jp/

印刷・製本――丸井工文社

ISBN978－4－924954－14－4　C3047